Informatique médicale

CHEZ LE MÊME ÉDITEUR

Du même auteur :

DICTIONNAIRE COMMENTÉ D'ÉCONOMIE DE LA SANTÉ, par J.-P. AURAY, A. BERESNIAK, J.-P. CLAVERANNE, G. DURU. *Collection Abrégés de Médecine.* 1997, 304 pages.

ÉCONOMIE DE LA SANTÉ, par A. BERESNIAK, G. DURU et collaborateurs. *Collection Abrégés de Médecine.* 1997, 4e édition, 192 pages.

SÉCURITÉ SOCIALE, par L. DALIGAND, M.-C. JAQUES, G. JOSPIN, J. MARION, M. PARET. *Collection Abrégés de Médecine.* 1995, 3e édition revue et complétée, 208 pages.

SANTÉ PUBLIQUE ET MÉDECINE PRÉVENTIVE, par H. SAN MARTIN et collaborateurs. *Collection Abrégés de Médecine.* 1987, 2e édition, 308 pages, 26 figures, 63 tableaux.

Autres ouvrages :

L'ÉVALUATION DU DOMMAGE CORPOREL, par L. DALIGAND, D. LORIFERNE, C.-A. REYNAUD, L. ROCHE. *Collection de Médecine Légale et de Toxicologie médicale - série B : Dommage corporel n° 148.* 1992, 3e édition, 300 pages.

L'INFORMATION EN MÉDECINE. Évolution sociale, juridique, éthique, par B. HŒRNI, M. BENEZECH. *Collection Abrégés de Médecine.* 1993, 152 pages.

MANUEL DE DROIT MÉDICAL à l'usage du médecin praticien et de l'étudiant en médecine, par R. SAURY. 1989, 552 pages.

ABRÉGÉS

Informatique médicale

Patrice DEGOULET

Professeur à la faculté de médecine
Broussais Hôtel-Dieu, Université Paris VI

Marius FIESCHI

Professeur à la faculté de médecine
Université Aix-Marseille II

3e édition

MASSON

Paris Milan Barcelone

ISBN : 2-225-83282-X

MASSON S.A. - 120, bd Saint-Germain, 75280 Paris Cedex 06

Table des matières

Avant-propos **XIII**

Chapitre 1. Supports de traitement de l'information médicale **1**

- Introduction 1
- Principes de fonctionnement des ordinateurs 1
- Architectures matérielles 2
  - Codage des informations en machine 2
  - Hiérarchisation des mémoires 3
  - Catégories d'ordinateurs 6
  - Fonctionnement des unités de traitement 7
  - Périphériques d'entrée-sortie 8
- Architectures logicielles 9
  - Systèmes d'exploitation 9
  - Environnements de développement et utilitaires 10
  - Programmes d'application 12
- Communication et réseaux 12
  - Architectures de réseaux 12
  - Standards d'échanges d'informations 14
- Architectures de systèmes intégrés 15
  - Systèmes à architecture centralisée 15
  - Systèmes à architecture distribuée 16
  - Postes de travail multimédias 16
  - Réseaux de réseaux 17
- Questions 18

Chapitre 2. Développement de logiciels médicaux **19**

- Introduction 19
- Conduite de projets informatiques 19
  - Méthodes en cascade 19
  - Méthodes en spirale et prototypage rapide 22
- Modèles conceptuels 23
  - Notion de modèle 23
  - Objets et relations 24
  - Modélisation de structures intermédiaires 24
  - Réseaux sémantiques 26
- Outils de développement de logiciels 27
  - Ateliers de génie logiciel 27
  - Systèmes de gestion de bases de données 28
  - Systèmes de gestion de documentation 31
  - Systèmes de gestion d'interfaces 32
  - Outils de traitement du langage 32

Composants logiciels spécialisés ... 33
Echanges de données informatisées ... 33
Intégration de composants logiciels ... 33

Chapitre 3. Données médicales et sémiologie **35**

Introduction ... 35
Nature des données médicales ... 36
Types de données médicales ... 36
Variabilité des données médicales ... 36
Interprétation des données médicales ... 38
Processus cognitifs ... 38
Interprétation des nombres et des mots ... 38
Interprétation des associations ... 39
Sémiologie quantitative ... 39
Valeur diagnostique d'un test ... 39
Sensibilité et spécificité d'un signe ... 41
Mesure de la valeur prédictive d'un signe ... 44
Discussion et conclusion ... 47

Chapitre 4. Raisonnement médical et décision **49**

Introduction ... 49
Le raisonnement ... 49
Déduction ... 49
Induction ... 50
Abduction ... 50
Raisonnement causal ... 51
Les étapes de la décision médicale ... 51
Identification du problème décisionnel ... 51
Structuration du problème décisionnel ... 51
Choix de la solution ... 52
Incertitude et jugement médical ... 53
Jugement médical ... 53
Incertitude et biais de jugement ... 53
Théorie des probabilités et analyse de la décision ... 54
Comparaison de plusieurs hypothèses diagnostiques ... 54
Evaluation du bénéfice d'une intervention ... 55
Analyse de la décision ... 57
Raisonnement symbolique et systèmes experts ... 59
Représentation des connaissances ... 59
Formalismes de représentation ... 59
Utilisation des connaissances ... 60
Apprentissage ... 63
Discussion et conclusion ... 64

Chapitre 5. Langage médical et systèmes de classification **65**

Introduction ... 65
Codage et classifications ... 65

Exemples de classifications ... 68
Classification internationale des maladies ... 68
Classifications des actes et des procédures ... 71
Classifications multidomaines ... 73
Discussion et conclusion ... 78

Chapitre 6. Systèmes documentaires et banques d'informations 81

Introduction ... 81
Infrastructure technologique ... 81
Poste de travail ... 81
Connexion aux réseaux ... 82
Archivage et fonctions serveur ... 82
Caractéristiques générales ... 82
Médiation documentaire ... 82
Qualité d'un système documentaire ... 83
Systèmes documentaires ... 84
Bases de données bibliographiques ... 84
Banques d'informations et de connaissances ... 86
Discussion et conclusion ... 90

Chapitre 7. Systèmes d'information hospitaliers 91

Introduction ... 91
Analyse du système d'information de l'hôpital ... 92
Les différents niveaux du système d'information ... 92
Environnement du système d'information ... 92
Objectifs d'un système d'information hospitalier ... 93
Analyse structurelle ... 94
Analyse fonctionnelle ... 95
Composants d'un système d'information hospitalier ... 96
Gestion administrative ... 97
Gestion des unités de soins ... 97
Gestion des plateaux techniques ... 97
Stratégies et solutions techniques ... 98
Approche verticale : SIH centralisés ... 98
Approche horizontale : systèmes départementaux ... 100
Approche distribuée : systèmes distribués et ouverts ... 101
Ressources nécessaires ... 102
Allocation des ressources et prévision des coûts ... 102
Ressources humaines ... 103
Discussion et conclusion ... 104

Chapitre 8. Réseaux de soins 105

Introduction ... 105
Le système de santé ... 106
La couverture sociale ... 106
La démographie médicale ... 108
Réseaux de soins et systèmes d'information de santé ... 109

Les composants d'un réseau de soins 109
Les outils de la télémédecine au service des réseaux de soins 111
L'accès aux données et la communication des informations 111
Le système d'information du médecin généraliste 113
Le rôle clé du médecin généraliste dans le réseau de soins 113
L'informatisation du cabinet médical 114
Le système d'information du patient 116
Participation active aux soins 116
Formation à domicile 116
Messagerie électronique 117
Discussion et conclusion 117

Chapitre 9. Informatisation du dossier patient 119

Introduction 119
Différentes vues du dossier patient 120
Objectifs et bénéfices attendus 121
Modélisation des informations médicales 124
Comment standardiser la terminologie médicale ? 124
Comment structurer le dossier médical ? 124
Mise en œuvre des dossiers médicaux informatisés 128
Environnement logiciel 128
Systèmes de gestion de dossiers patients 129
Contraintes matérielles et humaines 131
Discussion et conclusion 132

Chapitre 10. Traitement des signaux physiologiques 133

Introduction 133
Intérêt et objectifs 133
Concepts de base du traitement du signal 134
Acquisition du signal 134
Echantillonnage et numérisation des signaux 135
Techniques de base du traitement du signal 135
Exemples d'applications médicales 137
Exemples d'analyse de signaux 137
Surveillance en soins intensifs 138
Intégration dans les systèmes d'information 139
Discussion et conclusion 139

Chapitre 11. Systèmes de gestion des images médicales 141

Introduction 141
Intérêt et objectifs 141
Sources d'acquisition des images 142
Images numérisées 145
Codage spatial 145
Codage en intensité 145
Codage temporel 145
Numérisation des images 145

Principes de base du traitement des images 146
Chaîne de traitement des images 146
Prétraitement des images 147
Segmentation 148
Extraction de paramètres 149
Interprétation des images 149
Exemples d'applications médicales 150
Quantification du degré d'une sténose vasculaire 150
Identification des chromosomes 150
Gestes médico-chirurgicaux assistés par ordinateur 150
Applications de la réalité virtuelle 151
Systèmes de gestion et de transmission des images médicales 152
La téléconsultation et la téléexpertise 152
Les PACS 152
Discussion et conclusion 154

Chapitre 12. Systèmes d'aide à la décision médicale **155**

Introduction 155
Caractéristiques des systèmes d'aide à la décision 156
Nature de l'aide à la décision 156
Mode d'intervention 156
Nature des connaissances 157
Bases méthodologiques des systèmes d'aide à la décision 158
Utilisation de modèles mathématiques 158
Méthodes statistiques 159
Systèmes probabilistes 159
Intelligence artificielle et systèmes experts 160
Réseaux neuronaux et systèmes connexionnistes 162
Mise en place des systèmes d'aide à la décision 163
Interface homme-machine 163
Représentation et acquisition des connaissances 163
Evaluation et validation des systèmes 164
Intégration dans les systèmes d'information 164
Exemples de systèmes d'aide à la décision 165
Pharmacocinétique et aide au calcul de la posologie 165
Aide au diagnostic des douleurs abdominales aiguës 165
Aide au diagnostic en médecine interne: INTERNIST et QMR 166
Aide à la chimiothérapie : ONCOCIN 166
Intégration dans un système d'information hospitalier: HELP 167
Aide à la recherche et à la décision en biologie moléculaire 168
Discussion et conclusion 169

Chapitre 13. Enseignement assisté par ordinateur **171**

Introduction 171
La nécessité d'une démarche pédagogique globale 171
La place de l'enseignement assisté par ordinateur 173

Méthodes et réalisations ... 174
Enseignement tutoriel ... 174
Modélisation et simulation ... 176
Enseignement en situation ... 178
Systèmes d'EAO intelligents ... 179
Discussion et conclusion ... 180

Chapitre 14. Analyse et contrôle de l'activité médicale **183**
Introduction ... 183
Maîtrise des dépenses de santé ... 183
Evaluation, contrôle et qualité ... 185
Méthodes et principes de l'analyse de l'activité ... 186
Un modèle général ... 186
Etudes de coûts ... 187
Deux approches de la gestion médicalisée ... 188
Analyse de l'activité médicale à l'hôpital ... 189
Indicateurs de ressources ... 189
Indicateurs d'activité ... 189
Indicateurs de production ... 189
Indicateurs de qualité ... 197
Discussion et conclusion ... 198

Chapitre 15. Sécurité et protection des données **199**
Introduction ... 199
Identification des risques ... 199
Protection des données nominatives ... 200
Bases déontologiques et mesures légales ... 201
Mesures matérielles, logicielles et organisationnelles ... 205
Discussion et conclusion ... 207

Annexe A. Rappels de probabilités **209**
Introduction ... 209
Probabilités conditionnelles ... 209
Formule de Bayes ... 210
Risque relatif et odds ratio ... 210

Annexe B. Rappels de logique **213**
Introduction ... 213
Logique des propositions ... 213
Logique des prédicats ... 215

Annexe C. Quelques références utiles **217**
Associations en informatique médicale ... 217
En France ... 217
En Europe ... 217
Aux Etats-Unis ... 218
Dans le monde ... 218

Principaux colloques internationaux 218
Publications spécialisées 219
Internet 219
Catalogues et bibliothèques électroniques 219
Banques de données et de connaissances 220
Recommandations et guides de pratique clinique 220
Informatique hospitalière et télémédecine 221
Bibliographie **223**
Glossaire **231**
Index **237**

Avant-propos

"Tout le monde se plaint de sa mémoire, et personne ne se plaint de son jugement"
La Rochefoucauld (Maximes)

La question "qu'est-ce que l'informatique médicale?", adressée à des médecins, des informaticiens ou des scientifiques d'autres disciplines, n'obtiendrait certainement pas de réponse univoque. Certains mettraient en valeur les réalisations concrètes, les applications dans le domaine de la santé de l'informatique considérée comme un ensemble de techniques et d'outils. D'autres insisteraient sur la technologie elle-même, ses progrès récents ou ses perspectives. Toutes ces réponses, en présentant l'informatique médicale par ses applications et ses techniques, ne décrivent que la partie émergée de l'iceberg. Elles s'expliquent par le développement très particulier de l'informatique qui est née de la technique : "la technique est venue la première, fondée comme toujours sur une science, la physique des solides, mais étrangère à son objet propre, le traitement de l'information" [Arsac 1983].

Mais l'informatique médicale est également une discipline scientifique. Elle apporte sa contribution à la compréhension des mécanismes d'interprétation et de raisonnement médical, d'abstraction et d'élaboration des connaissances, de mémorisation et d'apprentissage. Science du traitement de l'information médicale, elle touche aux fondements mêmes de la médecine. Qu'est-ce qu'une information médicale ? Quel est le processus qui permet de passer du signe au diagnostic puis à la décision ? Quelle est la validité d'une stratégie décisionnelle ? Quels sont les mécanismes de la découverte médicale ? Peut-on définir une éthique du traitement de l'information ? Voilà autant de thèmes auxquels l'informatique médicale offre sa vision et d'éventuels éléments de solution. Comme d'autres disciplines scientifiques, elle possède une dimension culturelle et sociologique, qui lui donne une place particulière parmi les disciplines médicales de base.

L'informatique médicale aide à recueillir les faits, à les mémoriser, en même temps qu'elle peut servir à les interpréter. Elle apporte de la connaissance sur la connaissance et touche de ce fait tous les domaines de la médecine, du microscopique au macroscopique, à l'épidémiologie ou à la santé publique.

L'informatique médicale est une science puisant, avec d'autres disciplines comme la biologie moléculaire ou les neuro-sciences, ses racines dans l'histoire et les idées de la théorie de l'information. Elle s'individualise par son objet, la médecine, ses méthodes, les méthodes de traitement de l'information, tout en faisant appel à d'autres disciplines comme les mathématiques, les statistiques, la linguistique, les sciences de la cognition ou la philosophie. Elle peut bénéficier d'une approche expérimentale : suggestion d'hypothèses, modélisation, expérimentation souvent sous forme de réalisation ou de mise en œuvre de programmes ou de prototypes de systèmes informatiques, évaluation, validation et éventuellement généralisation.

La pratique d'une médecine moderne et de qualité ne peut plus être dissociée d'un traitement rationnel de l'information médicale. Alors que la médecine est caractérisée par une complexification croissante (apparition de nouvelles méthodes d'investigation ou de traitement, diversification des structures de prise en charge), l'informatique médicale apparaît comme un élément fédérateur et intégrateur indispensable. Elle permet de pallier certaines limites du cerveau humain considéré comme organe de mémorisation ou de traitement (gestion d'objets médicaux complexes comme des signaux ou des images, reconstruction d'images, optimisation de la posologie de certains médicaments, gestion de grandes bases de connaissances médicales, etc.). Elle permet, par la mise en place de réseaux de communication, de rapprocher la médecine du malade (télémédecine) et facilite l'accès aux connaissances nécessaires à leur prise en charge optimale (accès à des banques de connaissances, utilisation des systèmes experts, travail coopératif).

Cet abrégé s'adresse aux étudiants en médecine, en pharmacie et en odontologie, mais également aux médecins praticiens et aux professionnels de santé désirant avoir un aperçu des enjeux comme des réalisations pratiques de l'informatique dans le domaine de la santé. Il ne nécessite aucune formation mathématique ou statistique préalable.

Les deux premiers chapitres sont consacrés aux outils matériels et logiciels du traitement de l'information médicale et permettent au lecteur de se familiariser avec la terminologie et la méthodologie informatiques. Les trois chapitres suivants sont consacrés à l'objet de l'informatique médicale, l'information médicale. Ils abordent les problèmes de la nature des données médicales (chapitre 3), du raisonnement médical (chapitre 4) et du langage médical considéré comme véhicule des données et des connaissances (chapitre 5).

Les chapitres 6 à 13 illustrent, à partir d'exemples concrets, les différents domaines d'application de l'informatique en médecine : banques d'information et de connaissances (chapitre 6), systèmes d'information hospitaliers (chapitre 7), réseaux de soins et systèmes d'information de santé (chapitre 8), informatisation des dossiers médicaux (chapitre 9), traitement des signaux et des images (chapitres 10 et 11), aide à la décision médicale et systèmes experts (chapitre 12), enseignement assisté par ordinateur (chapitre 13).

Les deux derniers chapitres concernent deux aspects particuliers de l'informatique médicale. Considérée comme une architecture de recueil et de traitement de l'information, l'informatique peut servir de support à l'évaluation et au contrôle de l'activité médicale (chapitre 14). Elle nécessite une réflexion sur les limites et les dangers d'une médecine informatisée et la définition des mesures appropriées pour concilier le respect des libertés individuelles et les bénéfices apportés à l'individu comme à la collectivité (chapitre 15).

Des rappels de probabilités et de logique sont donnés en annexe. Les définitions des principaux termes techniques utilisés en informatique sont regroupés dans le glossaire.

Ce livre représente l'état instantané d'un équilibre entre méthodologie et applications de l'informatique en médecine s'appuyant sur des technologies en constante évolution. Il est dédié à François Grémy, fondateur de la discipline en France et premier président de l'Association Internationale d'Informatique Médicale (*International Medical Informatics Association* ou IMIA). Il a largement bénéficié des commentaires et critiques de nombreuses personnes parmi lesquelles nous tenons à remercier tout particulièrement Françoise Aimé, Geneviève Botti, Gilles Chatellier, Pierre Corvol, Dominique Fieschi, Isabelle Fofol, Didier Heudes, François-Christophe Jean, Joanny Gouvernet, Marie-Christine Jaulent, Michel Joubert, Joël Ménard, Isabelle Perré, Dominique Sauquet et Gérard Soula.

1

Supports de traitement de l'information médicale

Introduction

L'informatique est la science du traitement de l'information. Elle fait appel à un ensemble de techniques permettant d'en automatiser la collecte, la mémorisation, l'utilisation et la transmission. Par le fait qu'elle repose essentiellement sur l'utilisation des ordinateurs, l'informatique nécessite que les informations soient représentées sous une forme utilisable, c'est-à-dire codée.

Alors que ses premières applications étaient centrées sur le calcul numérique et les problèmes simples de gestion, la dernière décennie a été marquée par la prise en compte d'objets de plus en plus complexes comme des images ou des sons, regroupés sous le terme d'objets multimédias. Parallèlement, le développement des réseaux de communication a permis de relier les ordinateurs entre eux et de faire communiquer différentes applications informatiques fonctionnant jusque là de façon autonome. L'entreprise est aujourd'hui à même de bâtir son système d'information autour d'ordinateurs, de réseaux et de protocoles de communication, de la même façon que l'architecte urbain peut concevoir une ville nouvelle.

Ce chapitre est un résumé très succinct des techniques pouvant servir de support au traitement par ordinateur de l'information médicale. Il est organisé autour des thèmes suivants : l'environnement matériel et logiciel de l'informatique, la représentation de l'information permettant son traitement par ordinateur, les réseaux de communication et les architectures matérielles et logicielles des systèmes d'information.

Principes de fonctionnement des ordinateurs

Le traitement de l'information se fait sur des données préalablement stockées dans la mémoire centrale de l'ordinateur suivant une séquence prédéfinie d'instructions appelée *programme informatique*. Le programme est rédigé dans un langage compréhensible par la machine appelé *langage de programmation*. La figure 1.1 montre l'architecture de base d'un ordinateur.

L'*unité de traitement* ou *processeur* exécute les instructions contenues dans le programme selon l'enchaînement logique ou algorithme déterminé par le programmeur. Les opérations sont effectuées sur des données fournies en entrée (*input*) au programme pour obtenir des résultats en sortie (*output*). Processeur et mémoire centrale constituent l'*unité centrale* de l'ordinateur et communiquent par un circuit électrique interne appelé *bus* de communication. Le processeur central est habituellement constitué d'une unité arithmétique et logique, qui effectue les calculs, et d'une unité de contrôle qui gère les séquences d'exécution des instructions.

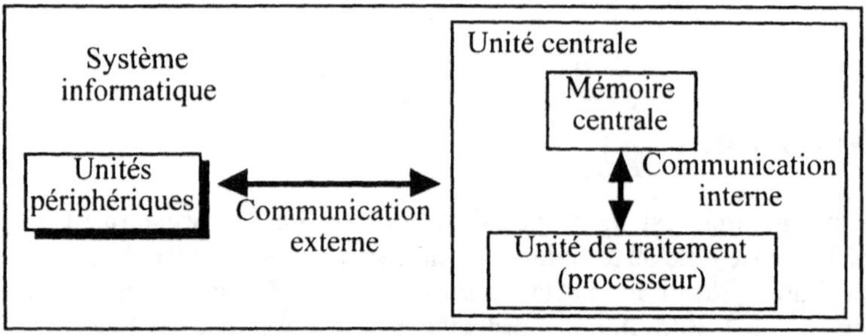

Figure 1.1 – Principe de base du traitement de l'information

Les données d'entrée et de sortie coexistent avec le programme dans la mémoire centrale de l'ordinateur. Les données d'entrée et les programmes sont transmis à l'unité centrale à partir d'unités périphériques d'entrée. Les résultats provenant de l'unité centrale peuvent être transmis à des périphériques de sortie.

Architectures matérielles

L'architecture de la plupart des ordinateurs actuels est une version plus ou moins sophistiquée de l'architecture dite de Von Neumann, représentée par le schéma de la figure 1.1. Les différences reposent sur les modalités de codage de l'information en machine, l'organisation de la mémoire, les performances et éventuellement le nombre de processeurs de traitement utilisés (figure 1.2).

Codage des informations en machine

Toutes les informations sont représentées par des combinaisons d'informations atomiques appelées *bits*, contraction des mots anglais *binary digit*. L'électronique rend possible la construction de dispositifs à deux états stables que l'on notera par convention 0 et 1. Des séquences de bits sont utilisées pour représenter aussi bien les instructions des programmes que les données fournies à ces programmes (nombres, caractères alphabétiques, images, sons, etc.). Deux bits permettent de coder quatre situations (00, 01, 10 et 11), trois bits huit situations et ainsi de suite. Un groupe de 8 bits est appelé

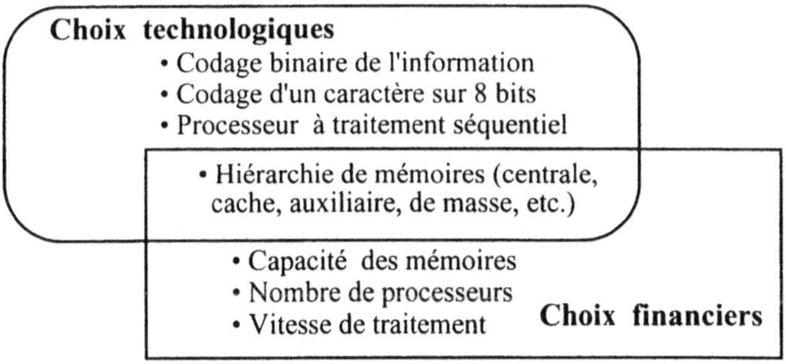

Figure 1.2 – Stratégies de traitement de l'information

octet (*byte*) et possède 256 combinaisons possibles, c'est-à-dire assez pour représenter les principaux caractères typographiques d'une langue indo-européenne. La figure 1.3 illustre le principe de représentation binaire d'un nombre entier dans un octet.

Décimal	Binaire	Puissance de 2
0	0	
1	1	
2	10	2
3	11	
4	100	2^2
5	101	
6	110	
7	111	
8	1000	2^3

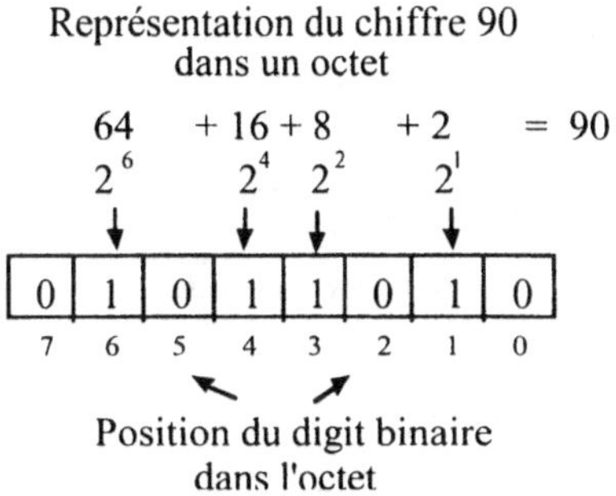

Figure 1.3 – Représentation binaire d'un nombre entier dans un octet

Le code ASCII (*American Standard Code for Information Interchange*) est un code standard à 7 bits permettant de représenter 128 caractères et le code ISO latin-1 une extension à 8 bits du code ASCII. Un texte pourra donc être codé sous forme d'un ensemble d'octets. Différentes conventions ont également été établies pour représenter des nombres ou des objets plus complexes comme des images. Elles peuvent malheureusement différer d'un ordinateur à l'autre, nécessitant des programmes de transcodage. Ainsi, par exemple, les caractères seront codés différemment sur un micro-ordinateur Apple Macintosh ou un IBM PC.

Les instructions sont habituellement codées en mémoire sur un petit nombre d'octets (2,3,4 ou 8 par exemple) formant des mots de 16, 24, 32 ou 64 bits.

Hiérarchisation des mémoires

Les mémoires d'ordinateur diffèrent par leur temps d'accès, leur capacité et leur coût unitaire. La taille des mémoires est exprimée en Ko (Kilooctets[1]), Mo (Mégaoctets) ou Go (Gigaoctets). Afin d'optimiser le rapport prix/performances des ordinateurs, les mémoires sont habituellement organisées en niveaux formant une hiérarchie (figure 1.4).

Mémoires de l'unité centrale

Elles sont caractérisées par un coût élevé et des temps d'accès courts, inférieurs à la microseconde. Elles sont à accès direct, c'est-à-dire qu'il est possible d'accéder, en un temps fixe, au contenu d'un octet ou d'un mot. Elles sont généralement volatiles, leur contenu s'effaçant lors de la mise hors tension de l'ordinateur. On distingue trois types principaux de mémoires :

- Les *registres* sont des zones mémoire de l'unité de traitement dans lesquelles s'effectuent très rapidement les opérations élémentaires (addition, multiplication, etc.). Le nombre de registres est très limité.
- La *mémoire cache* ou antémémoire est utilisée pour accélérer les transferts entre processeurs et mémoire centrale.
- La *mémoire centrale* est la mémoire de base de l'unité centrale, contenant données et instructions. Chaque octet ou mot de la mémoire centrale d'un ordinateur peut être adressé directement, en lecture ou en écriture, dans un ordre quelconque (*Random Access Memory* ou RAM) et dans un temps fixe de l'ordre de quelques nanosecondes.

Types de mémoire	Temps d'accès	Taille
Mémoires de l'unité centrale		
- Registre	0,1 – 10 ns	8 – 16 registres
- Mémoire cache	1 – 50 ns	64 Ko – 1 Mo
- Mémoire centrale	10 – 500 ns	8 Mo – 1 Go
Mémoires périphériques		
- Disques magnétiques	5 – 100 ms	100 Mo – 20 Go
- Disques optiques	100 – 300 ms	650 Mo – 18 Go
- Bandes magnétiques	100 – 2000 s	100 Mo – 10 Go
- Cartes à microprocesseur	1 – 5 ms	8 Ko – 128 Ko

Figure 1.4 – Hiérarchisation des mémoires

Mémoires périphériques

Elles sont caractérisées par un coût faible par octet, des capacités élevées (d'où le nom de mémoire de masse) et des temps d'accès plus longs, de quelques microsecondes à quelques secondes. Certaines d'entre elles sont amovibles et peuvent servir de support de copie et de sauvegarde. L'adressage ne se fait pas par octet mais par groupes d'octets de longueur donnée ou blocs. Des capacités de plusieurs gigaoctets sont nécessaires pour la prise en

[1]. Un Ko est, par convention, égal à 1024 octets et un Mo à 1024 Ko

compte des documents multimédias. Ainsi, une image couleur de haute définition occupe plusieurs centaines de Ko ; une séquence vidéo de six minutes, numérisée, demande environ deux Mo en définition normale et dix fois plus en haute définition.

Plusieurs catégories de mémoires périphériques peuvent être distinguées :

- Les *disquettes magnétiques* amovibles permettent de stocker 1 à 10 Mo sur des supports de 3,5 pouces (9 cm) de diamètre. A titre indicatif, une disquette haute densité de 1,4 mégaoctets permet de stocker l'équivalent de 300 pages dactylographiées.
- Les *disques magnétiques* fixes ou amovibles ont des capacités qui varient de quelques dizaines de mégaoctets à quelques gigaoctets. Des zones de basculement (*swapping*) peuvent être réservées sur certains disques magnétiques pour faciliter les échanges entre la mémoire centrale et les mémoires périphériques et sauvegarder tout ou partie du contenu de la mémoire centrale.
- Les *disques optiques numériques* amovibles sont disponibles en CD-ROM (*Compact Disk - Read Only Memory*), WORM (*Write Once Read Many*) ou WMRM (*Write Many Read Many*).
  La taille la plus fréquente pour la première génération de CD-ROM, WORM ou WMRM est de 5 pouces 1/4 (13 cm) pour une capacité de l'ordre de 650 Mo (soit l'équivalent de 250 000 pages dactylographiées). Le protocole de stockage des données numériques le plus fréquemment utilisé est le protocole ISO 9660. Le format de stockage des disques compacts audio (CD-audio) et interactifs (CD-I) est différent.
  La seconde génération de disque 5 pouces 1/4, à haute densité, (DVD pour Digital Video Disc et DVD-ROM) perme le stockage de 4,5 à 18 gigaoctets de données (soit l'équivalent de 2 à 8 heures d'enregistrement vidéo compressé) et l'unification des formats de stockage.
  Le CD-ROM et a fortiori le DVD-ROM ont un prix de revient par bit mémorisé très intéressant. Il sont adaptés à des applications particulières comme le stockage d'encyclopédies multimédias, de bases de références bibliographiques, les programmes d'enseignement assisté par ordinateur ou les sauvegardes de grands volumes de données.
- Les *cartes à mémoire* ont été rapidement popularisées par le développement des cartes bancaires. Elles sont constituées d'un support plastique de taille normalisée (8,5 × 5,4 cm) au dos duquel sont collées une ou plusieurs pistes magnétiques. La quantité d'information stockée est faible, de l'ordre de 200 caractères pour une carte bancaire.
  L'inclusion d'un microprocesseur permet de transformer la carte en un outil plus intelligent de stockage d'information (mémoire périphérique proprement dite) mais également de contrôle d'accès et de traitement (véritable ordinateur). La capacité d'une carte à microprocesseur (*Smart card*) est plus élevée (de l'ordre de 8 à 128 Ko). Il est possible de définir des zones non réinscriptibles (technologie EPROM pour *Electrically Programmable Read Only Memory*) et réinscriptibles (technologie EEPROM pour *Electrically Erasable Programmable Read Only*

Memory). L'intelligence de la carte est particulièrement intéressante pour assurer des fonctions de sécurité, comme l'identification et l'authentification de l'usager, première étape du contrôle d'accès à un système d'information (cf. chapitre 8).

Catégories d'ordinateurs

Les ordinateurs sont basés sur des microprocesseurs intégrés à hautes performances. Des exemples types de microprocesseurs sont les microprocesseurs Motorola 68xxx et Power PC, Intel 80x86 et Pentium, SUN Sparc ou DEC Alpha, etc. L'amélioration des performances des ordinateurs, des mémoires et des composants de communication permet d'améliorer le rapport performance/prix des ordinateurs de 30 à 50% par an, en même temps que de réduire leur encombrement physique. Bien que les critères de performances soient ainsi très relatifs, il est habituel de considérer six grandes catégories d'ordinateurs :

- Les *gros ordinateurs* permettent à un grand nombre d'utilisateurs (plusieurs centaines) de se connecter et de partager des moyens de traitement importants.
- Les *mini-ordinateurs* ont été introduits dans les années 60 pour répondre aux besoins de petits groupes d'utilisateurs (quelques dizaines) ou être dédiés à des tâches particulières comme la gestion de laboratoires d'analyses biologiques.
- Les *micro-ordinateurs*, répondant au concept de l'ordinateur personnel ou individuel, sont apparus dans les années 70 à la suite de la mise sur le marché des microprocesseurs. Ceux-ci ont permis également le développement de terminaux intelligents, c'est-à-dire dotés de possibilités de traitement (par exemple graphique) et de stations de travail. Sur le plan de leur architecture, ces stations ne se distinguent pas de celle des autres ordinateurs (figure 1.5).

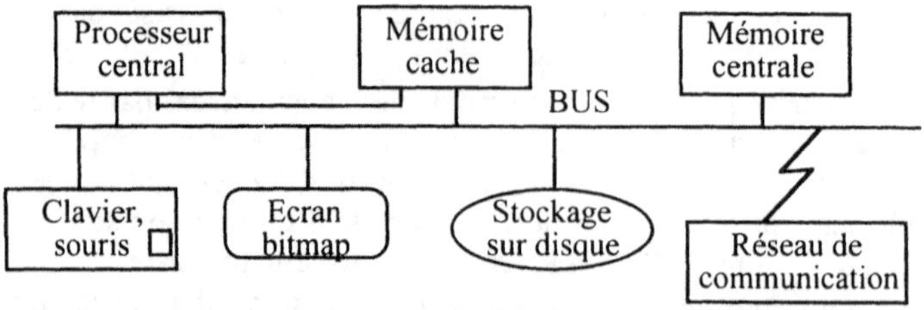

Figure 1.5 – Architecture d'un micro-ordinateur

- Les *micro-ordinateurs portables* ou *nomades* sont caractérisés par leur petite taille, voisine de celle d'une feuille de papier A4 (d'où le nom de "*notebook*" fréquemment employé), leur faible poids (2 à 4 Kg), leur autonomie électrique (quelques heures) et leurs possibilités de connexion à un réseau (directe, par modem, ou sans fils, par ondes infrarouges ou hertziennes).

- Les *ordinateurs de poche* ou *assistants personnels* (*Personal Digital Assistant*) sont caractérisés par leur encombrement minime. Ils sont appelés à une grande diffusion avec le développement de logiciels de reconnaissance de l'écriture (ardoise électronique) et de systèmes de transmission sans fils qui permettent la saisie ou la consultation ambulatoire de données (*notepads*).
- Les *ordinateurs de réseau* (*Network Computers* ou NC) s'inspirent des terminaux Minitel développés en France au début des années 70. Les mémoires périphériques ne sont pas nécessaires car les données affichées sont téléchargées avec les programmes permettant de les visualiser ou de les traiter.

Fonctionnement des unités de traitement

Le processeur de l'unité centrale traite les instructions du programme placées en mémoire centrale de façon séquentielle. Dans les premières générations d'ordinateurs, un seul programme et un seul jeu de données pouvaient être placés dans la mémoire centrale de l'ordinateur. Ce mode de fonctionnement est appelé monoprogrammation (*monoprogramming*). Dans un système à multiprogrammation (*multiprogramming*), plusieurs programmes peuvent être actifs en mémoire centrale. Chaque programme implique un processus d'exécution, mais un seul programme à la fois peut être exécuté. C'est le mode de fonctionnement de la plupart des micro-ordinateurs (Macintosh sous le système d'exploitation MacOS, IBM et compatibles sous DOS ou Windows 9x). Un seul utilisateur peut travailler avec l'ordinateur.

Processeur(s) / Programmes en mémoire	Un	Plusieurs
Un	Monoprogrammation	
Plusieurs	Multiprogrammation Temps partagé	Multitraitement Traitement parallèle

Figure 1.6 – Fonctionnement des unités de traitement

Dans un système *temps partagé* (*time sharing*), l'unité centrale est capable d'allouer des tranches de temps successives aux différents utilisateurs connectés, mais le temps de traitement est si rapide que chaque utilisateur a l'impression de travailler seul avec l'ordinateur. Ce mode de fonctionnement est celui de la plupart des mini et gros ordinateurs actuels, en particulier ceux utilisant les systèmes d'exploitation UNIX ou Windows NT.

Les machines les plus performantes disposent de plusieurs processeurs permettant d'effectuer simultanément plusieurs traitements. On parle alors de *multitraitement* (*multiprocessing*). Le fonctionnement des multiprocesseurs pose actuellement des problèmes complexes de synchronisation des tâches et d'optimisation des performances, et le nombre de processeurs est encore limité (2 à 16) dans les machines actuelles. De nouvelles générations d'ordinateurs, dites à architectures massivement parallèles (plusieurs centaines ou milliers de processeurs), sont en cours de développement et trouveront des applications dans des domaines nécessitant des calculs importants et répétitifs (traitement des images, reconnaissance vocale, etc.).

Périphériques d'entrée-sortie

Saisie de l'écriture

Le mode d'entrée le plus couramment utilisé reste le clavier alphanumérique. La saisie directe de l'écriture, la lecture optique de documents écrits au moyen de scanners et la reconnaissance automatique des caractères connaissent un grand développement, en particulier dans les ordinateurs de poches et les ardoises électroniques.

Sélection d'objets

L'emploi de moyens de sélection comme la souris, le crayon lumineux (*light-pen*), les boules (*trackball*) ou les tablettes de digitalisation permettant d'indiquer des points ou de dessiner des contours représente un complément utile au clavier. Le doigt peut également être utilisé, avec des écrans tactiles, pour indiquer un choix dans un menu.

Reconnaissance de la voix humaine

La reconnaissance de la voix devrait suivre un développement considérable dans les dix prochaines années. Ce développement est lié à la puissance des ordinateurs qui doivent, selon les experts, atteindre un milliard d'instructions par seconde pour permettre la reconnaissance de phrases parlées.

Ecrans de visualisation

L'interface machine-homme la plus utilisée est l'écran de visualisation. Les écrans graphiques sont caractérisés par des taux de résolution élevés, de l'ordre de 600 × 400 à 2 500 × 2000 points ou pixels (*picture element*). Ils incluent généralement des microprocesseurs comprenant des mémoires RAM pour le stockage des points (écrans de type bitmap) et des mémoires ROM (*Read Only Memory*) pour les logiciels graphiques. Le remplacement, à moyen terme, des écrans à tube cathodique par des écrans plats permettra d'en réduire l'encombrement.

Sortie vocale

La sortie vocale peut représenter un complément utile à la visualisation ou à l'impression des résultats, notamment dans certains environnements de travail ou lorsqu'une trace écrite des résultats n'est pas indispensable.

Imprimantes

Deux techniques dominent le marché : les imprimantes matricielles (à aiguilles ou à jet d'encre) et les imprimantes laser qui se caractérisent par une grande qualité d'impression. Elles permettent d'utiliser différentes polices de caractères ou fontes. Chaque police de caractères peut être décrite sous forme de matrices de points (police bitmap) ou de figures mathématiques (police vectorielle).

Architectures logicielles

Différentes couches de logiciels permettent d'assurer le fonctionnement de l'ordinateur et l'interaction entre l'utilisateur et l'ordinateur. La figure 1.7 regroupe ces logiciels en trois grandes catégories.

Programmes d'application Programmes bureautiques : traitements de texte, tableurs, outils graphiques, messagerie, outils de navigation, ... Programmes spécialisés : gestion du dossier médical, traitement de l'image, enseignement assisté par ordinateur, ...
Environnements de développement Bibliothèques de langages, gestionnaires d'interfaces, systèmes de gestion de bases de données, outils de communication, ...
Systèmes d'exploitation Gestion des tâches, gestion de la mémoire virtuelle, gestion des périphériques, ...

Figure 1.7 – Les grandes catégories de logiciels

Systèmes d'exploitation

Le système d'exploitation (*Operating System*) est constitué par l'ensemble des programmes de base permettant à un ordinateur de fonctionner (gestion de la mémoire centrale et des périphériques, de l'exécution des programmes, de l'enchaînement des tâches, communication entre les composants de l'ordinateur et avec l'extérieur, etc.). Parmi les systèmes de grande diffusion, on peut citer IBM/VM-CMS, Digital-VMS, UNIX et Windows NT sur mini et gros ordinateurs, Microsoft Windows, IBM-OS2, et Macintosh OS sur micro-ordinateurs. Le système d'exploitation tient à jour le répertoire des fichiers stockés en mémoire (programmes, données). Certains systèmes d'exploitation assurent une gestion de mémoire virtuelle, permettant à la mémoire de travail d'un processus d'être en partie dans la mémoire centrale rapide et en partie dans une mémoire périphérique plus lente.

Environnements de développement et utilitaires

Les utilitaires et les outils de développement s'adressent aux informaticiens chargés du développement des applications. On peut situer à ce niveau les compilateurs et interpréteurs de langages de programmation, les systèmes de gestion d'interfaces, les systèmes de gestion de données et différents outils de communication. Les principes de développement de logiciels et les outils utilisés sont décrits plus en détail dans le chapitre suivant.

Langages de programmation

Le processeur d'un ordinateur exécute des instructions codées en langage machine ou langage binaire et placées dans la mémoire de l'ordinateur. Chaque processeur d'ordinateur est capable d'exécuter un nombre limité d'instructions binaires (addition, soustraction, complémentation, etc.) qui lui sont spécifiques. Les ordinateurs à architecture RISC (*Reduced Instruction Set Computer*), qui constituent une génération nouvelle d'ordinateurs, utilisent un jeu très réduit d'instructions élémentaires qui peuvent être exécutées extrêmement rapidement (par opposition à la génération précédente dite CISC pour *Complex Instruction Set Computer*).

La difficulté de programmation en langage binaire a conduit les informaticiens à développer différentes générations de langages artificiels de programmation, caractérisés par une syntaxe et une sémantique parfaitement définies et un fort pouvoir d'abstraction :

- *Les langages assembleurs*, développés en même temps que les premiers ordinateurs, permettent au programmeur d'utiliser des codes d'opération alphabétiques et de représenter les opérandes sous forme de symboles. Ils sont spécifiques d'un processeur donné.
- *Les langages de troisième génération* (L3G) se sont développés dans les années 60. Ils utilisent des mots du langage naturel et une syntaxe indépendante du processeur. Les instructions d'un programme en langage de troisième génération sont transformées en langage machine exécutable. La traduction peut se faire en bloc au moyen d'un compilateur, les instructions d'origine étant transformées en code objet exécutable, ou au contraire pas à pas par un interpréteur qui peut exécuter les instructions au fur et à mesure de leur traduction. COBOL, C, C++, FORTRAN ou PASCAL sont des exemples de langages compilés. Les langages BASIC, JAVA, LISP, MUMPS ou SMALLTALK sont interprétés. Un programme écrit avec un L3G pourra être compilé ou interprété sur des ordinateurs de marques différentes (portabilité).
- *Les langages de quatrième génération* (L4G) sont des langages de plus haut niveau conçus pour faciliter la gestion des données et la génération de rapports. Ils sont habituellement associés à des systèmes de gestion de bases de données (SGBD) (cf. chapitre 2).

Gestion des interfaces

L'interface homme-machine conditionne pour une large part le succès d'un système informatique. En théorie, une interface doit être naturelle, efficace, fiable, de compréhension et d'utilisation faciles, autrement dit la plus proche possible des différents modes de perception et de communication humains que sont, par exemple, la parole et l'écriture. Une avancée significative dans ce domaine a été celle de l'interface intégrée du Macintosh. Elle a permis de définir un ensemble de conventions de présentation (*look and feel*) et d'actions (par exemple, pour sélectionner, ouvrir ou sauvegarder un fichier).

Les interfaces font intervenir trois types d'interaction qui peuvent être combinés : les langages de commande, les systèmes de menus et la manipulation directe d'objets.

- La forme typique d'un *langage de commande* est celle d'un verbe suivi d'un nom d'objet et d'éventuels qualificateurs ou arguments du verbe. De nombreux systèmes d'exploitation d'ordinateur et de gestion de bases de données utilisent des langages de commande. Par exemple, la commande `dir  *.doc` du système d'exploitation DOS permet de donner la liste des fichiers dont le nom se termine par le suffixe `.doc`.
- Les *systèmes de menus* présentent les différents choix possibles sur l'écran, éliminant ou réduisant la phase d'apprentissage.

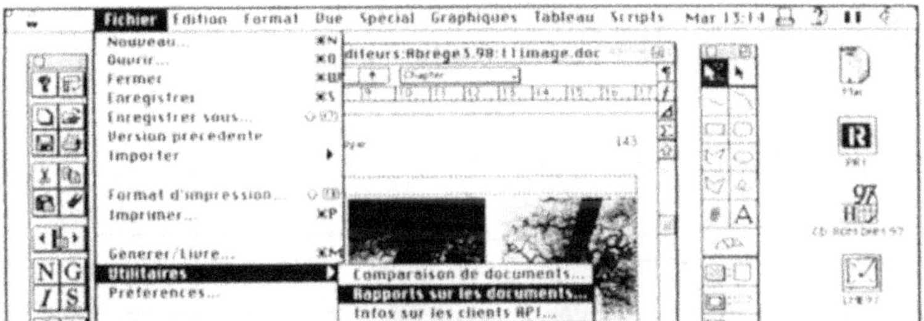

Figure 1.8 – La métaphore du bureau du Macintosh

- La *manipulation directe* a été popularisée par la métaphore du bureau du Macintosh d'Apple (figure 1.8). L'interaction s'effectue souvent au moyen d'une souris. L'utilisateur effectue des opérations sur un ou plusieurs objets qui peuvent être représentés sous forme textuelle, graphique ou symbolique (par ex. une icone).

Programmes d'application

Les programmes applicatifs s'adressent aux utilisateurs non informaticiens. Les logiciels bureautiques (traitements de textes, tableurs, outils graphiques de dessin, outils de présentation), de messagerie ou statistiques ne sont pas spécifiques d'un domaine particulier. Les principaux domaines d'application en médecine, comme la gestion du dossier médical, l'aide à la décision ou l'enseignement assisté par ordinateur sont représentés dans la figure 1.9. Ils font l'objet des différents chapitres de ce livre.

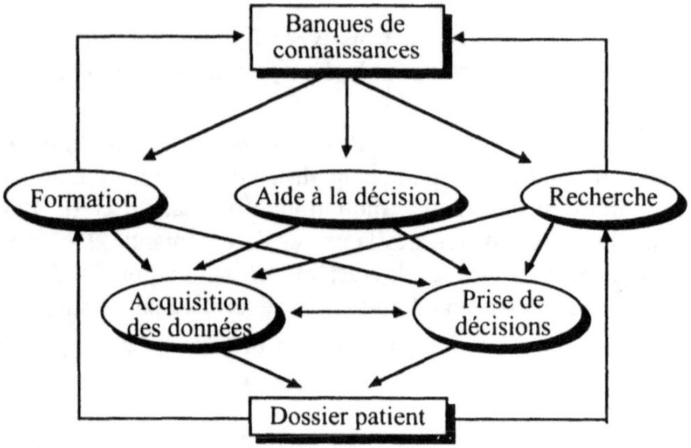

Figure 1.9 – Principaux domaines d'application de l'informatique en médecine

Communication et réseaux

Architectures de réseaux

Le développement des télécommunications a permis progressivement la réalisation de réseaux d'ordinateurs. Les connexions peuvent se faire au moyen de câbles électriques, de fibres optiques ou par voie aérienne. Chacune des ressources connectées sur le réseau devient accessible à l'ensemble des utilisateurs d'une machine particulière. Cet accès nécessite la connaissance de la localisation de chaque application sur les machines dans le cadre d'un système réparti et peut devenir transparent dans le cadre d'un système distribué.

Suivant la topologie des liaisons, deux types de réseaux peuvent être distingués :

- Dans les *réseaux point à point*, les ordinateurs sont reliés deux à deux pour former des structures en étoile, maillées ou hiérarchiques (figure 1.10). Lorsque des débits peu élevés sont suffisants (quelques kilobits par seconde), une liaison point à point entre deux ordinateurs distants peut être faite aux moyens de modems et du réseau téléphonique.

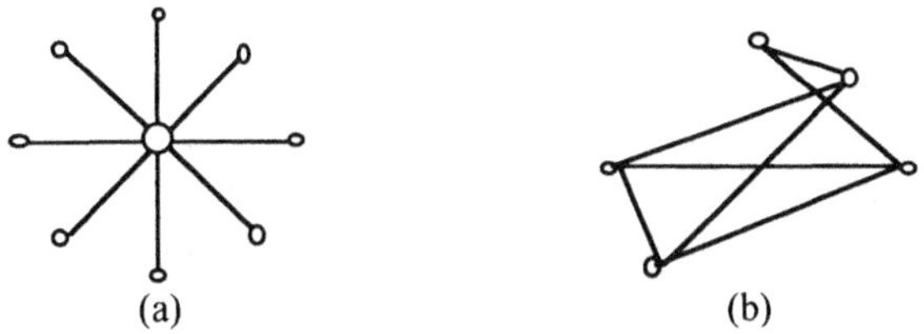

Figure 1.10 – Réseaux de type point à point. (a) en étoile, (b) réseau maillé

- Dans les *réseaux diffusants*, les messages émis par une machine sont envoyés à toutes les machines du réseau. La topologie du réseau peut être en bus (par ex. Ethernet qui permet des débits de 10 et plus récemment 100 Mbits/s et 1 Gigabits/s), en anneaux à jetons (par ex. IBM Token Ring à 16 Mbits/s) ou utiliser un système de communication par ondes radio ou par satellite (figure 1.11). De nombreux réseaux locaux et quelques réseaux longue distance (par ex. diffusion par satellite) utilisent ce type d'architecture.

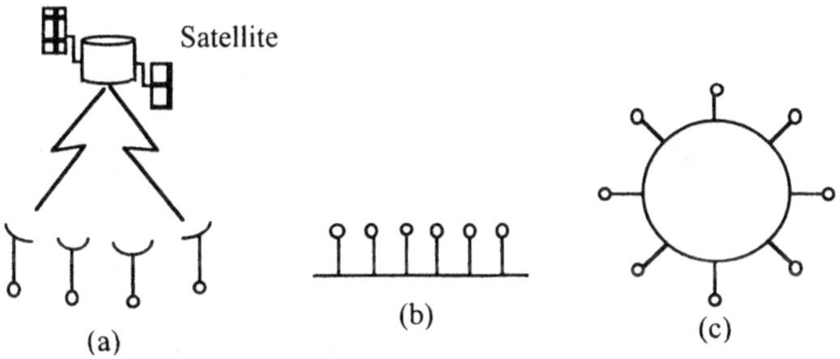

Figure 1.11 – Réseaux diffusants ou multipoints :
(a) Diffusion par satellite, (b) structure de bus, (c) anneau

Suivant la couverture assurée, deux types de réseaux peuvent également être distingués :

- Les *réseaux locaux* ou LAN (*Local Area Network*) permettent de relier plusieurs ressources informatiques situées à des distances allant de quelques mètres à quelques kilomètres avec des vitesses de transmission de l'ordre de quelques mégabits à plusieurs gigabits par seconde.
- Les *réseaux longue distance,* encore appelés WAN (*Wide Area Network*), peuvent relier des ressources ou des ensembles de ressources situés à des distances allant de quelques kilomètres à des dizaines de milliers de kilomètres dans le cas de transmissions par satellites. Le réseau ARPANET, créé en 1969 à l'initiative du Département de la Défense américain (*Department of Defense Advanced Research Projects Agency* ou DARPA) est l'un des tout premiers réseaux longue distance permettant aux chercheurs et administrations d'échanger des messages et/ou des fichiers de données. La vitesse de transmission d'un réseau longue distance est de l'ordre de quelques dizaines de kilobits par

seconde à quelques millions de bits par seconde. Le développement de connexions longue distance très rapides permet réellement de parler d'*autoroutes de l'information.*

Aujourd'hui, l'interconnexion des réseaux locaux par des lignes de communication rapide ouvre la voie du cyberespace (espace cybernétique) permettant aujourd'hui à des millions d'individus sur la planète d'échanger des informations multimédias.

Standards d'échanges d'informations

Etablissement des standards

Les possibilités de connexions entre des ordinateurs d'origines diverses et la demande des utilisateurs pour des applications portables sur des machines hétérogènes nécessitent la mise au point de protocoles de communication ou règles de connexion et de communication. Dans certains cas, les standards adoptés sont imposés par le marché. On parle alors de standard *de facto*. Il peut s'agir au contraire de standards *de jure* adoptés par un organisme international de standardisation à partir des recommandations de groupes d'experts. Dans la plupart des cas, la compatibilité accrue des matériels et des logiciels est un facteur d'élargissement des marchés et d'amélioration de la compétition [De Moor 1995].

L'ISO (*International Standard Organization*) est le principal organisme à vocation mondiale en matière de standardisation. Dans le domaine des réseaux, il a proposé une décomposition en sept couches allant de la couche physique à la couche application, appelée modèle OSI (*Open Systems Interconnection*).

Le CCITT (Comité Consultatif International Télégraphique et Téléphonique) est un organisme international chargé d'étudier et d'élaborer des avis en matière de télécommunications (protocoles de transmission de données, de correction d'erreurs, de compression de données, etc.).

Aux Etats-Unis, l'ANSI (*American National Standard Institute*), l'ASTM (*American Society for Testing Materials*) et l'IEEE (*Institute of Electrical and Electronics Engineers*) sont particulièrement actifs dans ce domaine.

En Europe, les efforts de normalisation sont fédérés par le CEN (Comité Européen de Normalisation) et plus particulièrement le comité technique 251 (CEN/TC251) pour le secteur de la Santé [De Moor 1995].

Protocoles de communication

Le protocole TCP/IP (pour *Transmission Control Protocol/Internet Protocol*) est le protocole développé par l'agence DARPA dans les années 1970 et utilisé le plus fréquemment dans Internet. Les données qui doivent être transmises entre deux ordinateurs sont coupées en paquets de quelques centaines de caractères auxquels sont ajoutées des informations de contrôle et les adresses des ordinateurs émetteurs et destinataires. Les paquets peuvent être transmis (routés) dans le désordre mais doivent être réordonnés à l'arrivée. Le caractère public du protocole TCP/IP et sa disponibilité sur de multiples plate-formes matérielles (de l'ordinateur nomade au gros ordinateur central) expliquent le succès de ce protocole.

Le protocole X.25 du CCITT est un autre exemple de protocole de transmission de paquets, basé sur la notion de connexion. Avant de transmettre des données, un circuit virtuel de transmission est établi en fonction de la disponibilité des ordinateurs de transmission (routeurs). C'est cette approche qui a été retenue dans le protocole ATM (*Asynchronous Transfert Mode*) support de nombreux projets d'autoroutes de l'information. Les débits supportés par ATM (quelques Mbits/s à quelques centaines de Mbits/s) permettent la transmission simultanée des données, de la voix (téléphone) et des signaux vidéo (télévision, téléconférence, visiophonie, etc.).

Le protocole X.400 du CCITT définit les modalités de transport de messages dans lesquelles le contenu du message est associé à un en-tête de message et inséré dans une enveloppe destinée au système de transport. Un accusé de réception est généré à l'arrivée du message.

Architectures de systèmes intégrés

Systèmes à architecture centralisée

Les différentes possibilités matérielles, logicielles et de communication permettent de construire différentes architectures pour l'allocation des ressources et des services entre les systèmes informatiques. La figure 1.12 illustre une conception centralisée. L'ordinateur central fournit tous les services : communication entre postes de travail, stockage des informations, calcul, etc. Ce modèle impose que tous les logiciels puissent fonctionner sur un même ordinateur.

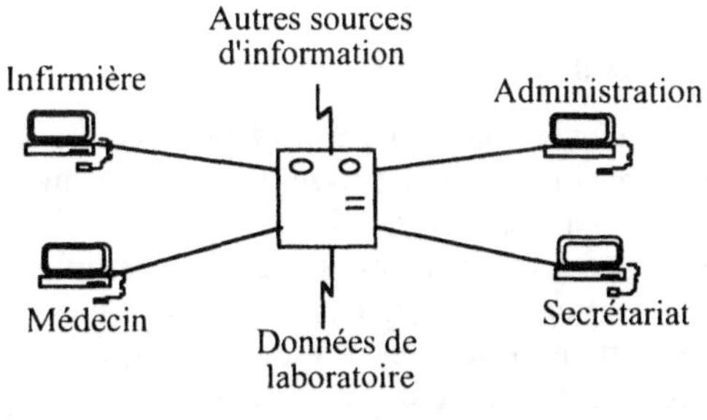

Figure 1.12 – Architecture centralisée

Les systèmes centralisés permettent de regrouper toutes les informations utiles sur un même ordinateur et facilitent la mise en place de procédures de sauvegarde et d'accès pour garantir la sécurité du système informatique. L'inconvénient principal est le manque de souplesse d'une telle architecture qui ne permet pas des évolutions faciles et rend une institution dépendante d'un seul constructeur informatique.

Systèmes à architecture distribuée

La figure 1.13 présente une architecture distribuée utilisant des serveurs spécialisés pour le stockage de certains types d'informations (serveurs d'identités, de données médicales, de résultats de laboratoires, d'images), la communication ou le calcul (processeurs spécialisés de traitement d'images). Cette approche permet de constituer le système informatique par ajouts successifs de composants matériels et/ou logiciels, qui peuvent utiliser des ordinateurs de constructeurs différents. Elle augmente cependant la complexité des systèmes informatiques et peut poser des problèmes d'incompatibilité entre matériels et logiciels comme de sécurité. Chaque ordinateur devient le cheval de Troie possible d'entrée sur le réseau.

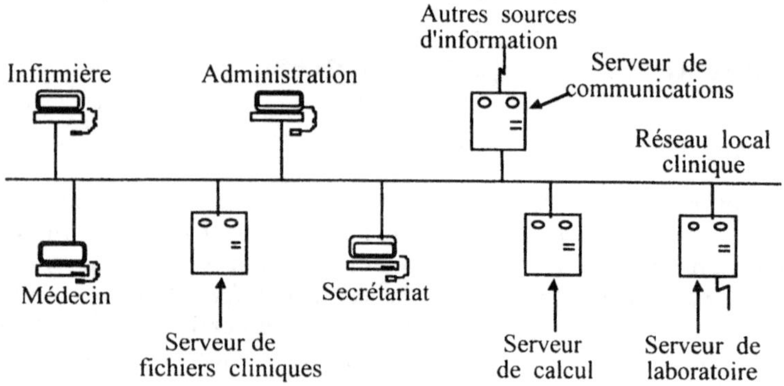

Figure 1.13 – Modèle de serveurs distribués

Postes de travail multimédias

Le développement de postes de travail multimédias devient un élément clé des architectures informatiques (figure 1.14). Il permet d'incorporer dans des applications classiques des types de données (sons, images fixes, séquences vidéo animées, etc.) plus riches que les données utilisées dans les applications de gestion traditionnelle. Les possibilités locales de traitement et d'affichage permettent de réaliser des interfaces d'accès à l'environnement informatique venant cacher, pour l'utilisateur final, la complexité du système informatique sous-jacent. Enfin, des moyens d'accès comme la carte à microprocesseur peuvent être couplés au poste de travail et sécuriser l'environnement informatique global.

Ainsi le poste de travail multimédia pourra progressivement jouer le rôle de caméra de saisie, d'écran de visualisation ou de télévision, de téléphone ou de vidéophone, combinant dans un même environnement des technologies jusque là dissociées [Davies 1991]. De même les fonctions de scanner,

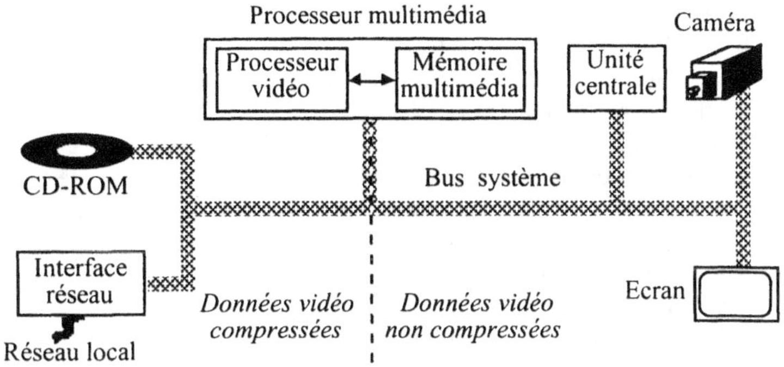

Figure 1.14 – Architecture multimédia (d'après Sprague 1992)

d'imprimante, de copieur et de télécopieur peuvent être plus ou moins regroupées.

Réseaux de réseaux

La constitution de réseaux de réseaux, permettant de relier entre eux les réseaux locaux des entreprises, change le concept même d'entreprise [Tapscott 1993]. L'accès aux informations du réseau est possible de façon

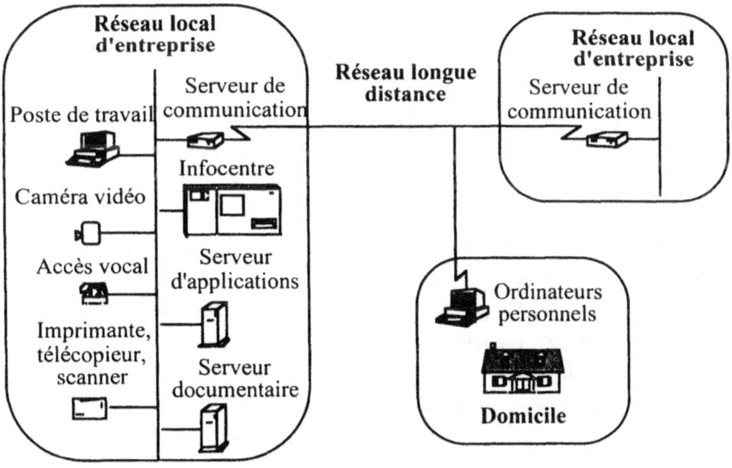

Figure 1.15 – Entreprise virtuelle

ubiquitaire : dans l'entreprise à partir des postes de travail, à domicile à partir de micro-ordinateurs individuels ou d'ordinateurs de réseau (téléconsultation et/ou télétravail), ou encore par réseau hertzien à partir d'un assistant personnel équipé des outils de communication nécessaires. Le *travail de groupe* (*groupware*) est facilité par la possibilité d'échanges de messages, de connexions à distance et de vidéoconférences. De même, plusieurs entreprises peuvent partager des ressources autour d'un objectif commun, constituant ainsi une entreprise virtuelle, comme dans l'exemple de la figure 1.15.

Le réseau Internet, initialement utilisé par les réseaux universitaires et de recherche, permet virtuellement de relier l'ensemble des réseaux à l'échelon de la planète. Utilisant le protocole TCP/IP, il offre de nombreux services comme la consultation de serveurs multimédias au travers d'outils de navigations ou navigateurs (*browsers*), la messagerie électronique ou le téléchargement de fichiers ou de programmes. Ainsi, à la fin de l'année 1994, près de 25000 réseaux et 2,5 millions d'ordinateurs étaient connectés à l'Internet, en même temps qu'une augmentation mensuelle du trafic d'environ 10% était observée [Laquey 1995]. En 1997, avec plus de 35 millions d'utilisateurs connectés, il couvre l'ensemble des secteurs d'activité. Le succès considérable de l'Internet a conduit à l'utilisation des mêmes technologies à l'intérieur des réseaux locaux des entreprises et à la constitution de réseaux appelés, par analogie, réseaux Intranet.

Questions

- *Distinguer les concepts d'informatique et d'information.*
- *Citer les organes principaux de tout ordinateur et décrire leurs rôles respectifs dans le traitement des informations.*
- *Définir le principe du codage de l'information en machine.*
- *Définir les notions de programme informatique et de langage de programmation.*
- *Citer les principales catégories de logiciels.*
- *Citer quelques difficultés liées au traitement des informations multimédias.*
- *Définir les concepts de compatibilité et de standard : citer quelques organismes internationaux de normalisation et des exemples de standards dans le domaine de la santé.*
- *Citer les principales architectures de réseaux informatiques avec leurs avantages et inconvénients respectifs. Donner des exemples de réseaux.*
- *Définir les concepts de travail de groupe et d'entreprise virtuelle. Quelle est la place, dans ce contexte, du poste de travail ?*

2

Développement de logiciels médicaux

Introduction

Les dépenses logicielles, aussi bien pour la réalisation des programmes que pour leur maintenance, représentent une part croissante des dépenses informatiques d'une entreprise et peuvent dépasser celles de matériels. Leur augmentation, observée tout au long des 20 dernières années, est liée en grande partie à la complexité croissante des problèmes traités et aux demandes toujours renouvelées des utilisateurs. Certains logiciels, comme des systèmes d'information hospitaliers, peuvent représenter plusieurs millions de lignes de programme et concerner des équipes de plusieurs centaines de programmeurs.

Une bonne analyse initiale du problème à résoudre est le moyen le plus sûr d'obtention de logiciels adaptés aux demandes et de limitation des dépenses. Elle doit permettre de minimiser les erreurs de conception, de réduire les charges de développement et de faciliter les mises à jour ultérieures. Il importe donc de définir, de façon précise, la méthodologie de réalisation d'un logiciel informatique complexe et de sélectionner les techniques permettant d'améliorer la productivité des équipes de développement.

Une méthodologie est en quelque sorte un guide, un mode d'emploi pour un projet de développement d'applications. Une technique est une modalité particulière de réalisation de tâches spécifiques. Les deux premières sections sont essentiellement consacrées à la méthodologie et les deux dernières aux outils technologiques et à leurs modalités d'intégration.

Conduite de projets informatiques

Méthodes en cascade

La plupart des approches utilisées pour la conduite de projets informatiques consistent à diviser le développement en phases ou étapes séparées par des points de contrôle. Une étape ne peut être engagée que si l'étape précédente a été validée lors d'un point de contrôle. Le modèle en cascade (*Water-*

fall Model), qui remonte au début des années 60, est le plus connu. La figure 2.1 précise les phases du modèle.

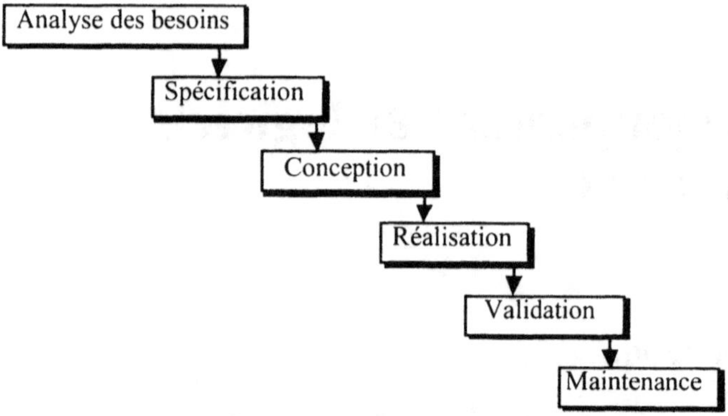

Figure 2.1 : Le modèle en cascade

1. L'*analyse des besoins* permet de définir les objectifs du système informatique et de préciser la demande des utilisateurs. Le problème à résoudre est défini, le POURQUOI du système informatique.
2. La phase de *spécification* permet de traduire la demande des utilisateurs en termes de fonctionnement, vu de façon externe, du système informatique, le QUOI du système.
3. La phase de *conception* ou de *design* permet d'obtenir un modèle précis du système et une description détaillée de sa mise en œuvre. Elle définit le COMMENT du système. Elle est souvent divisée en deux étapes, une étape de conception architecturale et une étape de conception détaillée aboutissant à un formalisme permettant le codage.
4. La phase de *réalisation* ou de *développement* concerne l'écriture et la mise au point des programmes.
5. La phase de *validation* concerne la mise en place du système en situation réelle d'utilisation.
6. La *maintenance* concerne la mise à jour et les améliorations successives qui doivent être apportées au système.

La méthode MERISE, très utilisée en France dans la conception des systèmes d'information, met en œuvre une approche en cascade [Nanci 1992]. Elle distingue les six phases suivantes :

1. La première phase est celle du *schéma directeur* qui recherche et spécifie les perspectives de fonctionnement futur de l'entreprise, fixe des priorités de développement et détermine le calendrier et les budgets correspondants.

2. La deuxième phase est celle de l'*étude préalable* du domaine. Cette phase précise l'architecture des solutions fonctionnelles et techniques. Elle se traduit par l'établissement de spécifications fonctionnelles générales.

3. La phase suivante est l'*étude détaillée* qui complète, de façon exhaustive, les spécifications fonctionnelles. Elle aboutit à des spécifications fonctionnelles détaillées de l'application à réaliser et des moyens techniques à mettre en œuvre.

4. La phase de *réalisation* débute par une étude technique des programmes et de leur organisation en modules. Elle se poursuit par l'écriture des logiciels et les tests correspondants.

5. La *mise en œuvre* regroupe les différentes mesures d'accompagnement. Elle se termine par la recette de l'application.

6. Le processus de *suivi* (ou de maintenance) vise à vérifier l'adéquation du service rendu au service attendu et à garantir l'évolution du produit. Il peut conduire à une nouvelle étude détaillée voire à une actualisation du schéma directeur.

Le guide RACINES (RAtionalisation des Choix INformatiquES) publié par le ministère français de l'Industrie formalise la définition et la mise en œuvre du schéma directeur [MRI 1988]. Il propose les cinq étapes suivantes :

1. La première étape est l'*étude d'opportunité* et de préparation du schéma directeur. Elle inclut la mise en place des structures de travail, habituellement organisées autour d'un comité directeur qui sert de maître d'ouvrage[1], d'un groupe d'utilisateurs ou instance consultative et d'un groupe de projet qui joue le rôle de maître d'œuvre[2].

2. L'étape dite de *bilan* et d'*orientation* permet de faire l'analyse des systèmes d'information et des moyens existants, de définir les besoins, enjeux et priorités et de choisir des orientations.

3. L'étape suivante est celle des *scénarios*. Un scénario est une stratégie permettant de répondre aux objectifs fixés par le plan directeur. Chaque scénario proposé comprend une solution conceptuelle, une solution organisationnelle, une solution technique, une évaluation financière, un enchaînement de phases traduisant les priorités et l'évaluation des principaux impacts du scénario sur l'organisme. Un seul scénario est retenu.

4. L'objectif de l'étape 4 dite des *plans d'action* est d'aboutir progressivement à une description détaillée et quantifiée du scénario retenu lors de l'étape précédente. Pour chaque plan d'action, les conséquences sur la structure et le fonctionnement des services sont cernées et les moyens techniques et humains nécessaires évalués.

---

1. Celui qui décide

2. Celui qui réalise

5. La dernière étape est celle de la *mise en œuvre* et du suivi du schéma directeur.

La durée habituelle de réalisation d'un schéma directeur est de 6 à 18 mois avec des plans couvrant une période de 5 à 10 ans.

Les méthodes en cascade correspondent assez bien à la vision intuitive du développement d'un système informatique. Il importe de spécifier un système de façon générale, puis de façon plus détaillée, avant d'entreprendre tout développement. Les points de contrôle, effectués entre chaque étape, permettent de valider le travail effectué. Plusieurs inconvénients lui sont opposés :

- L'approche ne tient pas toujours compte des ressources nécessaires ou des processus de vérification de la qualité des produits fournis à chaque étape.
- L'approche s'adapte mal à des projets importants dans lesquels les spécifications évoluent significativement.

Les techniques de génie logiciel (voir plus loin) ont considérablement progressé et permettent de fournir rapidement des résultats significatifs sous forme de maquettes directement présentables à des utilisateurs.

Méthodes en spirale et prototypage rapide

Les méthodes en spirale sont basées sur le principe du développement incrémentiel. A chaque incrément, des fonctions supplémentaires sont ajoutées. Chaque boucle de la spirale comporte une phase d'analyse des besoins, de spécification, de conception, de réalisation et de validation auprès des utilisateurs (figure 2.2). A la fin de chaque boucle, une version du logiciel est réalisée qui fera l'objet d'une maintenance spécifique.

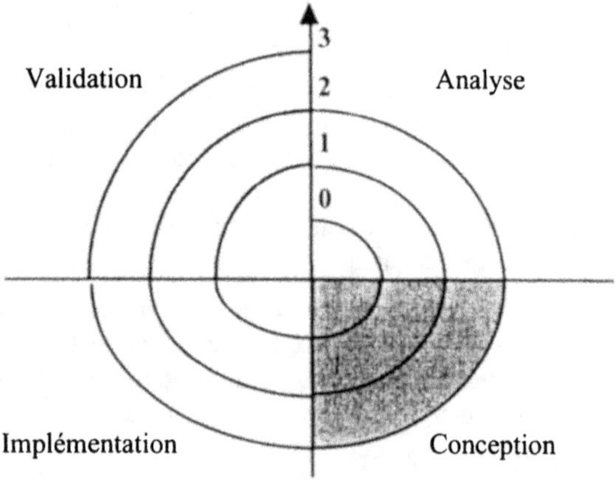

Figure 2.2 : Le modèle en spirale

Les méthodes en spirale et le prototypage rapide permettent de mieux prendre en compte la gestion des ressources affectées à un projet. Elles permettent également de modéliser le concept de version d'un système et mettent en valeur la validation et la vérification de ces versions. Le risque d'erreur en chaîne, une erreur de conception initiale se propageant lors des étapes suivantes de développement, est toujours possible, mais l'approche permet de revenir à la dernière version jugée acceptable du logiciel.

Modèles conceptuels

Notion de modèle

La notion de modèle intervient pratiquement dans toutes les phases de réalisation d'un logiciel informatique. Un modèle est une vision idéalisée de la réalité, une abstraction cachant certains détails pour en mettre en valeur d'autres. On peut ainsi définir des modèles mathématiques, physiques, biologiques, etc. Un modèle informatique est un modèle destiné à faciliter le processus d'informatisation et la réalisation de logiciels [Degoulet 1991].

Définir les *propriétés structurales* d'un modèle, c'est décrire son "anatomie", comment le modèle est organisé, de quoi il est constitué. Un organisme est constitué d'organes, un organe de cellules,... Mais attention, un modèle n'a de sens qu'à un niveau d'analyse donné. Si l'on augmente fortement le grossissement, le concept de cellule devient beaucoup plus flou. La séparation entre une cellule et sa voisine n'est plus aussi nette. A un grossissement encore plus grand, n'y-a-t-il pas qu'un ensemble de molécules, d'atomes, de particules, etc.?

Définir les *propriétés comportementales* d'un modèle, c'est décrire sa "physiologie", ce qu'il fait ou comment il réagit en réponse à des stimuli extérieurs.

Les modèles informatiques s'intéressent aux propriétés structurales et comportementales des données, des informations et des connaissances.

Par *données*, on entendra habituellement des faits élémentaires enregistrés sur des phénomènes du monde extérieur et qui peuvent être considérés comme acquis (ou presque). "La température du malade est de 37,5 degrés Celsius" est une donnée.

L'*information* peut être définie comme l'augmentation de la connaissance qui peut être déduite d'un ensemble de données, de cette matière brute que constituent les faits.

La *connaissance* est la résultante des ajouts successifs d'informations aux données de départ, informations qui sont elles-mêmes considérées comme des données pour les inférences de niveau supérieur. La distinction entre données, informations et connaissances est à l'évidence toute relative.

Qui dit interprétation dit interprétant, à savoir la personne (le médecin, l'infirmière) ou la machine qui, partant de données, déduira de nouvelles informations et connaissances. La modélisation informatique devra tenir compte des acteurs du processus et des méthodes de raisonnement utilisées (cf. chapitre 4).

Ces différents concepts définis, les principales composantes de la modélisation informatique peuvent être résumées ainsi :

- identifier l'environnement (le OÙ), les acteurs (le QUI) impliqués par le modèle, la motivation du modèle (le POURQUOI) ;
- identifier les objets du modèle, leur granularité (plus petit élément considéré), leurs propriétés structurales et comportementales (le COMMENT) ;
- valider le modèle et l'adapter pour qu'il puisse au mieux répondre à la problématique posée.

Objets et relations

Un *objet* est un composant d'un modèle informatique. Un objet peut avoir (objet concret) ou ne pas avoir (objet abstrait) d'existence physique. Dans l'exemple du résumé de dossier suivant

> "M. Dupont, âgé de 40 ans, est hospitalisé à Broussais le 16 juin 1995 pour un infarctus du myocarde. Un traitement par l'héparine est prescrit à l'entrée."

M. Dupont et l'hôpital Broussais peuvent être considérés comme des objets concrets et les concepts de patient, d'hôpital, de diagnostic ou de traitement comme des objets abstraits. D'une façon générale, les noms d'une phrase décrivant une situation donnée sont de bons candidats pour former les catégories d'objets d'un modèle.

Mais définir les objets ne suffit pas. Il faut encore préciser les *liaisons* ou relations entre les objets. Dans une phrase, c'est le rôle principal des groupes verbaux de décrire ces relations. L'exemple précédent indique que M. Dupont *est–traité–par* de l'héparine et inversement que l'héparine *traite* M. Dupont, que M. Dupont *est–âgé–de* 40 ans et que 40 *est–l'âge–de* M. Dupont.

A partir de ces constatations, deux grandes approches de modélisation peuvent être schématisées. La première privilégie les objets (les noms) et cherche à constituer des structures élémentaires. Elle pourrait être qualifiée d'approche bases de données. La seconde privilégie les relations (les verbes). Elle a trouvé son utilisation principale en intelligence artificielle, où elle sert à la constitution des réseaux sémantiques et des graphes conceptuels.

Modélisation de structures intermédiaires

Dans l'approche base de données, certaines catégories d'objets peuvent être considérées comme des propriétés d'autres objets que l'on va alors chercher à valoriser. Dans l'exemple précédent, l'âge peut être défini comme une propriété de l'objet patient.

Une *donnée élémentaire*, ou plus petite quantité d'information manipulable, peut alors être représentée par un quadruplet du type

<nom d'objet, propriété de l'objet, valeur de la propriété, temps>

ce qui donne pour l'exemple précédent

<M. Dupont, âge, 40 ans, 16 juin 1995>.

Cette représentation suppose que le temps soit parfaitement défini, ce qui n'est pas toujours le cas. On peut par exemple savoir que l'événement A a précédé l'événement B, sans connaître la date exacte de survenue de chacun de ces deux événements A et B.

Le regroupement, l'agrégation des différentes propriétés d'un objet, que l'on appellera attributs de l'objet, permet de constituer une *structure de données élémentaire*. Le lien qui relie l'objet et sa propriété est rendu implicite ; il fait maintenant partie constitutive de la structure élémentaire. Les structures élémentaires peuvent être reliées entre elles pour former des structures plus complexes, et ainsi de suite comme dans un jeu de Lego®.

La figure 2.3 illustre ce processus de composition d'objets à partir d'objets plus simples. Par exemple, une date peut être considérée comme un ensemble de trois entiers. Un vecteur est un ensemble d'entiers ou de réels (par ex. les différentes valeurs de glycémie recueillies au cours d'une hyperglycémie provoquée).

Objet simple - entier (ex. nombre d'enfants) - réel (ex. poids) - liste exclusive (ex. oui/non) - caractère (ex. "A") - pixel	**Objet complexe** - image (2D, 3D, animées) - graphique - son - signal physiologique
Objet composé - date - chaîne de caractères (ex . "La Timone") - liste non exclusive (ex. céphalées, sueurs, palpitations) - vecteur (ex. hyperglycémie provoquée) - tableau - agrégat	**Objet composite** - agrégat - enregistrement - dossier

Figure 2.3 : Nature et type de différentes catégories d'objets

Un *agrégat* est un ensemble d'éléments ou items éventuellement de nature différente (par ex. entiers, réels, dates).

Un *enregistrement* est un ensemble d'agrégats dont certains peuvent se répéter, comme par exemple les différentes visites d'un patient (figure 2.4).

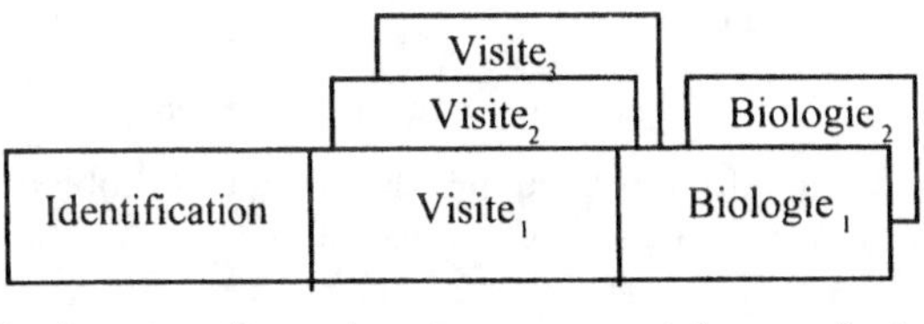

Figure 2.4 : Structure d'enregistrement contenant deux agrégats répétitifs (*visite* et *biologie*)

Réseaux sémantiques

Certains verbes ou groupes verbaux présentent un intérêt tout particulier dans un contexte de modélisation. Les groupes verbaux *est-un* et *est-une-sorte-de* permettent d'assigner un objet à une catégorie ou classe d'objets ou d'indiquer qu'une classe fait partie d'une classe plus générale. Ainsi M. Dupont *est-une* instance de la classe d'objets PATIENT. Un PATIENT *est-une-sorte-de* PERSONNE, un sous-ensemble de la classe PERSONNE. Par *généralisations* successives, on peut alors constituer des hiérarchies ou des réseaux de classes. Les objets d'une classe héritent des propriétés de la classe plus générale. Une personne a un nom et donc un patient, sous-ensemble de la classe personne, a un nom. L'inverse de la généralisation est appelée *spécialisation*.

Les acteurs
- Malades
- Personnels
  - administratifs
  - médicaux
  - para-médicaux

Les concepts médicaux
- Symptômes
- Signes
- Diagnostics
- Pronostic

Les structures
- Hôpital
- Services
  - administratifs
  - médico-chirurgicaux
- Centres d'activité
- Unités fonctionnelles

Les procédés utilisés
- Médicaments
- Actes
  - administratifs
  - médicaux
  - chirurgicaux
  - soins infirmiers

Figure 2.5 : Quelques catégories de concepts médicaux

Le groupe verbal *est-une-partie-de* permet de modéliser la constitution d'un objet à partir de ses constituants. Le ventricule gauche *est-une-partie-du* cœur.

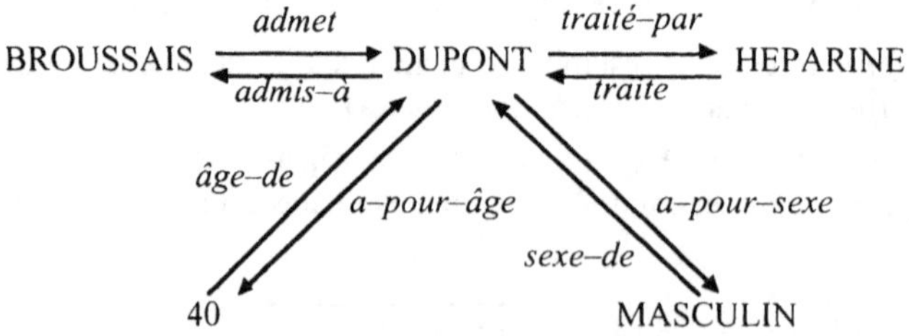

Figure 2.6 : Structure en réseau

La figure 2.5 montre des exemples de catégories d'objets médicaux et la figure 2.6 des exemples de liaisons entre objets.

Outils de développement de logiciels

Ateliers de génie logiciel

Le génie logiciel regroupe l'ensemble des techniques informatiques permettant d'automatiser les différentes phases de réalisation d'un logiciel. Un atelier de génie logiciel (AGL) peut être défini comme un système informatique fournissant un support pour le développement, la correction, l'amélioration des logiciels et pour la gestion et le contrôle de ces activités. L'objectif est donc d'assister les développeurs d'applications dans toutes les phases du (des) cycle(s) de réalisation des logiciels et d'améliorer la productivité des équipes de développement.

Un AGL peut donc être considéré comme un environnement réunissant les différents outils nécessaires à la production de logiciels, c'est-à-dire prenant en compte :

- les spécifications, l'analyse et la conception des applications cibles,
- la recherche et la sélection de composants logiciels (portions de logiciels) déjà réalisés,
- l'adaptation et la spécialisation de composants réutilisables ou le développement *de novo* de nouveaux composants,
- la gestion de la documentation associée de façon à faciliter la maintenance et la réutilisation ultérieure,
- la définition et la gestion des configurations matérielles et logicielles qui permettront de faire fonctionner les applications,
- la validation et l'évaluation des composants réalisés.

Le prototypage rapide, possible avec un AGL, permet la réalisation ou la modélisation de parties du système à développer, qui peuvent être ainsi montrées rapidement à des utilisateurs potentiels. La figure 2.7 illustre le schéma de rétroaction qui peut être obtenue entre les utilisateurs et les développeurs d'applications. Les remarques des utilisateurs sont intégrées dans les versions successives du logiciel.

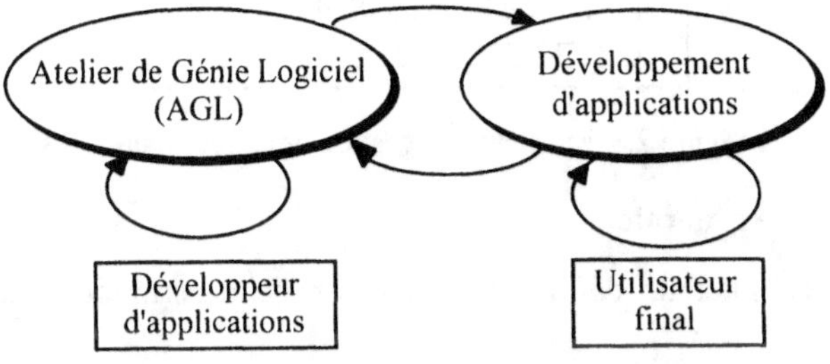

Figure 2.7 : Les boucles de rétroaction dans le développement de logiciels

Systèmes de gestion de bases de données

Définitions

Une *base de données* peut être définie comme une collection structurée et non redondante de données et des relations les associant, stockée sur des supports accessibles par ordinateur et destinée à servir de nombreuses applications. Une base de données est constituée pour enregistrer des faits ou des événements relatifs à des individus ou des objets, restituer ces données à la demande et générer de nouvelles connaissances à partir des faits accumulés (inférences).

Une base de données intelligente peut être définie comme une base de données dotée de certaines propriétés de l'intelligence humaine, c'est-à-dire :

- disposant d'une interface intelligente avec l'utilisateur qui peut dialoguer avec l'ordinateur dans un langage quasi naturel ;
- permettant d'accéder aux informations pertinentes par spécification de ces informations et sans référence à leur localisation physique ;
- capable d'inférer des connaissances à partir des faits enregistrés ou de comparer des situations nouvelles par rapport à la mémoire de faits enregistrés.

Un *système de gestion de bases de données* (SGBD) (*Data Base Management System*) est l'ensemble des logiciels permettant à l'utilisateur d'interagir avec une base de données [Date 1995]. Un SGBD représente en quelque sorte un écran entre les utilisateurs et le système de gestion de fichiers de l'ordinateur hôte qui assure le stockage des données sur les mémoires secondaires (figure 2.8).

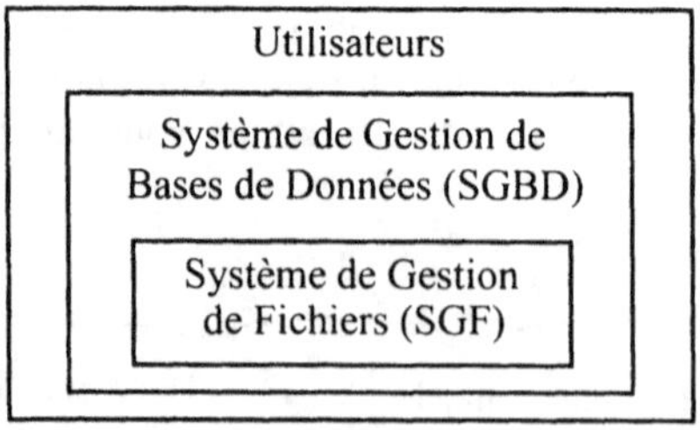

Figure 2.8 : Système de gestion de bases de données

Architecture générale

Il est habituel de définir trois niveaux de description d'une base de données :

- Le *niveau conceptuel* correspond à la description du modèle global de la réalité. Il est défini par intégration des visions partielles de chaque utilisateur ou groupe d'utilisateurs (figure 2.9). Le niveau conceptuel permet de décrire les différentes entités prises en compte par le modèle (par exemple des hôpitaux, des services hospitaliers, des patients et le personnel) et les liaisons ou associations entre ces entités. La description du modèle conceptuel comprend la description des structures autorisées (objets et relations entre les objets), ainsi que la description des contraintes imposées à ces structures.

- Le *niveau externe* correspond aux sous-ensembles du modèle général, propres à chaque utilisateur ou groupe d'utilisateurs, appelés vues. Il existe une infinité potentielle de vues pour un modèle général donné.

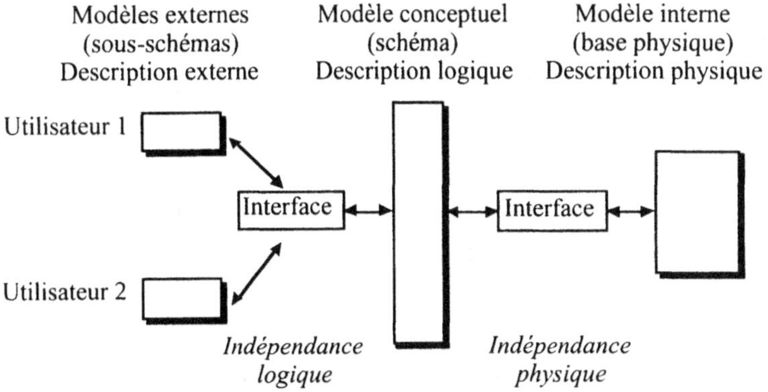

Figure 2.9 : Modélisation d'une base de données

- Le *niveau interne* correspond aux structures de stockage des informations, c'est-à-dire à la façon dont les données sont stockées sur les supports périphériques.

Modèles utilisés par les SGBD

Les SGBD les plus anciens sont basés sur le *modèle hiérarchique* et le *modèle en réseau.*

Une structure hiérarchique ou d'arbre est constituée par un élément initial appelé racine et des éléments dépendants de la racine, appelés branches. Chaque branche peut elle-même se subdiviser en sous-branches et ainsi de suite. Les éléments terminaux sont appelés feuilles. Chaque subdivision détermine un niveau. La racine est souvent considérée comme de niveau 0. Si l'on considère un nœud d'un niveau quelconque n, ce nœud ne peut avoir qu'un seul père de niveau $n - 1$. Le modèle hiérarchique se prête assez bien, comme le montre la figure 2.10, à une organisation des données centrée sur le patient (racine de l'arbre). Il permet également d'optimiser certains accès et en particulier d'ordonner les informations temporelles comme les différentes visites d'un même patient.

Les structures en réseau sont des structures dans lesquelles chaque nœud du réseau peut avoir plusieurs pères.

Le *modèle relationnel*, développé par Codd dès 1970, doit son succès à son extrême simplicité et à l'existence d'un langage standardisé de descrip-

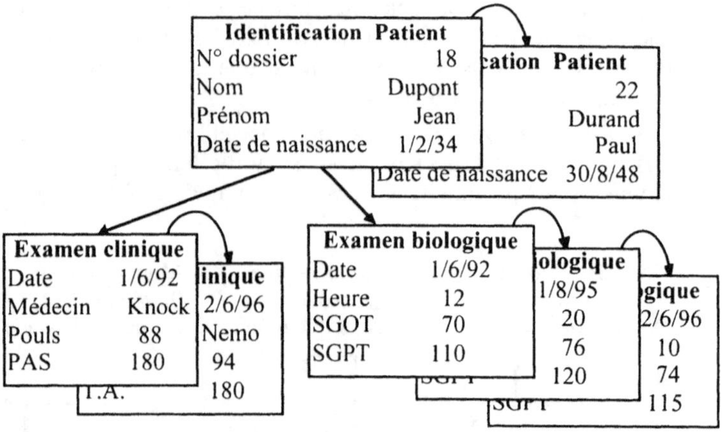

Figure 2.10 : Exemple de modèle hiérarchique

tion et d'interrogation, le langage SQL [Codd 1990]. Le modèle relationnel a donné lieu à de très nombreux systèmes commerciaux de gestion de bases de données relationnelles (SGBDR). Un modèle relationnel se présente comme un ensemble de tables encore appelées relations. Chaque ligne d'une relation ou tuple a une clé d'identification unique. Aucun tuple ne peut être redondant dans une relation. La figure 2.11 illustre ce modèle sur le même exemple que celui de la figure 2.10.

Identification

N°-dos	Nom	Prénom	Date-naiss
18	Dupont	Jean	16/6/55
22	Durand	Paul	30/8/48

Examen biologique

N°–dos	Date	Heure	SGOT	SGPT
18	1/6/92	12	70	110
18	1/8/95	20	76	120
18	2/6/96	10	74	115

Médecin

Nom	Prénom	Adresse
Knock	Gaston	Bruxelles
Nemo	Jules	Argiusta

Examen clinique

N°–dos	Date	Médecin	Pouls	PAS
18	1/6/92	Knock	88	180
18	2/6/96	Nemo	94	180

Figure 2.11 : Exemple de modèle relationnel

Malheureusement, les SGBD relationnels se prêtent difficilement à la gestion des données temporelles, à la représentation des connaissances associées aux données, à la gestion d'objets complexes comme des textes ou des images ou encore à la modélisation des actions ou des procédures.

Les *modèles sémantiques* et les modèles construits autour du concept de frame [Minsky 1975] essaient de rendre explicites les relations entre les éléments du monde, c'est-à-dire de mettre en œuvre ces relations dans la structure du modèle. Ils peuvent servir de base à la représentation de connaissances médicales et de modèles plus élaborés de dossiers médicaux.

Les *modèles orientés objets* sont un bon compromis entre les modèles purement sémantiques et les modèles orientés enregistrements (modèles hiérarchique, en réseau et relationnel) [Cattell 1994]. Les objets, simples ou complexes (par ex. des textes libres ou des images), sont organisés en classes et sous-classes. Chaque classe hérite des propriétés de la classe supérieure (héritage simple) ou de plusieurs classes (héritage multiple). Les objets échangent entre eux des messages. Le modèle d'une application se fait par spécialisation de classes d'objets préexistants et/ou par composition d'objets élémentaires. Les modèles orientés objets se prêtent bien à la représentation et à la gestion de données multimédias.

Systèmes de gestion de documentation

La gestion de la documentation peut concerner des textes, des graphiques, des images mais également des sons ou des séquences vidéo et de façon plus générale des objets complexes regroupés sous le terme de multimédia. La structure linéaire des documents imprimés, qui a marqué notre civilisation depuis des millénaires, se prête mal à un accès aisé à ces différents types d'information. Le concept d'*hypertexte* a bouleversé cette vision traditionnelle de l'écrit en offrant la possibilité d'accès multiples et de navigation dans un document. Un hypertexte peut être considéré comme un ensemble de nœuds (cartes dans le système HYPERCARD du Macintosh d'Apple) reliés par des liens. L'utilisateur accède aux différents nœuds au moyen d'index et peut se déplacer dans ce réseau en suivant des chemins multiples. Des langages spécialisés, comme le langage HYPERTALK, peuvent être utilisés pour décrire les conditions de passage et/ou exécuter des procédures si certaines conditions sont remplies.

Un *hypermédia* est un hypertexte dans lequel les nœuds peuvent contenir des objets multimédias comme des images ou des sons. L'approche se prête particulièrement bien à la réalisation de documentations complexes (par ex. documents techniques) ou d'encyclopédies interactives. La constitution de documents multimédias, l'accès à ces documents et leur transmission nécessite la définition de modes de représentation, d'outils de navigation et de protocoles de transfert.

Les serveurs de documents hypermédias dans l'environnement Internet utilisent la syntaxe HTML (*HyperText Markup Language*) de description de documents et de liens entre les documents. Le langage JAVA permet d'écrire des morceaux de code interactif ou *applets*, qui ajoutent du dynamisme et de l'interactivité aux pages HTML. Le langage VRML est un langage complémentaire de représentation et de manipulation d'objets en trois dimensions.

Les serveurs de documents reliés entre eux par des liens hypertextes dans le réseau Internet constituent le *World Wide Web* (WWW) ou plus simplement Web, une bibliothèque hypermédia répartie sur la planète. Le lien est établi en indiquant l'adresse symbolique ou URL (pour *Uniform Ressource*

Locator) du document. Un ensemble d'adresses URL utiles en informatique médicale est donné dans l'annexe C.

Le protocole de transfert de documents sur le Web est connu sous le nom de HTTP (*HyperText Transfer Protocol*). Les logiciels de navigation (*Internet browsers*), comme NETSCAPE NAVIGATOR® ou INTERNET EXPLORER® permettent de visualiser les différentes pages Web et, éventuellement, d'exécuter les applets associés.

Systèmes de gestion d'interfaces

L'interface homme-machine représente un élément clé de l'utilisation de tout système informatique et conditionne pour une large part son succès. La mise au point d'interfaces adaptées devient extrêmement complexe et la part consacrée à leur développement ne peut qu'augmenter. Certaines études font état de chiffres supérieurs à 75% du total du code des applications.

Dans l'idéal, une interface doit être intuitive et d'utilisation facile, accessible à des non-spécialistes. Elle doit présenter clairement l'information nécessaire et disponible dans le formalisme le plus adapté, rappeler l'état du travail en cours, mettre en valeur les résultats importants ou les alarmes. L'interface doit être adaptée au mode de travail des utilisateurs médicaux qui sont fréquemment interrompus dans leurs activités. Il est ainsi important de pouvoir interrompre une action, mémoriser l'état de l'interface au moment de l'interruption, puis revenir aisément dans la configuration mise en attente.

D'un point de vue technique, l'interface doit permettre de visualiser les différents types d'objets médicaux (textes, graphiques, images) et éventuellement bénéficier d'extensions audio et vidéo (commande vocale, saisie ou production de documents sonores, synchronisation du son et des images).

Les différents logiciels proposés à l'utilisateur doivent partager le même environnement de telle sorte que la présentation générale (*look and feel*) soit semblable. Cette homogénéité de présentation diminue le temps d'apprentissage. Ceci amène les développeurs à adopter des règles de styles de présentation, comme celles préconisées par le standard X-Window/Motif. Les dernières générations de systèmes de gestion d'interfaces utilisateurs privilégient le multifenêtrage, la manipulation directe d'objets et l'accès aux documents multimédias.

Outils de traitement du langage

L'intérêt des fonctions de traitement du langage (médical) est double. Dans un domaine (médical) bien individualisé, l'analyse automatique de textes en langage clair (par ex., lettre du médecin traitant, compte rendu d'investigation) permet d'extraire des représentations symboliques (sous forme de graphes par exemple) qui peuvent faire l'objet d'interrogations ultérieures. Les mêmes modèles de représentation peuvent servir à l'interrogation de bases de données documentaires ou de bases de connaissances, facilitant leur utilisation par des non-spécialistes.

Composants logiciels spécialisés

D'autres composants sont plus spécifiques d'un domaine d'utilisation, voire de certaines catégories de personnels (réanimateurs ou radiologistes par exemple). Il peut s'agir d'outils statistiques, de traitement de signaux physiologiques, d'images ou de modules d'aide à la décision pouvant être intégrés dans les applications médicales.

Echanges de données informatisées

Les fonctions de communication doivent permettre d'accéder aux informations médicales, quelle que soit leur nature ou leur localisation. Elles concernent l'accès aux serveurs de données et/ou de connaissances intra et extra-hospitaliers, ainsi que la communication (feuilles de transmissions, messagerie) entre les acteurs du système de soins, qui peuvent être situés à l'intérieur comme à l'extérieur de l'hôpital (généralistes, infirmières à domicile, patients).

L'échange de données informatisé (EDI) s'intéresse au contenu des messages et non aux modalités de transport sur les réseaux. Aux Etats-Unis, comme en Europe, différents organismes et/ou groupes de travail ont cherché à définir différents protocoles d'échange de données hospitalières comme ASTM E1238 pour les données de laboratoire ou HL7 pour les systèmes d'information hospitaliers. Le groupement EDIFACT (pour *Electronic Data Interchange for Administration Commerce and Transport*), fondé en 1987, fournit un cadre global pour l'échange de documents dans différents secteurs d'activité. Ces propositions incluent la standardisation des transactions pour l'admission et la sortie des patients, la demande et le retour des examens complémentaires, les prescriptions médicamenteuses, la transmission de données médicales, etc.

La transmission des images (de radiologie par exemple) pose des problèmes particuliers de par le volume des informations à communiquer et la nécessité d'associer des données cliniques décrivant les conditions de réalisation des examens et les résultats observés. L'ACR (*American College of Radiology*) a publié en collaboration avec la NEMA (*National Electrical Manufacturers Association*) un standard pour la communication d'images radiologiques, le standard ACR/NEMA, dont la dernière version, baptisée DICOM, est bien adaptée aux séquences d'images (scanner, résonance magnétique nucléaire, etc.).

Intégration de composants logiciels

En tout état de cause, le développement de logiciels médicaux est un processus complexe, procédant, suivant une méthodologie précise, par ajouts successifs de composants logiciels, comme avec un jeu de Lego®. Mais cette accumulation ne suffit pas pour constituer une application cohérente et les composants doivent être parfaitement intégrés. D'un point de vue technique, cette intégration se présente, au minimum, sous quatre aspects :

- *L'intégration par la présentation* permet de garantir l'homogénéité de la présentation et des dialogues et vise à réduire la "charge cognitive" des utilisateurs en rendant transparent le passage d'un module applicatif à l'autre. Elle passe par l'utilisation de standards de présentation, indépendants d'un système d'exploitation, et de guides de construction et d'utilisation d'interfaces propres à un ou plusieurs ensembles d'utilisateurs.
- *L'intégration par les données* concerne la possibilité de partager les éléments d'information et leur documentation associée. Elle est facilitée par la constitution d'un métamodèle (modèle de tous les modèles utilisés) et d'un dictionnaire global des données (description de tous les objets utilisés).
- *L'intégration par la communication* s'intéresse à la syntaxe et à la sémantique des messages échangés entre les composants logiciels. L'objectif est de permettre une interaction entre composants sans perte d'information ou modification de sens (les messages émis par les composants doivent être perçus à l'identique).
- L'objectif de *l'intégration par le contrôle* est de permettre la coordination entre eux des différents composants (traitement séquentiel ou parallèle, déclenchement automatique de procédures, optimisation de stratégies, etc.).

Questions

- *Citer les principales étapes de la conduite d'un projet informatique.*
- *Citer les avantages et les inconvénients des méthodes en cascade et des méthodes de prototypage rapide.*
- *Donner le principe d'un schéma directeur informatique.*
- *Définir les concepts de donnée, d'information et de connaissance. Décrire les principaux types de données élémentaires.*
- *Expliquer les concepts de modèle, d'objet, de catégorie d'objets.*
- *Citer les principales catégories de logiciels nécessaires au développement d'une application informatique. Qu'est-ce qu'un atelier de génie logiciel ?*
- *Connaître les objectifs principaux et les fonctions d'un système de gestion de bases de données. Citer quelques modèles de systèmes de gestion de bases de données.*
- *Définir les concepts d'hypertexte et d'hypermédia. Donner des exemples d'utilisation en médecine.*
- *Quels problèmes pose l'échange de données médicales informatisées ? Donner des exemples de standards d'échanges de données médicales.*
- *Définir une application médicale intégrée.*

3

Données médicales et sémiologie

Introduction

Des expressions comme “acquisition des données” ou “collecte des informations” sont fréquemment employées dans la pratique médicale. Elles peuvent laisser penser que l’information est là et qu’il suffit de la recueillir pour établir un diagnostic et proposer un traitement. Un paramètre aussi objectif que peut le sembler un dosage biologique, ne peut en fait être interprété, c’est-à-dire devenir information, qu’en tenant compte du motif de la prescription, des conditions de prélèvement, de la méthode de mesure, etc. A fortiori un symptôme, un signe clinique ou radiologique sont le fruit de processus décisionnels complexes. A tout moment de leur démarche, les professionnels de santé sont amenés à considérer une ou plusieurs hypothèses, puis à rechercher les éléments permettant de les confirmer ou de les infirmer. Les hypothèses retenues servent alors de base à l’élaboration d’informations plus synthétiques et à la prise de décisions.

Ainsi, l’information médicale n’existe que dans un cadre interprétatif qui doit être constamment mis à jour pour éviter des erreurs diagnostiques ou thérapeutiques. Une partie de la médecine, la sémiologie, étudie les signes des maladies. La collecte des données est guidée par les hypothèses du médecin et la sélection des informations jugées utiles change avec l’expérience. La subjectivité joue un rôle déterminant dans la démarche médicale. Cette situation explique, en partie, la non-exhaustivité des dossiers médicaux. Une information peut être absente parce que la question (ou le test) n’a jamais été posée (ou réalisé) ou au contraire retranscrit(e) dans le dossier. Une étude menée par Bentsen en 1976 montrait que plus de 40% des problèmes identifiés par les observateurs d’un service médical pouvaient ne pas être enregistrés dans le dossier [Bentsen 1976].

Il importe donc d’évaluer la qualité des données médicales et de savoir en apprécier la valeur informationnelle. L’approche s’applique aussi bien aux symptômes qu’aux signes cliniques, biologiques, physiologiques ou radiologiques.

Nature des données médicales

Types de données médicales

Les principes de modélisation décrits dans le chapitre 2 font intervenir au moins quatre éléments pour chaque donnée médicale :

- le nom du patient,
- l'attribut ou paramètre considéré (exemple: l'âge),
- la valeur prise par ce paramètre (exemple: 50 ans),
- le moment de l'observation (exemple: 13 juin 1997 à 12 heures 10).

Les valeurs de *variables quantitatives*, comme la valeur du pouls, sont obtenues avec un niveau de précision déterminé par la méthode de mesure. Leur interprétation est également fonction du contexte de la mesure (pouls couché, pouls debout) et de l'état antérieur du patient. Un amaigrissement de trois kilogrammes, mesuré entre deux consultations espacées de 15 jours, n'a pas le même sens qu'une perte de poids identique survenue au cours d'une séance de dialyse rénale.

Il est souvent nécessaire d'associer plusieurs données numériques élémentaires pour donner une bonne interprétation d'un phénomène physiologique. La pression artérielle systolique est associée à la pression artérielle diastolique, de même que les différentes valeurs d'une courbe d'hyperglycémie provoquée forment un ensemble de valeurs.

Certaines *variables* sont *qualitatives*, et peuvent prendre deux ou plusieurs valeurs. La réponse peut être de nature exclusive ou non exclusive (plusieurs réponses sont acceptées dans une liste de réponses). Une variable qualitative binaire ou booléenne est une variable qualitative exclusive à deux états (par exemple le sexe masculin/féminin ou la réponse oui/non).

De nombreux paramètres font l'objet d'*enregistrements continus*. C'est le cas de signaux physiologiques comme l'électrocardiogramme ou l'électroencéphalogramme. Les données, éventuellement numérisées (cf. chapitre 10), sont associées à une interprétation en texte libre et c'est l'ensemble complexe (texte et tracés) qu'il convient de gérer dans le dossier médical informatisé. Les *images*, fixes ou animées, constituent un autre type de données complexes, également associé à des commentaires en langage libre (cf. chapitre 11).

Les *textes libres* qui résultent de ces différentes interprétations, reposent sur une syntaxe et une sémantique qui ne peuvent être comprises que si elles sont partagées par les différents utilisateurs (producteurs et lecteurs). Cette obligation conduit à élaborer des nomenclatures et des codes pour représenter sans ambiguïté les concepts médicaux (cf. chapitre 5).

Variabilité des données médicales

La reproductibilité des observations médicales est fonction des méthodes de mesure (variabilité analytique), des observateurs (variabilité intra- et inter-observateurs) et du sujet observé (variabilité intra- et inter-individuelle). Les relations entre les différents types de variabilité sont illustrées dans le schéma de la figure 3.1.

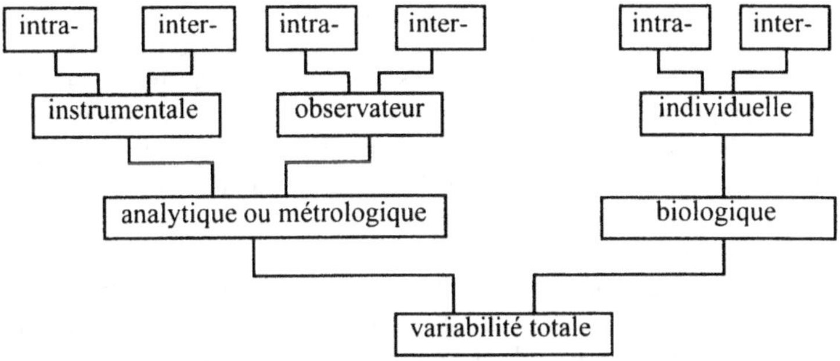

Figure 3.1 – Sources de variabilité (adapté de Grémy 1987)

Les données médicales ne donnent habituellement pas une information parfaite et ne permettent pas d'identifier des maladies avec certitude. Une donnée peut s'éloigner de la vraie valeur par imprécision et/ou par inexactitude. Ces deux notions sont présentées sur la figure 3.2.

- La *précision* fait référence à la fidélité de la mesure. On répète la mesure sur le même sujet et on obtient le même résultat.
- L'*exactitude* fait référence à la tendance des valeurs mesurées à se répartir symétriquement autour de la vraie valeur de la variable analysée.

La fidélité de la mesure des informations cliniques est difficile à établir ainsi que l'illustrent de nombreuses études réalisées sur l'analyse des points de vue de médecins sur des cas identiques de malades.

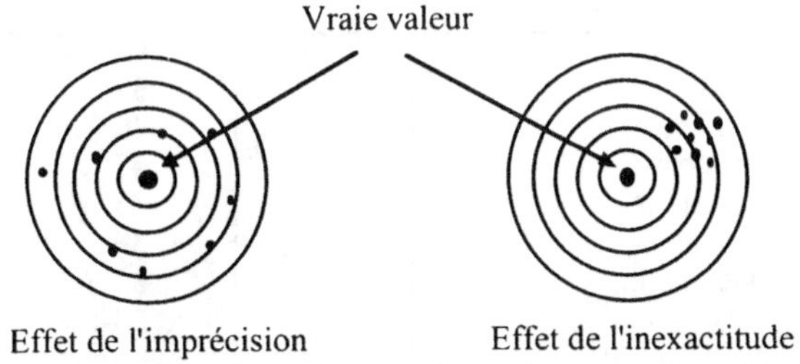

Figure 3.2 – La dispersion des mesures est plus grande autour de la valeur centrale dans le cas de l'imprécision. Les mesures sont regroupées autour d'une valeur qui n'est pas celle cherchée dans le cas de l'inexactitude

Interprétation des données médicales

Processus cognitifs

D'une manière générale, le processus cognitif de l'interprétation met en jeu le raisonnement par abduction (cf. chapitre 4), raisonnement que l'on retrouve à l'origine de nombreuses découvertes scientifiques. L'abduction part de la suggestion d'une hypothèse capable d'expliquer le phénomène auquel on s'intéresse pour procéder à des vérifications successives qui permettent de confirmer ou d'infirmer l'hypothèse choisie. Les mots utilisés dans les descriptions des situations et des signes, comme les associations que l'on établit entre ces signes, influencent fortement ce processus. Ce phénomène, que les psychologues appellent attentes perceptives, se combine avec l'incertitude inhérente à de nombreuses procédures diagnostiques et explique, pour une part, les variabilités intra- et inter-observateurs.

Interprétation des nombres et des mots

L'absence de vocabulaire médical standardisé, répondant à des définitions claires, rend les observations médicales floues. L'utilisation, pour un même concept, de termes proches mais non rigoureusement synonymes, ou pour des concepts voisins du même terme, est source d'ambiguïté et d'imprécision sémantique.

La communication médicale, dans des traités de médecine comme dans des synthèses de cas cliniques, fait abondamment usage de qualificatifs pour quantifier certains phénomènes. Ainsi, les termes "fréquent" ou "courant" sont souvent utilisés. Or, comme le montre la figure 3.3, les adjectifs qualificatifs ont des significations différentes suivant les interlocuteurs.

Probabilités estimées de différents qualificateurs	**Médecins**	**Non médecins**
Associable à	40	50
Souvent	40	59
Courant	38	40
Fréquent	35	45
Occasionnel	30	33
Typique	30	30
Quelquefois	27	35
Très courant	25	28
Peu fréquent	25	29
Caractéristique	20	37
Atypique	18	23
Rare	9	9

Figure 3.3 – Qualificateurs et probabilité (adapté de Nakao 1983)

D'autres études montrent également que la compréhension de termes numériques n'est pas exempte de divergences d'interprétation. L'estimation numérique n'amène donc pas toujours une meilleure communication que les qualificateurs. Ces études illustrent les limites de certains traitements de l'information médicale, surtout textuelle. Elles suggèrent les précautions qu'il convient d'observer pour interpréter correctement les résultats d'une étude.

Interprétation des associations

La fréquence d'association entre un diagnostic et un trait particulier d'une description est à la base du processus abductif et du jugement diagnostique. De nombreuses études montrent que des événements courants sont beaucoup plus faciles à percevoir que les événements rares et que des symptômes et diagnostics peuvent apparaître covariants même s'ils ne sont pas liés. Ces corrélations apparentes introduisent du "bruit" dans la réflexion diagnostique et réduisent ainsi la qualité de l'utilisation des données [Schwartz 1986].

Sémiologie quantitative

La sémiologie est l'étude des signes. La sémiologie quantitative utilise des outils qui permettent d'évaluer la valeur informationnelle des signes et des données médicales.

Valeur diagnostique d'un test

Un signe a une valeur diagnostique s'il permet de séparer les malades des non-malades (ou une maladie A d'une maladie B), c'est-à-dire si sa fréquence est significativement différente chez les malades et chez les non-malades (ou chez ceux atteints des maladies A et B). La probabilité d'avoir la maladie M si le signe est présent, notée $P(M|S)$ sera supérieure à la probabilité d'avoir M, ou probabilité *a priori* de M, notée $P(M)$ (figure 3.4).

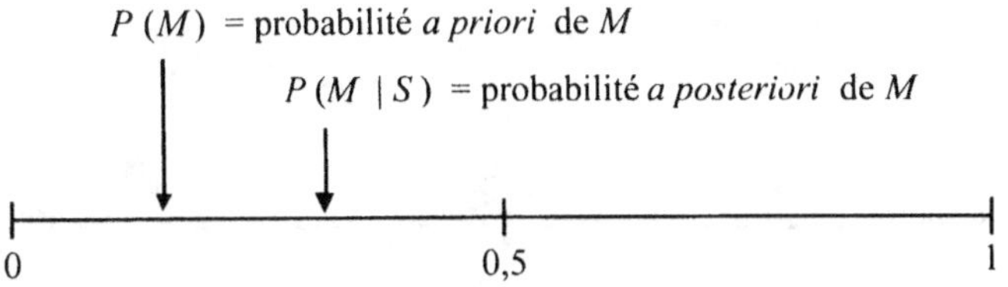

Figure 3.4 – Modification de la probabilité d'une maladie par la recherche d'un signe

Toutes les données médicales ne revêtent pas la même importance dans cette recherche diagnostique. De plus, la présence d'un signe ne signifie pas nécessairement la présence d'une maladie et l'absence d'un signe n'est pas synonyme de l'absence de la maladie.

		Diagnostic confirmé		
		M (malade)	$\overline{M}$ (non malade)	
Signe	S (présent)	VP	FP	VP + FP
	$\overline{S}$ (absent)	FN	VN	FN + VN
		VP + FN	FP + VN	N

Figure 3.5 – Les situations en fonction du résultat d'un test

Le tableau de contingence de la figure 3.5 illustre les situations possibles. On considère que l'on dispose de deux populations, l'une atteinte avec certitude de la maladie M, l'autre indemne, notée $\overline{M}$ (pour non M). Cette certitude est établie au moyen d'un test de référence appelé étalon-or (*gold standard*). On étudie l'intérêt d'un signe S pour établir le diagnostic M. Quatre sous-groupes peuvent être identifiés suivant que le signe est présent (S) ou absent ($\overline{S}$) chez les patients :

- les *Vrais Positifs* (VP), chez lesquels le signe et la maladie sont présents,
- les *Faux Positifs* (FP) pour lesquels le signe est présent et la maladie absente,
- les *Faux Négatifs* (FN) qui ne présentent pas le signe tout en étant atteints par la maladie,
- les *Vrais Négatifs* (VN) qui n'ont ni le signe, ni la maladie.

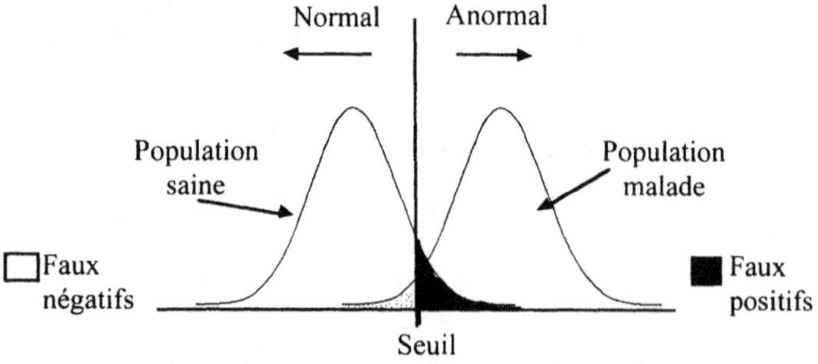

Figure 3.6 – Borne de normalité d'un test

Le même raisonnement peut être appliqué aux valeurs quantitatives continues, si l'on se résout à définir un *seuil de normalité* noté Seuil dans l'exemple de la figure 3.6. Au-dessus de ce seuil, le résultat sera considéré comme anormal, et au-dessous comme normal. Le signe biologique est alors présent ou absent.

Nombre de tests pratiqués	Probabilité pour qu'un test soit anormal (%)
1	5,0
6	26,0
12	46,0
20	64,0
100	99,4

Figure 3.7 – Probabilité de trouver au moins un résultat anormal chez une personne en bonne santé (adapté de Woolf 1990)

Le seuil est déterminé de façon statistique, en fonction de la distribution du paramètre dans la population considérée. Ces fluctuations statistiques expliquent que la répétition des dosages chez des patients sains peut donner lieu à des résultats anormaux. Le nombre de résultats anormaux augmentera avec le nombre de tests réalisés. La figure 3.7 montre que la probabilité pour qu'une personne en bonne santé présente un résultat anormal à un examen comportant 20 tests de biochimie est de 64%.

Un paramètre biologique sera d'autant plus discriminant que sa distribution sera différente dans les deux populations considérées comme le montre la figure 3.8. Le test 1 est plus discriminant que le test 2 car l'intervalle de recouvrement entre les distributions du paramètre dans la population saine et dans la population malade est plus faible.

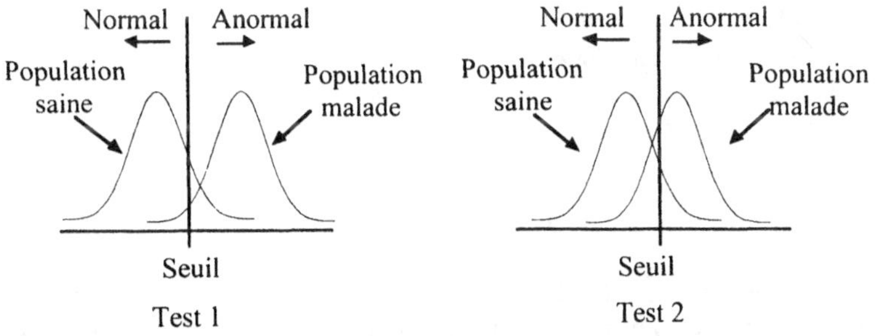

Figure 3.8 – Pouvoir discriminant de deux tests. Le test 1 est plus discriminant que le test 2

Sensibilité et spécificité d'un signe

La sensibilité et la spécificité représentent deux indicateurs de la valeur informationnelle d'un signe médical.

Signe qualitatif binaire

Dans le cas d'un signe qualitatif binaire (présent ou absent), la sensibilité et la spécificité peuvent être estimées à partir du tableau de contingence de la figure 3.5. On considère que l'on dispose de deux échantillons de patients, l'un représentatif des patients atteints de la maladie M, l'autre représentatif des patients non atteints ($\overline{M}$).

- La *sensibilité* (*Se*) ou *Taux de Vrais Positifs* (TVP) est définie comme la proportion de malades présentant le signe S

$$Se = \frac{\text{VP}}{(\text{VP} + \text{FN})} \tag{3.1}$$

  La sensibilité, mesurée dans un échantillon de malades, est une estimation de la probabilité du signe chez les porteurs de la maladie (sensibilité théorique), notée $P(S|M)$.

- La *spécificité* (*Sp*) ou Taux de Vrais Négatifs (TVN) est définie comme la proportion de non malades ne présentant pas le signe :

$$Sp = \frac{\text{VN}}{(\text{VN} + \text{FP})} \tag{3.2}$$

  La spécificité, mesurée dans un échantillon de sujets ne présentant pas la maladie M, est une estimation de la probabilité de l'absence de signe dans la population non malade (spécificité théorique), notée $P(\overline{S}|\overline{M})$.

  Un signe est d'autant plus spécifique d'une maladie M qu'il est plus rarement observé chez les patients qui n'en sont pas atteints. Un signe dont la spécificité est égale à 1 est dit *pathognomonique* (cas du signe de Köplick dans la rougeole).

Un bon signe (test) diagnostique doit avoir une sensibilité et une spécificité élevées. On appelle *rapport de vraisemblance* ou *likelihood ratio* (LR) le rapport

$$\text{LR} = \frac{Se}{(1 - Sp)} \tag{3.3}$$

Un signe idéal aurait une sensibilité et une spécificité de 1. La sensibilité, calculée dans l'échantillon de patients atteints de la maladie M, et la spécificité, calculée dans un échantillon de patients non atteints de M, sont indépendants de la prévalence de M qui exprime la probabilité $P(M)$ de la maladie dans la population.

Variables quantitatives continues

L'évaluation, dans le cas d'un dosage biologique, peut se ramener au problème précédent pour le choix d'un seuil de normalité. Pour chaque valeur a du seuil choisi, on pourra alors calculer une valeur de sensibilité et de spécificité et chercher le seuil présentant le meilleur couple sensibilité-spécificité. Lorsque les courbes de distribution du paramètre dans les populations M et non M se recoupent, il est impossible de trouver un seuil offrant une sensibilité et une spécificité de 1. L'amélioration de la spécificité se fait aux dépens de la sensibilité et vice versa. L'exemple suivant illustre ce phénomène.

	IDM	$\overline{IDM}$
SGOT > 100	25	4
SGOT ≤ 100	23	42
Total	48	46

(a) Seuil = 100 Unités/l

	IDM	$\overline{IDM}$
SGOT > 120	22	3
SGOT ≤ 120	26	43
Total	48	46

(b) Seuil = 120 Unités/l

Figure 3.9 – Influence du seuil sur la sensibilité et la spécificité des SGOT pour le diagnostic d'infarctus du myocarde (IDM)

On a mesuré le taux de SGOT chez 94 patients présentant une douleur thoracique. On s'intéresse au nombre d'infarctus du myocarde (IDM) diagnostiqués dans cet échantillon. En considérant la valeur 100 unités/litre comme le seuil au-dessus duquel le test sera considéré comme positif, la sensibilité du test est de 25/48 soit 52,1% et sa spécificité de 42/46 soit 91,3% (figure 3.9). Si l'on choisit un seuil égal à 120, la sensibilité est égale à 22/48 soit 45,8% et la spécificité à 43/46 soit 93,5%.

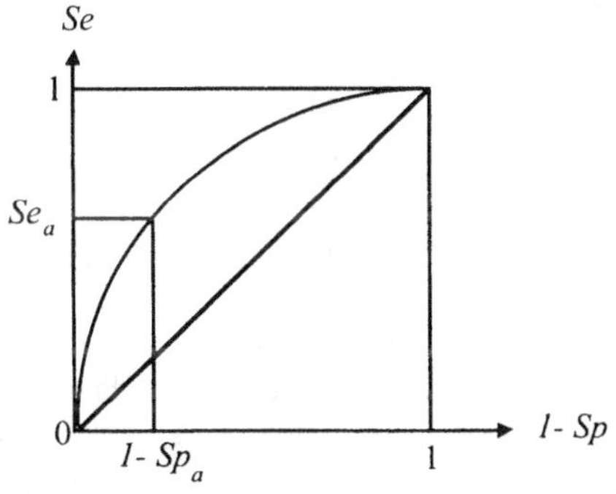

Figure 3.10 – Courbe ROC d'un test

La valeur informationnelle d'un test vis-à-vis d'un diagnostic peut être représentée graphiquement par la courbe des couples $[Se, 1 - Sp]$, obtenue en faisant varier le seuil de normalité. Cette courbe est appelée courbe ROC (*Receiver-Operating Characteristic*) (figure 3.10). La comparaison des courbes ROC de différents tests permet d'en apprécier la valeur informationnelle. Le test qui a le meilleur pouvoir discriminant est celui qui correspond à la courbe la plus haute (figure 3.11).

D'une manière générale, on pourra dire que le test *A* est meilleur que le test *B* si :

$$Se(A) > Se(B) \text{ et } Sp(A) \geq Sp(B)$$

ou bien si :

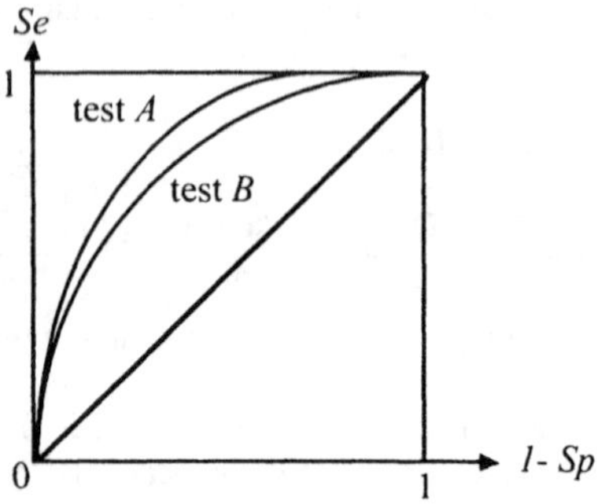

Figure 3.11 – Comparaison du pouvoir discriminant de deux tests. Le test *A* est meilleur que le test *B*

$Sp(A) > Sp(B)$ et $Se(A) \geq Se(B)$

Lorsque $Se(A) > Se(B)$ et $Sp(A) < Sp(B)$, il n'est pas possible de classer *A* et *B*.

Prise en compte du coût des tests

L'approche décrite précédemment ne tient pas compte des coûts respectifs des deux erreurs diagnostiques possibles : ignorer à tort la maladie *M* ou suggérer par erreur le diagnostic *M*. Le coût peut être considéré suivant deux points de vue : le coût de santé et le coût financier.

- Le *coût de santé* peut être mesuré en termes de mortalité et de morbidité.
- Le *coût financier* fait intervenir le coût des soins eux-mêmes et les coûts occasionnés par le décès ou l'invalidité du malade. Ces coûts ne peuvent être appréciés que sur des bases médicales, sociales et éthiques.

Dans la pratique et pour un test donné, on est amené, le plus souvent, à privilégier la sensibilité ou la spécificité suivant la stratégie choisie : sélectionner les malades ou écarter les non-malades (test de confirmation du diagnostic ou test de dépistage).

Mesure de la valeur prédictive d'un signe

Il est utile, pour prendre une décision médicale, de considérer la probabilité *a posteriori* de la maladie une fois connu le résultat du signe (test). On distingue suivant le résultat les quatre probabilités de la figure 3.12 : $P(M \wedge S)$, $P(\overline{M} \wedge S)$, $P(M \wedge \overline{S})$ et $P(\overline{M} \wedge \overline{S})$.

Sachant que $P(M \wedge S) = P(M) \cdot P(S|M)$, si $P(M)$ est la prévalence de la maladie dans la population générale, on peut estimer les valeurs prédictives positive et négative d'un signe à partir de la formule de Bayes (cf. annexe A) :

Diagnostic confirmé

		M (malade)	$\overline{M}$ (non malade)	
Signe	S (présent)	$P(M \wedge S)$	$P(\overline{M} \wedge S)$	$P(S)$
	$\overline{S}$ (absent)	$P(M \wedge \overline{S})$	$P(\overline{M} \wedge \overline{S})$	$P(\overline{S})$
		$P(M)$	$P(\overline{M})$	1

Figure 3.12 – Valeurs prédictives d'un signe

- La probabilité $P(M \mid S)$ qu'un individu présentant le signe soit affecté par la maladie est appelée *Valeur Prédictive Positive* (VPP) ou *valeur diagnostique*.

$$\text{VPP} = P(M|S) = \frac{P(M \wedge S)}{P(S)} \tag{3.4}$$

$$\text{VPP} = \frac{P(M) \cdot P(S|M)}{P(M) \cdot P(S|M) + P(\overline{M}) \cdot P(S|\overline{M})} \tag{3.5}$$

Or la probabilité $P(S|M)$ correspond à la sensibilité Se et la probabilité $P(S|\overline{M})$ au complément à 1 de la spécificité, soit $1 - Sp$. D'où il résulte que l'estimation de la VPP peut être obtenue par l'expression suivante :

$$\text{VPP} = \frac{P(M) \cdot Se}{P(M) \cdot Se + (1 - P(M))(1 - Sp)} \tag{3.6}$$

- La probabilité $P(\overline{M} \mid \overline{S})$ qu'un individu ne présentant pas le signe ne présente pas la maladie est appelée *Valeur Prédictive Négative* (VPN).

$$\text{VPN} = P(\overline{M}|\bar{S}) = \frac{P(\overline{M} \wedge \bar{S})}{P(\bar{S})} \tag{3.7}$$

$$\text{VPN} = \frac{P(\overline{M}) \cdot P(\bar{S}|\overline{M})}{P(\overline{M}) \cdot P(\bar{S}|\overline{M}) + P(M) \cdot P(\bar{S}|M)} \tag{3.8}$$

d'où l'on peut tirer :

$$\text{VPN} = \frac{(1 - P(M)) \cdot Sp}{(1 - P(M)) \cdot Sp + P(M) \cdot (1 - Se)} \tag{3.9}$$

La valeur diagnostique est égale à :

- 1 si $Sp = 1$, c'est-à-dire si le signe est pathognomonique,
- $P(M)$ si $Se = 1 - Sp$, c'est-à-dire si le signe est sans valeur diagnostique pour la maladie M (si la probabilité d'être malade demeure inchangée par la présence ou l'absence du signe).

Si A est meilleur que B ($Se(A) > Se(B)$ et $Sp(A) > Sp(B)$), alors la valeur diagnostique de A est supérieure à celle de B.

La valeur prédictive positive permet d'évaluer un signe dans une situation de diagnostic positif car elle ne tient compte que d'un seul type d'erreur : les faux positifs.

Si l'on tient compte à la fois des deux valeurs prédictives, alors un signe A est préférable à B si :

- VPP(A) > VPP(B) et, simultanément,
- VPN(A) > VPN(B)

En pratique, les deux relations ne sont pas souvent réalisées simultanément.

Les équations 3.4 à 3.9 montrent que l'évaluation des valeurs prédictives d'un signe pour une maladie M fait intervenir la prévalence de la maladie M. Celle-ci est souvent difficile à connaître dans la situation diagnostique où le patient ne peut pas être considéré comme pris au hasard dans la population générale. Il peut donc être difficile d'estimer la probabilité *a priori* qu'il soit porteur de la maladie.

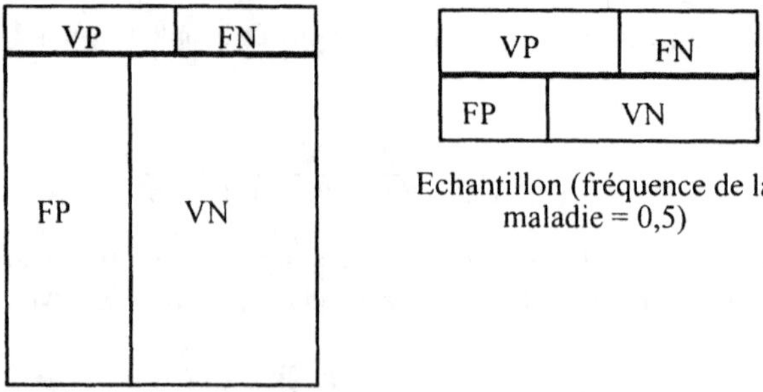

Population totale (fréquence de la maladie << 0,5)

Echantillon (fréquence de la maladie = 0,5)

Figure 3.13 – Effet de la prévalence dans la population et l'échantillon étudié

La figure 3.13 empruntée à Weinstein [Weinstein 1980] illustre les relations entre la distribution des résultats du test dans la population totale et dans l'échantillon observé.

Comme le montre la figure 3.14, si la prévalence est inférieure à 1%, la valeur prédictive positive d'un test est faible malgré une bonne sensibilité et une bonne spécificité.

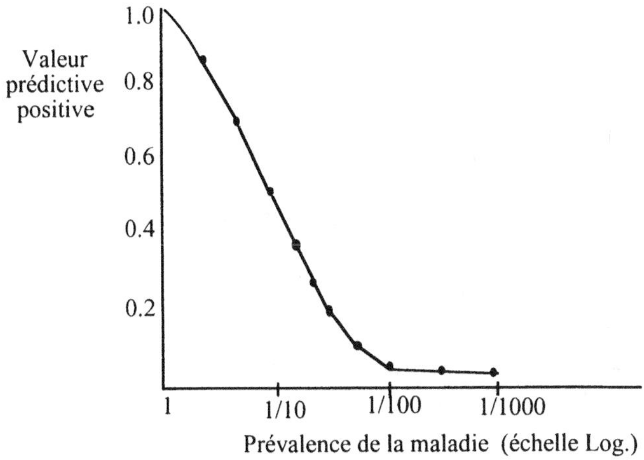

Figure 3.14 – Relation entre la prévalence et la valeur prédictive positive (la sensibilité et la spécificité étant à 90%)

Discussion et conclusion

Les indicateurs de la valeur informationnelle des signes sont extrêmement utiles pour l'élaboration d'une stratégie diagnostique. Toutefois, les études d'évaluation de ces indicateurs présentent parfois des biais. Ils ne peuvent donc être utilisés qu'après avoir répondu aux questions suivantes [Philbrick 1980] :

1. La description de la population étudiée est-elle suffisante pour que les résultats puissent être utilisés dans ma pratique ?
2. Les sujets examinés dans l'échantillon étudié sont-ils comparables aux patients chez lesquels je veux utiliser ce test ?
3. Quelle est la valeur du test choisi comme test de référence (le *gold standard*) ? Permet-il d'établir l'état du patient avec certitude ?
4. L'interprétation du test (et du *gold standard*) a-t-elle été réalisée en aveugle ?
5. Les données analysées ont-elles été obtenues par plusieurs observateurs indépendants ? Si oui, comment le problème des désaccords entre observateurs a-t-il été traité?

La méthodologie et la rigueur mises en œuvre lors du recueil des données conditionnent la validité des indicateurs. Comme dans tous les problèmes d'évaluation, le but recherché doit être clairement énoncé. Ceci permet de mieux définir les malades étudiés, les conditions de réalisation, d'applicabilité et d'interprétation du test évalué. Les biais doivent être systématiquement recherchés et évités. Les effets de la prévalence doivent être examinés soigneusement.

Questions

- *Reconnaître les principaux types de données médicales.*
- *Définir et caractériser la variabilité des données médicales.*
- *Évaluer la valeur diagnostique ou prédictive d'un test ou d'un signe.*
- *Définir un taux de vrais positifs, vrais négatifs, faux positifs, faux négatifs.*
- *Définir les notions de sensibilité, spécificité et rapport de vraisemblance.*
- *Définir une courbe ROC.*
- *Comparer la valeur informationnelle de deux tests.*
- *Analyser d'une manière critique les résultats d'une étude sur la valeur informationnelle d'un test.*

4

Raisonnement médical et décision

Introduction

Décider est l'activité essentielle du médecin. L'élaboration d'une décision passe théoriquement par l'établissement des stratégies et/ou des actions possibles, la détermination des conséquences de chaque décision, et le choix, en fonction du contexte, de la solution la plus appropriée. Mais cette situation se présente rarement en médecine. Les informations médicales de départ sont souvent imparfaites, subjectives ou non spécifiques. Les hypothèses possibles sont trop nombreuses pour être envisagées individuellement. La connaissance des conséquences de chaque décision est souvent fragmentaire et l'effet prévisible des traitements connu de façon approximative. La décision médicale est une décision sous incertitude. Elle débouche sur l'expression d'un jugement qui est généralement une "préférence" pour une solution ou une conduite jugée optimale. L'objectif de la démarche médicale est de réduire au maximum l'incertitude par l'acquisition d'informations complémentaires, acquisition qui sera guidée par la mise en œuvre de connaissances multiples et complexes.

L'informatique peut faciliter la prise de décisions médicales et améliorer la qualité du diagnostic ou l'efficience de l'action thérapeutique. Mais la construction de systèmes d'aide à la décision exige une démarche introspective nécessaire à la formalisation du problème et des solutions envisagées. Cette recherche permet de mieux comprendre les mécanismes du raisonnement médical et de l'élaboration des connaissances qui sous-tendent ce raisonnement. Ce chapitre présente de façon schématique les principes du raisonnement médical, analyse les caractéristiques de la décision médicale, puis décrit différentes approches informatiques de représentation des connaissances et d'aide à la décision.

Le raisonnement

Déduction

Le raisonnement déductif est basé sur les principes de l'implication logique. Il permet d'inférer des conclusions dont le degré de vérité est uniquement fonction du degré de vérité des prémisses. La déduction permet de passer d'un cas général à un cas plus particulier. Si la règle "tous les hommes sont mortels" est vraie, alors Socrate, qui est un homme, est mortel (*modus ponens*). Les résultats d'une inférence logique peuvent servir de prémisse pour une déduction ultérieure. Ainsi, si A implique B et si B implique C alors, par transitivité, A implique C.

Le raisonnement déductif suppose l'existence de règles logiques ou connaissances certaines permettant de relier entre elles des propositions (figure 4.1). Des notions de logique des propositions et de logique des prédicats sont données en annexe B. Dans ces logiques, les propositions ne peuvent prendre que les valeurs *vrai* ou *faux*.

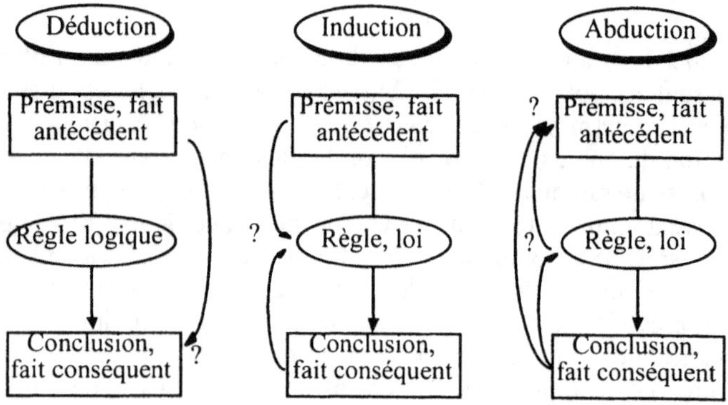

Figure 4.1 – Différents types de raisonnement

Induction

Le raisonnement inductif permet, par généralisation, de passer de cas particuliers à une loi plus générale. Le raisonnement inductif produit des inférences valides avec un certain degré de crédibilité ou de probabilité. Si les hommes x, y, z, etc. sont mortels, alors on peut poser comme hypothèse d'induction que l'homme est mortel. Des expériences répétées permettent de confirmer ou d'infirmer une hypothèse émise.

Abduction

Le raisonnement par abduction est un composant important de la démarche scientifique. On dispose d'observations entre lesquelles on cherche à établir un lien, tel qu'un lien de causalité. Les hypothèses peuvent porter sur la sélection d'une loi qui permettrait d'établir le lien entre les faits considérés comme antécédents et conséquents (par ex. hypothèse diagnostique) ou sur l'établissement d'une nouvelle loi (par ex. découverte scientifique). En supposant que l'hypothèse est vraie, le raisonnement abductif permet alors d'inférer de nouveaux faits conséquents qui devront être confirmés par la réalisation d'examens complémentaires ou de nouvelles expériences scientifiques (principe de la démarche expérimentale).

Raisonnement causal

Les signes apparaissent fréquemment suivant une chronologie particulière (cas des maladies infectieuses ou parasitaires). L'imputation causale passe par l'analyse détaillée de cette chronologie et des relations entre la cause et les conséquences supposées de la cause. Ainsi, par exemple, pour pouvoir attribuer un effet secondaire à un médicament, on vérifiera :

- que le médicament a été administré avant l'apparition de l'effet secondaire,
- que le délai d'apparition est compatible avec la connaissance de l'effet du médicament,

et éventuellement

- que la suppression de la cause entraîne la suppression de l'effet (réversibilité),
- que sa réintroduction, si elle est éthiquement possible, fait réapparaître l'effet,
- et que l'intensité de l'effet est proportionnelle à la quantité administrée.

Le raisonnement causal fait appel, suivant les cas, au raisonnement déductif ou abductif.

Les étapes de la décision médicale

De façon schématique, trois étapes peuvent être distinguées dans la décision médicale (figure 4.2).

Identification du problème décisionnel

La première étape concerne l'identification du problème décisionnel, qui détermine le domaine de connaissances concerné. Lors de la décision diagnostique, elle débute dès l'interprétation primaire des données cliniques (cf. chapitre précédent). Le clinicien doit sélectionner les informations significatives à partir des nombreuses données de départ (abstraction). L'identification de l'information pertinente est directement conditionnée par l'expérience du décideur. Elle fait déjà référence au raisonnement abductif.

Structuration du problème décisionnel

La seconde étape est la structuration du problème de décision et de l'information clinique. De nombreuses interprétations peuvent être faites à partir des mêmes informations ou d'une partie de celles-ci. La formation d'hypothèses diagnostiques trouve sa source dans la structuration des infor-

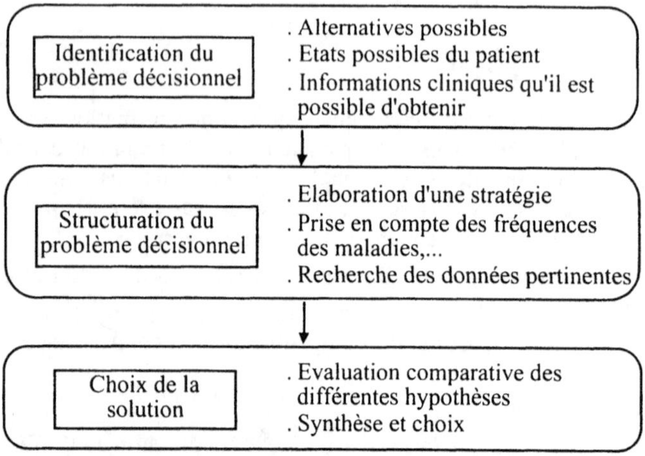

Figure 4.2 – Structuration du processus de décision

mations. Le raisonnement peut être de nature déductive (cas d'un signe pathognomonique), inductive (par ex., diagnostic d'une maladie transmissible dans une population de malades à risque) ou abductive.

Choix de la solution

La résolution du problème implique sa transformation. Du problème mal défini à l'origine (de quelle maladie souffre le patient ?), le médecin doit passer à un problème bien défini : le malade souffre-t-il de la maladie X ?

A partir des hypothèses soulevées, les signes attendus peuvent être obtenus par déduction et éventuellement les examens complémentaires nécessaires pour les acquérir. Par induction et/ou abduction, le médecin peut éliminer des hypothèses qui ne coïncideraient pas avec les faits observés. Les résultats des examens complémentaires permettront alors de réduire l'incertitude sur la situation clinique, éliminer des hypothèses et/ou en soulever de nouvelles.

Ce processus fait appel à une connaissance apprise, mémorisée et structurée. Ainsi, le médecin recherchera de nouvelles interprétations diagnostiques lorsqu'une hypothèse n'est pas satisfaisante, c'est-à-dire en contradiction avec la connaissance mémorisée et utilisée. Cette étape du processus diagnostique est caractérisée par les opérations cognitives d'évaluation des interprétations réalisées et suppose une implication très active du clinicien pour contrôler le flot des informations utiles. Il devra tenir compte du coût des différentes stratégies possibles.

Incertitude et jugement médical

Jugement médical

Devant la même situation, deux cliniciens peuvent être amenés à mettre en œuvre des stratégies décisionnelles différentes. Ceci est particulièrement vrai si l'on considère l'utilisation d'examens spécialisés et invasifs. De fait, les jugements élaborés par les médecins peuvent être schématisés par le modèle général de la lentille de Brunswick (figure 4.3) [Brunswick 1952]. Le jugement se fonde sur des critères (*A*, *B*, *C*,...) et les relations existant, d'une part, entre la situation incertaine et les critères retenus et, d'autre part, entre le jugement et les critères. Brunswick souligne que le jugement se situe dans un environnement probabiliste et non exact. Le sens donné à l'information recueillie est pondéré par l'environnement et la mémoire du juge et ces pondérations sont combinées pour former le jugement final.

Ainsi, le processus de décision permet :

- de combiner les sources d'information qui ne sont pas statistiquement indépendantes, en particulier les informations cliniques et paracliniques redondantes,
- de tenir compte de la fiabilité des sources d'information,
- de prendre en compte la valeur prédictive des différentes sources d'information,
- de faire intervenir les effets de la structuration de la tâche à réaliser.

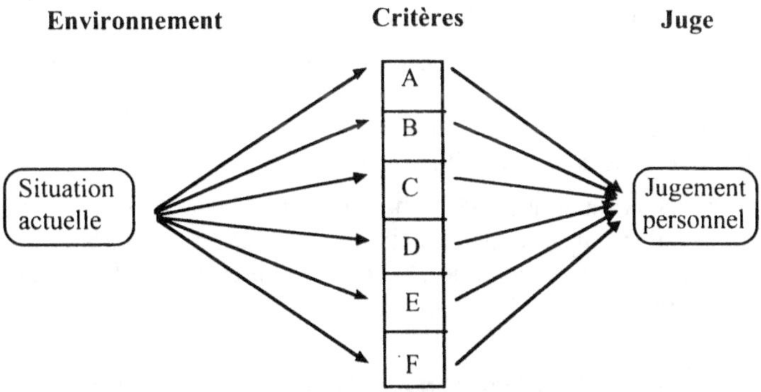

Figure 4.3 – Modèle de la lentille de Brunswick (adapté de Brunswick 1952)

Incertitude et biais de jugement

Le jugement médical peut être entaché de biais cognitifs qui se manifestent tout au long du processus de décision.

- Lors de l'acquisition des données, l'*ordre* dans lequel les informations sont fournies est une source d'erreur, les premières informations fournies pouvant dominer les suivantes.

- La collecte des informations est basée sur les *attentes* issues du contexte extrapolé par le décideur.
- Le jugement humain ne tient pas toujours assez compte de la *fiabilité des données* (les sources de données sont considérées comme parfaitement fiables).
- Le *conservatisme*, terme utilisé par les Anglo-Saxons, traduit la difficulté à réviser une opinion. Ce phénomène est caractérisé par une tendance à favoriser une certaine interprétation et à rationaliser ou ignorer les évidences contraires.
- L'*inconsistance* du jugement traduit la contradiction qui consiste à donner des avis différents sur des cas identiques.
- La "*justifiabilité*" conduit à appliquer une règle si l'on trouve une raison pour la justifier, même si elle n'est pas appropriée.

Ces exemples illustrent la difficulté de la compréhension du processus de décision et de son corollaire, l'évaluation de cette décision.

Théorie des probabilités et analyse de la décision

Toutes les causes d'incertitude évoquées jusqu'ici illustrent la nécessité de disposer d'un cadre scientifique précis pour représenter et prendre en compte ce problème. Les méthodes formelles d'analyse de la décision sont intéressantes à plusieurs titres.

- Elles fournissent un langage pour exprimer l'incertitude et la valoriser, plus rigoureux et moins ambigu que le vocabulaire habituel.
- Elles offrent une méthode systématique pour structurer et analyser les problèmes.
- Elles peuvent permettre d'analyser les points de désaccord en identifiant les divergences et en clarifiant leurs causes.

Les bases axiomatiques de la théorie de la décision sont habituellement celles des probabilités qui permettent de proposer des mesures de crédibilité pour les propositions incertaines. L'annexe A présente les formules de base de cette théorie.

Comparaison de plusieurs hypothèses diagnostiques

Le théorème de Bayes peut être utilisé pour évaluer les probabilités de différentes hypothèses diagnostiques en présence (la formule de Bayes est rappelée en annexe A). Au fur et à mesure que les signes (présents ou absents) sont pris en compte, les probabilités affectées à chaque diagnostic sont modifiées, comme dans l'exemple de la figure 4.4. Dans cet exemple, trois hypothèses diagnostiques (appendicite, salpingite, autre diagnostic) et deux signes

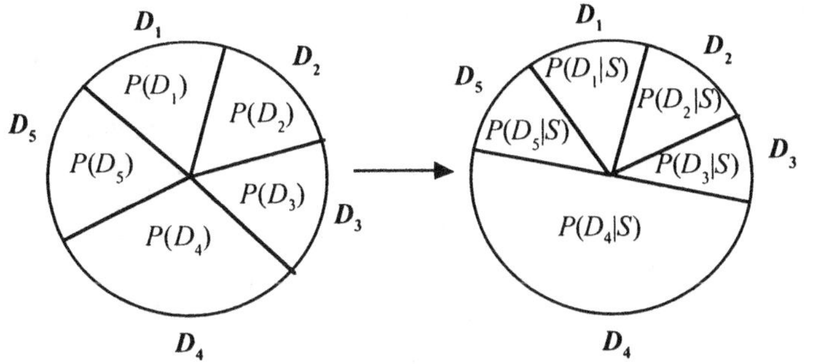

Figure 4.4 – Illustration du théorème de Bayes.
Cinq diagnostics D_i sont possibles *a priori*. La connaissance du signe S modifie les valeurs des probabilités pour chaque D_i

(douleur de la fosse iliaque droite, notée DFID, et douleur de la fosse iliaque gauche, notée DFIG) sont considérés avec les probabilités suivantes:

D_i	Probabilité a priori $P(D_i)$	$P(\text{DFID}\|D_i)$	$P(\text{DFIG}\|D_i)$
Appendicite	0,10	0,80	0,10
Salpingite	0,05	0,50	0,50
Autre	0,85	0,05	0,05

Les probabilités *a posteriori* des trois diagnostics (appendicite, salpingite et autre) sont calculées chez une malade présentant à la fois une DFID et une DFIG. Le calcul est effectué tout d'abord en introduisant le signe DFID, puis le signe DFIG sachant que le signe DFID est présent:

D_i	$P(D_i\|\text{DFID})$	$P(D_i\|\text{DFID} \wedge \text{DFIG})$
Appendicite	0,54	0,35
Salpingite	0,17	0,55
Autre	0,29	0,09

Les problèmes posés par l'estimation des probabilités *a priori* et des probabilités conditionnelles limitent malheureusement l'utilisation pratique de l'approche bayesienne. Il faut également faire les hypothèses suivantes :

- les maladies sont mutuellement exclusives (le malade ne peut présenter qu'un seul des diagnostics Di comme dans le schéma de la figure 4.4)
- les différents signes intervenant dans le diagnostic sont indépendants.

Ces deux conditions sont rarement réalisées dans la pratique médicale.

Evaluation du bénéfice d'une intervention

Une intervention thérapeutique peut être de nature curative (par ex. traitement antibiotique, exérèse d'une tumeur), préventive (par ex. suppression ou réduction d'un facteur de risque), palliative (traitement de la douleur) ou de soutien (aide psychologique). L'estimation du bénéfice d'une intervention thérapeutique pour un patient donné est importante et conditionne la décision du médecin. Ce bénéfice est rarement quantifié dans la pratique courante.

Toutefois, dans un certain nombre de cas, l'évaluation du bénéfice peut être effectuée à partir des informations fournies par les essais thérapeutiques contrôlés et dont les résultats sont accessibles par interrogation de bases de connaissances comme la base COCHRANE, accessible par l'Internet (cf. annexe C) et qui regroupe les résultats de plusieurs milliers d'essais cliniques.

Si on note P_i le risque de survenue d'un événement E dans un groupe dit d'intervention et P_c le même risque dans un groupe contrôle (P_c est appelé le risque de base), le rapport P_i/P_c est le risque relatif (RR) associé à l'intervention. RR exprime une mesure de la réduction du risque P_i dans un groupe d'intervention par rapport au risque de base P_c calculé dans un groupe contrôle. Les essais contrôlés fournissent habituellement cette mesure. Les résultats publiés des essais ne fournissent parfois que l'Odds ratio (OR). L'annexe A donne la formule qui permet de passer de OR à RR.

Le RR est peu dépendant du risque de base. Il peut donc être appliqué au cas d'un patient particulier. Si l'on applique le traitement au patient, le risque de survenue de l'événement sera égal à son risque de base propre P_p multiplié par le risque relatif mesuré dans l'essai. La valeur du risque de base P_p du patient peut être estimée à partir des données épidémiologiques de la littérature.

Le nombre nécessaire de sujets identiques qu'il faudrait traiter (NNT) pour éviter la survenue d'un événement E permet d'évaluer le bénéfice de l'intervention. Il est égal à:

$$\mathrm{NNT} = \frac{1}{P_p \times (1 - \mathrm{RR})} \tag{4.1}$$

La figure 4.5 illustre ces concepts à propos de la réduction du risque de décès après infarctus du myocarde dans le cadre de l'essai ISIS [ISIS4 1995]. Le pourcentage de décès dans le groupe de contrôle est de 7,8%. Pour des patients comparables, il faudrait traiter 111 patients par du captopril pour éviter un décès et 500 avec du mononitrate [Chatellier 1996].

Médicament	**Décès groupe contrôle (1)**	**Décès groupe d'intervention (2)**	**RAR (1)-(2)**	**RR (2)/(1)**	**RRR (1-RR)**	**NNT**
Captopril	7,80%	6,90%	0,9%	88,5%	11,5%	111
Mononitrate	7,80%	7,60%	0,2%	97,4%	2,6%	500

Figure 4.5 – Evaluation du bénéfice de deux traitements après un infarctus du myocarde dans l'essai ISIS4 [ISIS4 1995]

RAR = Réduction absolue du risque; RR = Risque relatif; RRR = Réduction du risque relatif; NNT = Nombre nécessaire de sujets à traiter (cf. annexe A)

Analyse de la décision

Les arbres de décision

L'intervention médicale se présente souvent comme une suite d'étapes décisionnelles: quelles informations doivent être recueillies ? Faut-il pratiquer des examens complémentaires ? Faut-il traiter et si oui quel est le traitement le plus adapté ? Quelle surveillance doit être assurée ? A chaque étape, il importe de tenir compte des bénéfices et coûts de chaque stratégie possible en tenant compte des connaissances du domaine, des possibilités locales d'intervention et des préférences du patient.

Les arbres de décision permettent de représenter des séquences logiques et de structurer un problème de décision clinique. On distingue dans ces arbres, deux types de nœuds présentés sur la figure 4.6. Les nœuds de décision, qui sont sous contrôle du décideur, sont représentés par un carré. Les nœuds non contrôlés par le décideur ou nœuds d'éventualité sont représentés par un cercle. L'arbre représente toutes les stratégies possibles, ainsi que les éventualités à envisager affectées de leurs probabilités.

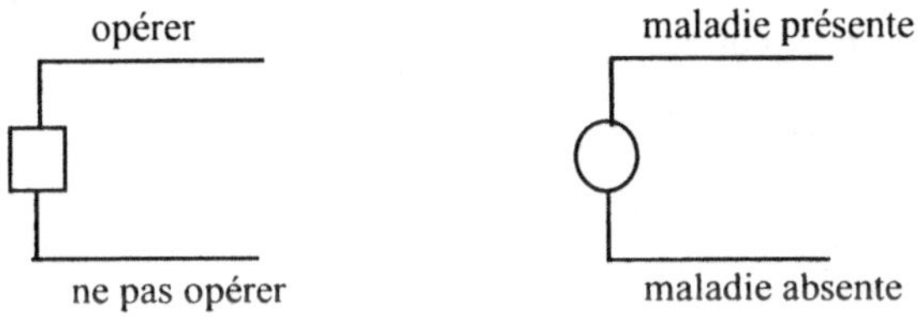

Figure 4.6 – Nœud de décision et nœud d'éventualité

Notion d'utilité

Des quantités appelées utilités permettent de donner des degrés de préférence aux différentes solutions et de choisir celle qui présente le score d'utilité maximum (*Maximum Expected Utility*). La figure 4.7 donne un exemple de calcul de l'utilité attendue d'une stratégie.

L'utilité peut être une probabilité de survie, un risque financier ou toute autre fonction faisant intervenir des critères objectifs ou subjectifs. Il est nécessaire de fournir les probabilités (c'est-à-dire la vraisemblance des conséquences potentielles de l'action) et les utilités (c'est-à-dire la façon dont chaque conséquence potentielle fournit une solution satisfaisante au problème). La stratégie choisie est celle qui présente l'utilité maximale.

Exemple d'analyse de la décision

L'arbre de la figure 4.8 structure le problème clinique suivant, emprunté à Weinstein et coll. [Weinstein 1980]. Un homme de 68 ans, diabétique, présente, à la suite d'une blessure au pied gauche, une infection qui peut entraîner une gangrène. Deux solutions thérapeutiques sont possibles, pratiquer

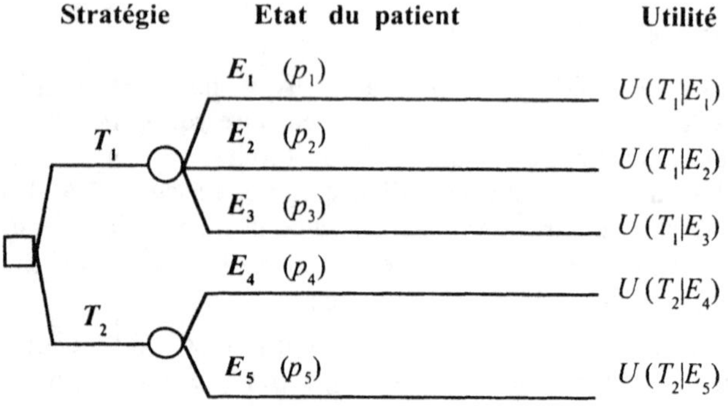

$$U(T_1) = p_1 \,.\, U(T_1|\,E_1) + p_2 \,.\, U(T_1|\,E_2) + p_3 \,.\, U(T_1|\,E_3)$$
$$U(T_2) = p_4 \,.\, U(T_2|\,E_4) + p_5 \,.\, U(T_2|\,E_5)$$

Figure 4.7 – Calcul de l'utilité d'une stratégie. La stratégie préférée est celle qui présente l'utilité maximum.

une amputation ou attendre et traiter médicalement. Le traitement médical de l'infection pourrait peut-être guérir l'infection mais, en cas d'échec, peut conduire à une amputation plus importante (au-dessus du genou) ou à la mort du patient. L'amputation immédiate se fera au-dessous du genou. Il y a toutefois un risque de mortalité opératoire. Quelle attitude adopter ? Sur la base des utilités fournies et des probabilités associées à chaque possibilité, la stratégie retenue est l'amputation immédiate.

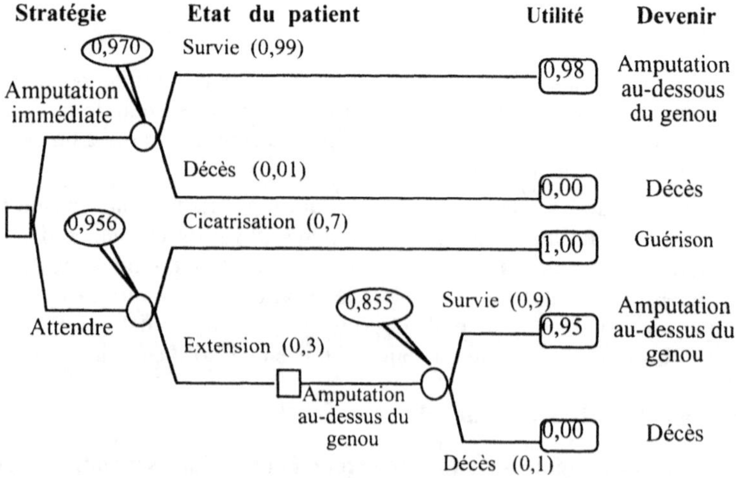

Figure 4.8 – Arbre de décision (d'après Weinstein, 1980). Les utilités ont été fixées de manière subjective sur une échelle de 0 à 1.

Raisonnement symbolique et systèmes experts

Depuis une vingtaine d'années, l'aide à la décision s'est développée en abordant les problèmes de la manière la plus générale possible. En particulier, la recherche s'est orientée vers la résolution de problèmes pour lesquels il n'existe pas de solution algorithmique. Cette démarche a amené les chercheurs à proposer des méthodes pour représenter et utiliser des connaissances symboliques et déclaratives qui enrichissent et complètent les approches numériques et algorithmiques. Les méthodes et techniques de l'intelligence artificielle (IA) ont offert à cette recherche cognitive un cadre privilégié et ont permis le développement des systèmes experts. Les réalisations, extrêmement nombreuses, touchent toutes les spécialités médicales.

Représentation des connaissances

Les connaissances nécessaires au raisonnement symbolique sont multiples: anatomiques, physiopathologiques, épidémiologiques, taxonomiques (plus particulièrement celles qui concernent les classifications des maladies), pharmacologiques ou thérapeutiques. Sur le plan cognitif, on peut distinguer deux catégories principales de modèles de connaissances:

- *Les modèles empiriques.* Les connaissances empiriques concernent les associations entre les maladies et les signes. Elles peuvent être fournies par un expert ou dérivées de l'analyse d'une base de données.
- *Les modèles explicatifs* faisant intervenir des connaissances physiologiques et physiopathologiques. Ces connaissances permettent, lorsqu'elles existent, de mettre en œuvre des raisonnements décrivant les mécanismes qui sous-tendent les processus morbides. Les explications fournies à partir de connaissances causales sont plus faciles à comprendre pour un utilisateur n'ayant pas participé au développement du système d'aide à la décision.

Formalismes de représentation

Deux formalismes principaux de représentation des connaissances sont utilisés: les règles de production et les objets structurés.

Les règles de production

Elles indiquent que si les conditions ou prémisses sont réalisées, les conclusions peuvent être affirmées. Les conclusions peuvent être une hypothèse diagnostique ou une action (investigation complémentaire, indication d'un traitement, etc.). La forme générale de telles règles est du type :

SI <conditions> **ALORS** <conclusions>

La figure 4.9 montre l'une des centaines de règles de production du système MYCIN, fournies par des experts en maladies infectieuses.

SI:	La coloration de la préparation est GRAM négatif
	Le micro-organisme a une forme "en bâtonnet"
	Le patient est un hôte à risque
ALORS:	On suggère (crédibilité = 0,6) que l'agent infectieux est un *Pseudomonas*

Figure 4.9 – Exemple de règle de production emprunté au système expert MYCIN

MYCIN utilise les règles en combinant les crédibilités affectées à chaque règle. En effet, l'impact sur la décision d'une inférence peut être modifié par un facteur de crédibilité (FC) compris entre -1 et 1. Plus la valeur de FC est proche de 1, plus on affirme la conclusion avec certitude. Les valeurs négatives expriment de la même façon la crédibilité de la négation de la conclusion (figure 4.9). Les aides à la décision élaborées par MYCIN prennent en compte les informations relatives au malade, et les connaissances sur les cultures pratiquées, les organismes isolés, les médicaments administrés [Shortliffe 1976].

La syntaxe ARDEN est un standard pour la représentation des règles de production proposé à la suite d'un séminaire qui s'est déroulé à Arden Homestead (New York) en 1989 [Clayton 1989]. Les règles sont présentées dans une structure, le *Medical Logic Module* (MLM), qui facilite leur réutilisation dans différentes institutions [Hripcsak 1994].

Les objets structurés

Les objets structurés ou *frames* permettent de décrire des concepts médicaux complexes en précisant leurs caractéristiques et les moyens de les évaluer. Un exemple de ce formalisme est donné dans la figure 4.10.

Utilisation des connaissances

Elle dépend fortement du mode de représentation des connaissances et de la stratégie choisie. Dans un souci didactique, nous présenterons les stratégies classiques utilisées dans les systèmes à base de règles de production.

Chaînage arrière dans les systèmes de production

Pour chaque conclusion possible, le système construit tous les chemins menant à la conclusion. La construction des chemins est réalisée grâce aux règles de connaissance. Dans la stratégie de recherche en chaînage arrière, encore appelée stratégie guidée par le but, le système utilise toutes les règles menant à un but donné (par ex. *G* dans la figure 4.11). Pour affirmer le but considéré, les règles sont utilisées à tour de rôle. L'utilisation de toutes les règles conduisant à un but donné peut se représenter sous la forme d'un arbre ET/OU des états.

NOM: Glomérulonéphrite aiguë	
Déclenchée par :	œdème facial, non douloureux, non érythémateux, symétrique, ...
Confirmée par :	malaise, asthénie, anorexie...
Causée par :	infection à streptocoques récente
Cause de :	rétention de sodium, hypertension aiguë, syndrome néphrotique, ...
Compliquée par :	insuffisance rénale aiguë
Diagnostic différentiel	(**Si** hypertension chronique **alors** glomérulonéphrite chronique) (**Si** œdème récidivant **alors** syndrome néphrotique)
...	...

Figure 4.10 – Exemple de concept médical représenté par un objet structuré : fragment de la description de la glomérulonéphrite aiguë (adapté de Pauker 1976)

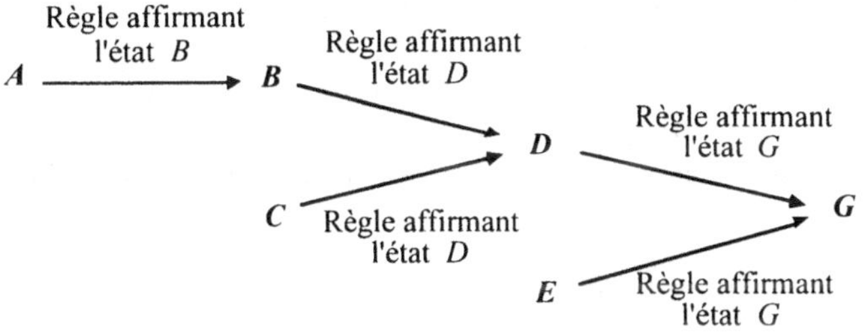

Figure 4.11 – Schéma d'un arbre ET/OU

Dans les systèmes où les conclusions sont pondérées, la composition des facteurs de crédibilité se fait suivant différents modèles.

Dans MYCIN, par exemple, pour une prémisse de type SI A et B, la crédibilité de la conclusion est calculée par la formule :

$$\mathrm{FC}(C) = \partial \cdot \min(\mathrm{FC}(A), \mathrm{FC}(B)) \tag{4.1}$$

dans laquelle ∂ désigne le facteur de crédibilité de la règle donnée par l'expert et $\min(\mathrm{FC}(A), \mathrm{FC}(B))$ le minimum de $\mathrm{FC}(A)$ et $\mathrm{FC}(B)$. Les règles de combinaison des facteurs de crédibilité de MYCIN sont présentées dans la figure 4.12.

Un exemple d'arbre ET/OU développé par MYCIN est donné dans le schéma de la figure 4.13. Les chiffres en caractères gras sont les résultats des formules données dans la figure 4.12. Ces formules montrent que les certitudes se renforcent toujours dans MYCIN. Afin de limiter les effets de ce

Règles :

- SI A ALORS C (x)
- SI B ALORS C (y)
- SI C ALORS D (z)

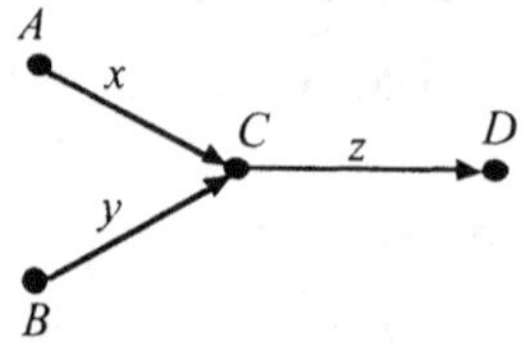

1) Combinaison OU :

$$\mathrm{FC}(C) = \begin{cases} x + y - xy & \text{si } x, y > 0 \\ \dfrac{(x+y)}{(1 - \min(x, y))} & \text{si } x \text{ et } y \text{ de signes différents} \\ -(|x| + |y| - xy) & \text{si } x, y < 0 \end{cases}$$

2) Conclusion :

$$\mathrm{FC}(D) = z \,.\, \max(0, \mathrm{FC}(C))$$

Figure 4.12 – Combinaison des facteurs de crédibilité (FC) dans MYCIN. *x, y* et *z* sont les FC des conclusions des règles fournies par l'expert [Shortliffe 1976]

mécanisme de renforcement, MYCIN utilise une heuristique simple. Si un nœud de l'arbre ET/OU est affecté d'une crédibilité inférieure en valeur absolue à 0,2, ce nœud n'est pas pris en compte dans la suite des calculs. C'est le cas du nœud affecté de la crédibilité 0,1 sur la figure 4.13. Le nœud situé au sommet de cet arbre correspond à une conclusion dont la crédibilité calculée par le système est de 0,24.

La stratégie en chaînage arrière est d'autant plus efficace que le but choisi est pertinent.

Chaînage avant dans les systèmes de production

Dans la stratégie en chaînage avant, encore appelée stratégie guidée par les données, le système ne propose pas de but à confirmer. Il propage toutes les informations disponibles dans les règles de connaissance et tente de déduire tout ce qui est déductible.

La stratégie guidée par les données permet de prendre en compte toute nouvelle information dans le raisonnement mais expose au risque d'explosion combinatoire (le nombre de déductions réalisées peut être très important sans que celles-ci soient très pertinentes pour résoudre le problème).

Stratégies mixtes

Chaînage avant et arrière peuvent être combinés dans les systèmes à règles de production. Ainsi par exemple, en considérant que l'état *A* est vrai dans l'arbre de la figure 4.11, on peut exécuter en chaînage avant la règle allant de *A* vers *B*, puis celle allant de *B* vers *D*. Par chaînage arrière, on peut alors essayer de confirmer *D*, en vérifiant l'état *C*, puis éventuellement exécuter en chaînage avant la règle allant vers *G*, et ainsi de suite.

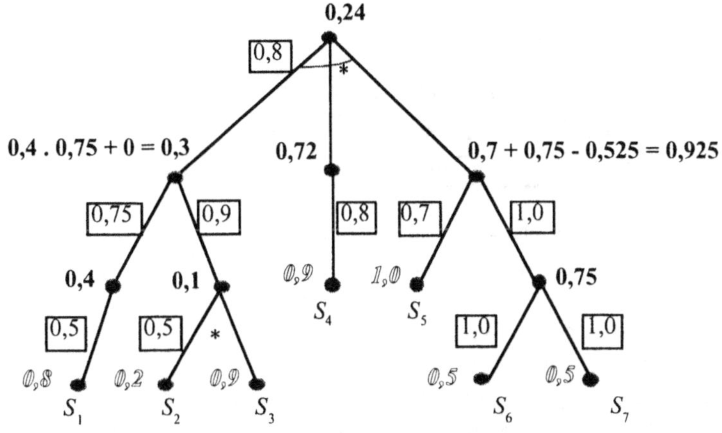

Figure 4.13 – Arbre ET/OU engendré par un ensemble de règles de MYCIN. Les nœuds marqués d'une étoile sont des ET. Les S_i sont les signes recherchés chez le patient. Les nombres éclairés chiffrent la crédibilité de l'utilisateur pour chaque signe. Les *FC* fournis par l'expert (*FC* des règles) sont encadrés.

Apprentissage

Raisonner et décider exigent l'utilisation et préalablement l'acquisition de connaissances. L'apprentissage est un domaine qui intéresse les chercheurs en informatique dont le but est de développer des systèmes d'aide à la décision.

Un système à apprentissage est défini dans le dictionnaire Robert (1994) comme un système capable de "modifier ses réponses futures en fonction de son expérience passée".Compte tenu de l'intérêt théorique et pratique de tels systèmes, il est utile d'analyser les différentes composantes de l'apprentissage. Jean-Louis Laurière [Laurière 1987] propose la classification suivante (figure 4.14) :

- L'*apprentissage programmé*: il correspond à tous les programmes actuels où un code commande ce qui doit être réalisé. C'est en particulier le cas des robots qui exécutent strictement les commandes mémorisées.
- L'*apprentissage "par cœur"* : toutes les situations ont été mémorisées. Il s'agit de retrouver et d'appliquer le comportement correspondant à la situation.
- L'*apprentissage statistique* : le système ne retient qu'une classification des situations effectuée à partir d'un grand nombre de cas.

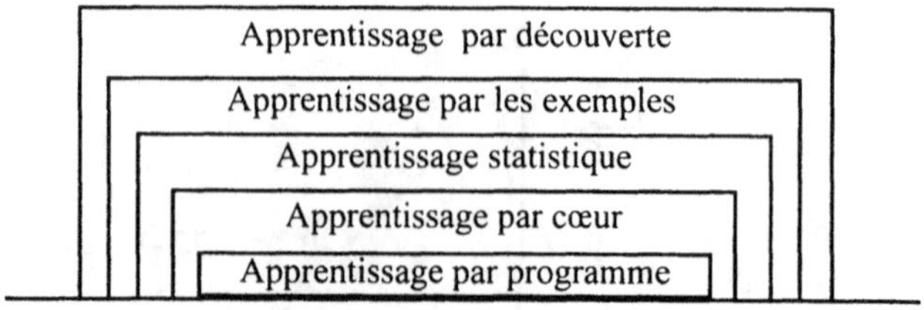

Figure 4.14 – Différents types d'apprentissage (adapté de Laurière 1987)

- L'*apprentissage par l'exemple* demande de doter le système de la faculté de généralisation. Il s'agit d'abstraire des exemples proposés la connaissance permettant de résoudre des cas analogues. La démarche de raisonnement est de type inductif.
- L'*apprentissage par découverte* fait appel à une démarche inductive et/ ou abductive. Le système doit alors être capable de créer de nouvelles hypothèses et de nouveaux concepts.

Discussion et conclusion

La décision médicale met en jeu des processus très complexes qui ne sont ni totalement élucidés ni faciles à reproduire avec un ordinateur. Si les méthodes de représentation des connaissances et de raisonnement permettent de répondre à des questions telles que "comment traiter une maladie chez un patient donné un jour donné", la prise en charge médicale globale et complète d'un patient échappe aujourd'hui aux moyens disponibles. Les connaissances à prendre en compte sont de nature multiple et représentent des volumes considérables. Les problèmes encore non résolus concernent, en particulier, la prise en compte des différents types de connaissances, l'intégration des systèmes experts dans des systèmes d'information médicale et leur évaluation. Ils seront abordés au chapitre 12.

Questions

- *Citer quelques principes du raisonnement médical.*
- *Connaître les principales étapes de la décision médicale.*
- *Citer quelques biais de jugement.*
- *Comment peut-on évaluer le bénéfice d'une intervention ?*
- *Connaître le principe de l'analyse de la décision.*
- *Décrire les principes de raisonnement utilisés dans les systèmes experts à base de règles de production.*
- *Citer quelques formes d'apprentissage.*

5

Langage médical et systèmes de classification

Introduction

Le langage médical est caractérisé par un vocabulaire extrêmement riche et difficile à manipuler. Les termes utilisés sont souvent flous et imprécis et font rarement l'objet de définitions rigoureuses. La même maladie peut être désignée par des noms ou des expressions différentes (synonymie). A l'inverse, le même terme peut avoir plusieurs significations suivant le locuteur ou le contexte (polysémie).

Cette situation n'empêche pas les personnels de soins de communiquer mais complique considérablement l'introduction de l'informatique dans la pratique ou la recherche médicale. De fait, la collecte d'informations exploitables dans le domaine de l'épidémiologie, de la santé publique, de la recherche clinique, de la documentation ou de la décision médicale nécessite au préalable une réduction des ambiguïtés et une standardisation du vocabulaire utilisé. Ceci est habituellement réalisé par l'établissement de classifications et de systèmes de codifications.

Codage et classifications

Bien que n'étant pas synonymes, les mots nomenclature, dictionnaire, thésaurus, classification et codification sont parfois utilisés à tort comme tels. Rappelons quelques définitions importantes, empruntées au Dictionnaire Robert de la langue française (édition 1994).

- Un *dictionnaire* est un "recueil d'unités signifiantes de la langue (mots, termes, éléments...) rangées dans un ordre convenu, qui donne des définitions, des informations sur les signes".
- Une *nomenclature* est "1- l'ensemble des termes employés dans une science, une technique, un art..., méthodiquement classés ; méthode de classement de ces termes. 2- l'ensemble des formes (mots, expressions, morphèmes) répertoriées dans un dictionnaire, un lexique et faisant l'objet d'un article distinct". Une nomenclature vise, si possible, à l'exhaustivité.

- Un *thésaurus* est un "répertoire alphabétique de termes normalisés pour l'analyse de contenu et le classement des documents d'information.
- Une *classification* est "l'action de distribuer par classes, par catégories ; le résultat de cette action". En biologie, les organismes sont depuis longtemps classés en règnes, embranchements (ou phylums), classes, ordres, familles, tribus, genres, espèces, sous-espèces, variétés, races et formes.
- Un *catalogue* est une "liste méthodique accompagnée de détails, d'explications".
- Une *codification* est "1- l'action de codifier ; le résultat de cette action ; 2- une correspondance entre un élément d'information et une combinaison d'un langage".
- Le *codage* est "la production (d'un message) selon un code, en vue de la transmission". Le code est habituellement numérique ou alpha-numérique.

Notons la différence d'utilisation d'un dictionnaire et d'un thésaurus : on utilise habituellement un dictionnaire en connaissant la syntaxe du mot pour chercher son sens ; on a recours à un thésaurus ou à une classification sachant ce que l'on veut exprimer et ne sachant pas comment le traduire dans le vocabulaire normalisé.

La figure 5.1 illustre les mécanismes de communication de l'information par messages. La communication ne sera réussie que si l'émetteur et le destinataire connaissent tous deux les éléments du langage (code) utilisé et le contexte. Notons bien l'importance de ce dernier qui doit être identique pour les deux interlocuteurs.

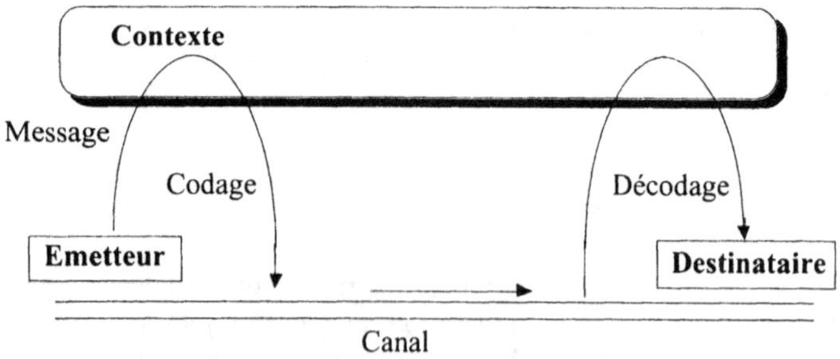

Figure 5.1 – La communication de l'information

Un codage doit, si possible, être biunivoque, c'est-à-dire qu'il ne doit exister qu'un seul terme pour nommer un objet et que chaque terme ne doit désigner qu'un seul objet. Il n'y a ambiguïté ni par polysémie ni par synonymie. Ces conditions sont indispensables pour une recherche fructueuse ultérieure et évitent des réponses non pertinentes ou fausses.

Les classifications fournissent un cadre commode pour une représentation et une codification systématiques des concepts médicaux.

Les classifications monoaxiales forment une hiérarchie de termes à partir d'une racine commune (figure 5.2). Les classes de premier niveau sont les classes principales. Elles doivent couvrir l'ensemble du domaine. Ainsi, un objet du domaine y trouvera une place et une seule. Le découpage doit obéir à un critère qui s'applique à l'ensemble des éléments de la classe mère sachant que les critères se succèdent dans un ordre d'importance décroissante. Les liens sémantiques à l'intérieur d'une hiérarchie peuvent être, suivant les cas, des liens d'appartenance à une classe (liaison de type *est-un*) ou de partitionnement (liaison de type *a-un*).

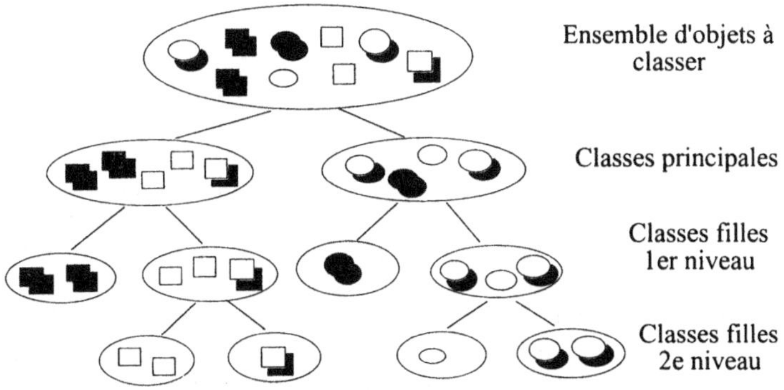

Figure 5.2 – Classification hiérarchique

L'exemple de classification monoaxiale hiérarchique le plus utilisé actuellement est la Classification Internationale des Maladies (CIM) ou ICD en anglais, publiée par l'Organisation Mondiale de la Santé (OMS) [OMS 1977] et son adaptation clinique (ICD-9-CM) [ICD9-CM 1994].

L'idée des classifications multiaxiales ou à facettes est de combiner des termes appartenant à des classes différentes, elles-mêmes pouvant être organisées de façon hiérarchique. SNOMED est un exemple de ce type de classification [Coté 1993]. La juxtaposition de termes appartenant à des catégories différentes est cependant insuffisante pour exprimer la richesse des liens sémantiques pouvant exister entre les termes médicaux (c'est-à-dire les formes actives et passives de verbes comme être, avoir, cause, traite, complique, etc.). Ces liens ou connecteurs sont explicités dans les langages artificiels ou des classifications comme le MeSH ou l'UMLS [McCray 1989]. Ils correspondent grossièrement aux groupes verbaux du langage naturel (par ex. est un, a, traite, est traité par, cause, est causé par, etc.) comme l'illustre le schéma de la figure 5.3.

Enfin, à côté des champs sémantiques de la classification (les groupes nominaux) et des connecteurs (les verbes), il peut être utile d'ajouter des modificateurs ayant la fonction des adjectifs de la langue naturelle. Ces modificateurs peuvent, par exemple, indiquer le degré de certitude (par ex. suspecté ou confirmé), l'intensité ou l'évolutivité (par ex. croissante) d'une assertion.

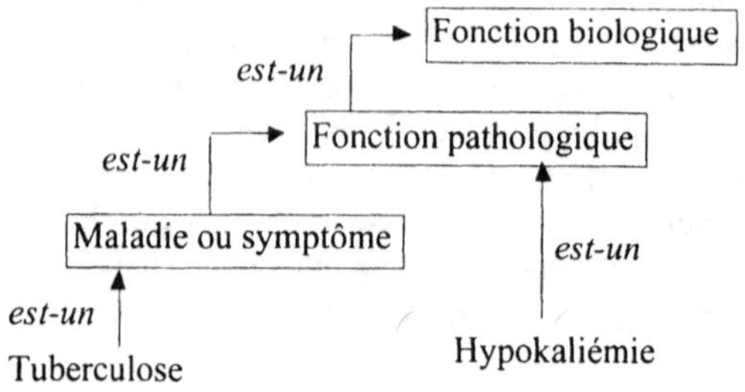

Figure 5.3 – Classification et liens sémantiques entre termes médicaux

Exemples de classifications

De nombreux vocabulaires et listes de termes médicaux sont utilisés dans les systèmes d'information médicaux. Certains ont une vocation internationale, d'autres ont été définis dans le cadre des besoins propres à un (ou un ensemble) de service(s) hospitalier(s). Nous présentons succinctement quelques uns de ces systèmes en sachant qu'aucun n'est entièrement satisfaisant. Certaines des entités médicales représentées dans telle classification seront jugées insuffisamment détaillées par certains spécialistes et d'autres comme trop détaillées ou trop complexes à utiliser. Dans tous les cas, il peut être utile d'établir des règles de passage d'un système à l'autre.

Classification internationale des maladies

La classification internationale des maladies (CIM) a été élaborée dans le contexte d'une utilisation à l'échelle mondiale. Son origine historique est brièvement retracée dans la figure 5.4. Dès 1900, le principe de révisions régulières de cette classification est acquis et, à partir de 1946, l'OMS en prend la responsabilité.

1853	W. Farr (1807-1883) Nomenclature uniforme des causes de décès
1893	J. Bertillon (1851-1922) Nouvelle classification des causes de mort
1946	OMS Classification statistique internationale des maladies, traumatismes et causes de décès
1975	9ème révision CIM-9 (ICD-9)
1979	Modification clinique (ICD-9-CM, HCIMO)
1993	Classification statistique internationale des maladies et des problèmes de santé connexes CIM-10 (ICD-10)

Figure 5.4 – Historique de la Classification Internationale des Maladies (CIM)

La neuvième révision, désignée par le sigle CIM-9 ou ICD-9 (*International Classification of Diseases*), remonte à 1975 [OMS 1977]. Très largement utilisée aujourd'hui, elle repose sur les principes de classification suivants :

- L'ensemble des maladies est réparti en catégories ayant un caractère commun. Ce caractère peut être étiologique (par ex. maladies infectieuses), faire référence à un système particulier (par ex. maladies cardiovasculaires ou pulmonaires) ou encore désigner le processus morbide en cause (par ex. maladies néoplasiques) (figure 5.5).
- Chaque catégorie est subdivisée en niveaux hiérarchisés permettant d'aboutir à un diagnostic précis.

Chaque entrée dans la classification comporte un code hiérarchique à quatre chiffres avec, dans certains cas, un cinquième chiffre facultatif.

I.	Maladies infectieuses et parasitaires
II.	Tumeurs (malignes, bénignes...)
III.	Maladies endocriniennes, de la nutrition et du métabolisme et troubles immunitaires
IV.	Maladies du sang et des organes hématopoïétiques
V.	Troubles mentaux
VI.	Maladies du système nerveux et des organes des sens
VII.	Maladies de l'appareil circulatoire
VIII.	Maladies de l'appareil respiratoire
IX.	Maladies de l'appareil digestif
X.	Maladies des organes génito-urinaires
XI.	Complications de la grossesse, de l'accouchement et des suites de couches
XII.	Maladies de la peau et du tissu cellulaire sous-cutané
XIII.	Maladies du système ostéo-articulaire, des muscles et du tissu conjonctif
XIV.	Anomalies congénitales
XV.	Certaines affections dont l'origine se situe dans la période périnatale
XVI.	Symptômes, signes et états morbides mal définis
XVII.	Lésions traumatiques et empoisonnements
Classification supplémentaire	
E.	Causes extérieures de traumatismes et empoisonnements
V.	Facteurs influant sur l'état de santé et motifs de recours aux services de santé
M.	Morphologie des tumeurs

Figure 5.5 – Les catégories de la CIM-9

La CIM-9 représente un compromis entre les classifications basées sur l'étiologie, la localisation anatomique et les circonstances d'apparition. Elle ne permet pas, par contre, de décrire une réalisation particulière d'une maladie ou de coder des détails cliniques pour un patient donné. Ainsi, compte tenu de son objectif initial, les notions temporelles (par ex., récidive, subintrant, progressivement aggravé,...) ou physiopathologiques (par ex., alcalose respiratoire, hyperréactivité bronchique,...) sont quasiment absentes de la CIM-9. Une modification clinique était proposée dès 1977 aux Etats-Unis sous le nom de ICD-9-CM et des mises à jour annuelles publiées par l'HCFA (*Health Care Financing Administration*) [ICD-9-CM 1994]. Les modifications portent principalement sur l'adjonction d'un ou deux chiffres aux codes de l'ICD-9. Depuis 1989, le remboursement des dépenses de soins dans le système Medicare est conditionné par le respect du codage selon l'ICD9-CM. En Europe, le code HCIMO (Classification Internationale des Maladies et Opérations, adaptation hospitalière) est une traduction et une extension du code ICD-9-CM [HCIMO 1988].

La dernière révision, CIM-10 (ICD-10), a été publiée en 1993 (figure 5.6) [OMS 1993]. Elle tient compte des expériences acquises, répond à certaines insuffisances de la version précédente et propose une nouvelle structure. A l'évidence, il n'est pas possible, à l'aide d'une seule classification, de répondre à tous les besoins de classifications, plus ou moins détaillées, qui peuvent être utiles suivant les circonstances. La dixième révision propose de définir une "famille de classifications des maladies et de classifications sanitaires connexes" dont la CIM-10 constituerait le noyau.

I.	Certaines maladies infectieuses et parasitaires
II.	Tumeurs
III.	Maladies du sang et des organes hématopoïétiques et certains troubles du système immunitaire
IV.	Maladies endocriniennes, nutritionnelles et métaboliques
V-VI.	Troubles mentaux et du comportement
VII.	Maladies du système nerveux
VIII.	Maladies de l'œil et de ses annexes
IX.	Maladies de l'oreille et de l'apophyse mastoïde
X.	Maladies de l'appareil circulatoire
XI.	Maladies de l'appareil respiratoire
XII.	Maladies de l'appareil digestif
XIII.	Maladies de la peau et du tissu cellulaire sous-cutané
XIV.	Maladies du système ostéo-articulaire, des muscles et du tissu conjonctif
XV.	Maladies de l'appareil génito-urinaire
XVI.	Grossesse, accouchement et puerpéralité
XVII.	Certaines affections dont l'origine se situe dans la période périnatale
XVIII.	Malformations congénitales et anomalies chromosomiques. Symptômes, signes et résultats anormaux d'examens cliniques et de laboratoire, non classés ailleurs
XIX.	Lésions traumatiques, empoisonnements et certaines autres conséquences de causes externes
XX.	Causes externes de morbidité et de mortalité
XXI.	Facteurs influant sur l'état de santé et motifs de recours aux services de santé

Figure 5.6 : Les catégories de la CIM-10

La figure 5.6 montre les catégories qui structurent la CIM-10. Le code adopté dans la CIM-10 est alphanumérique avec une lettre suivie de deux chiffres pour les catégories à trois caractères ou de trois chiffres pour les catégories à quatre caractères. Des nouveautés importantes ont été introduites par rapport à la 9ème révision. Il faut noter, par exemple, à la fin de certains chapitres, la création de catégories concernant les troubles post-thérapeutiques.

La figure 5.7 présente un extrait de la liste des catégories de maladies à trois caractères avec des exemples de liens avec d'autres termes.

L93	Lupus érythémateux ***A l'exclusion de***: lupus: érythémateux disséminé (M32.-) exedens (A18.4) vulgaire (A18.4) sclérodermie (M34.-) Utiliser, au besoin, un code supplémentaire de cause externe (Chapitre XX) pour identifier éventuellement le médicament.
L93.0	Lupus érythémateux chronique Lupus érythémateux SAI
L93.1	Lupus érythémateux cutané subaigu
L93.2	Autres lupus érythémateux localisés Lupus érythémateux profond Panniculite lupique

Figure 5.7 – Détail de la Classification internationale des maladies (CIM-10)

Classifications des actes et des procédures

La classification des actes et procédures varie considérablement d'un pays à l'autre, en raison notamment de la multiplicité des systèmes de remboursement et/ou d'évaluation des ressources mis en œuvre (cf. chapitre 14).

CPT4

Aux Etats-Unis, la classification CPT (Current Procedural Terminology) a été développée sous l'égide de l'American Medical Association [AMA 1995]. Sa première version a été publiée en 1966 et sa 4ème édition, connue sous le nom de CPT 4, a servi de base au système de codification des procédures de l'HCFA baptisé Health Care Common Procedure Coding System (HCPCS). Elle est révisée annuellement.

Classification des procédures de l'ICD-9-CM

Parallèlement au développement de la CPT, le développement de la classification des procédures de l'ICD-9-CM a été effectué à partir d'un document de travail de l'OMS, publié à l'occasion de la 9ème révision sous le titre "ICD-9, *Classification of Procedures in Medicine*, *Fascicle V*, *Surgical Procedures*". La classification, organisée de façon hiérarchique (figure 5.8), comporte 4 chiffres, dont deux chiffres décimaux [ICD-9-CM 1994].

Nomenclature générale des actes professionnels

En France, la nomenclature générale des actes professionnels (NGAP) est établie et mise à jour par la Sécurité sociale (figure 5.9). Elle est utilisée pour le remboursement des actes. Chaque code est composé de lettres clés (par ex.

Opérations sur le système cardiovasculaire 35–39

35 Opérations sur les valves et le septum

Inclut : sternotomie, thoracotomie comme voie d'abord

Codez aussi circulation extra-corporelle (39.61)

35.0 Valvulotomie à cœur fermé

Exclut: *valvuloplastie percutanée (ballon) (35.96)*

35.00 Valvulotomie à cœur fermé, valve non spécifiée

35.01 Valvulotomie à cœur fermé, valve aortique

35.02 Valvulotomie à cœur fermé, valve mitrale

...

35.1 Valvuloplastie à cœur ouvert, sans remplacement

...

35.2 Remplacement valvulaire

Figure 5.8 – Exemple de classification des procédures dans l'ICD-9-CM

C pour les consultations, CS pour les consultations spécialisées) et d'un chiffre correspondant à un nombre d'unités financières, dont la valeur du point est mise à jour en fonction de la complexité de l'acte et du coût de la vie. Ainsi, une appendicectomie sera cotée K50 et Kare25 soit K75.

Consultations	C, Cs, CNPSY	Par l'omnipraticien, le spécialiste, le psychiatre ou neuro-psychiatre
Visites	V, Vs, VNPSY	Par l'omnipraticien, le spécialiste, le psychiatre ou neuro-psychiatre
Chirurgie	K, KC, Kare	Actes de chirurgie, de spécialité, d'anesthésie-réanimation
Chir. dentaire	D, DC	Autres actes pratiqués par le chirurgien dentiste
Actes des paramédicaux	SF, SFI, AMM, AMI, AMP, AMO, AMY	Pratiqués par la sage-femme, le masseur, l'infirmière, le pédicure, l'orthophoniste, l'orthoptiste
Biologie	B, P	Biologie et anatomopathologie
Radiologie	Z	Utilisant les radiations ionisantes

Figure 5.9 – Les lettres-clés de la nomenclature générale des actes professionnels (NGAP)

Catalogue des actes médicaux

Le catalogue des actes médicaux par nature (CDAM) [CDAM 1985] a été préparé par le Ministère de la Santé français pour la mise en place de la réforme du financement des hôpitaux publics et du programme de médicalisation du système d'information (PMSI), nouveau système de suivi de l'activité médicale (cf. chapitre 14). Il est très proche de la HCIMO par les actes qui y sont définis et codés mais en a malheureusement perdu la structure hiérarchisée. Il se subdivise en sept champs représentés par des lettres grecques (figure 5.10) :

ALPHA (AL)	Actes diagnostiques et thérapeutiques
BETA (BE)	Anesthésiologie
GAMMA (GA)	Imagerie
MU (MU)	Radiothérapie
RHO (RH)	Morphologie
TO (TO)	Biologie
OMEGA (OM)	Réanimation

Figure 5.10 – Les champs du catalogue des actes médicaux (CDAM)

Le code acte est composé de quatre caractères (une lettre et trois chiffres). Dans chaque champ, à chaque acte sont associés un code, un *indice de coût relatif* (ICR) de un à trois chiffres et la mention d'acte lourd (consommant des ressources) indiquée par la lettre Y. L'ICR permet de chiffrer le poids économique de l'acte. Dans l'édition 1994 du catalogue, les actes sont présentés comme dans l'exemple suivant :

"L260 Appendicectomie pour appendicite aiguë : 38 Y"

Une réflexion est actuellement en cours pour réaliser une nomenclature unique NGAP-CDAM qui permettrait de répondre aux besoins d'analyse spécifique des organismes promoteurs de ces deux nomenclatures.

Classifications multidomaines

Nomenclature SNOMED

La nomenclature SNOMED (*Systematized Nomenclature of Medicine*) constitue un exemple représentatif de classification multi-axiale. Développée par les anatomopathologistes nord-américains, à partir du système SNOP (*Systematic Nomenclature of Pathology*), la 3ème édition, qui porte le nom de SNOMED International contient plus de 200 000 termes utilisés en pratique médicale ou vétérinaire [Coté 1993]. Elle est organisée suivant 11 axes de classifications hiérarchiques appelés *modules* et désignés par les lettres suivantes (figure 5.11) :

- T pour *Topography*, qui décrit les parties du corps, les organes et les régions (12 385 termes).
- M pour *Morphology*, qui présente les modifications congénitales ou acquises de l'anatomie, des cellules et des organes. Ce module intègre la nomenclature morphologique des tumeurs décrite dans la classification internationale des maladies pour l'oncologie (ICD-O) parue en 1990 (4 991 termes).

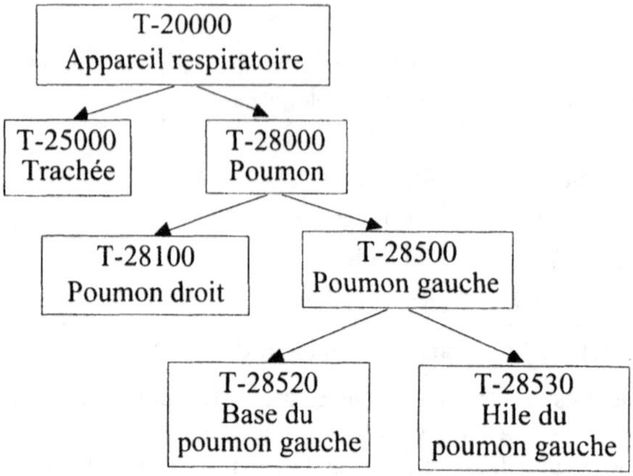

Figure 5.11 – Organisation hiérarchique de l'axe topographique de SNOMED international

- F pour *Function*, qui décrit les termes de physiopathologie et les termes utilisés pour décrire les états et processus normaux et pathologiques (16 352 termes).
- L pour *Living Organisms*, qui constitue une classification des animaux et des plantes essentiellement pathogènes ou vecteurs de maladies (24 265 termes).
- C pour *Chemicals, Drugs and Biological Products*, qui présente les classes de drogues et les médicaments qui leur appartiennent ainsi que des produits chimiques et des produits extraits de plantes (14 075 termes).
- A pour *Physical Agents, Forces and Activities*, qui compile une liste d'activités et d'instruments associés à des maladies ou des traumatismes (1 355 termes).
- J pour *Occupation*, qui est utilisé pour coder l'activité professionnelle, suivant la codification mise au point par le Bureau international du Travail (BIT) (1 886 termes).
- S pour *Social context*, qui propose une liste de situations sociales intéressantes dans un contexte médical (433 termes).
- D pour *Disease*, qui décrit les maladies et des combinaisons de signes et de symptômes (syndromes et maladies complexes). Elle fournit également une correspondance avec les termes diagnostiques de l'ICD-9-CM (28 622 termes).
- P pour *Procedure*, qui présente les activités administratives, diagnostiques et thérapeutiques mises en œuvre pour prévenir ou traiter les maladies (environ 25 000 termes).
- G pour *General Linkage/ Modifiers*, qui établit la liste des termes utilisés pour qualifier et lier les termes des modules entre eux (1 176 termes).

Les éléments à l'intérieur de chaque axe sont organisés suivant une structure hiérarchique, comme le montre la figure 5.11 pour la topographie des localisations pulmonaires.

T	+	M	+	L	+	F	=	D
Poumon		Granulome		M. tuberculosis		Fièvre		Tuberculose
T-28000		M-44060		E-2001		F-03003		D-0188

Figure 5.12 – Exemple de codification avec SNOMED

La codification est effectuée par juxtaposition de codes appartenant à des axes différents, comme le montre la figure 5.12 qui permet de représenter le concept de tuberculose pulmonaire. SNOMED a été utilisée avec succès sur un plan international dans des domaines comme l'anatomopathologie et la radiologie (figure 5.13). Elle a été traduite en plusieurs langues.

	CIM-10	**SNOMED International**
Structure	hiérarchique	hiérarchique, multi-axiale (axes liés)
Forme des codes	A99.9	T,M,F,D,L,C,P,J,G,A,S-99999[9]
Un code représente	un groupe de termes	un concept
Nombre d'entrées	80 000 (index compris)	200 000
Contenu	diagnostics, symptômes, résultats de laboratoire anormaux, blessures et empoisonnements, causes externes de morbidité et de mortalité, facteurs influençant l'état de santé	topographie, étiologie, morphologie, fonction, organismes, drogues et médicaments, maladies, procédures, activités professionnelles, modificateurs généraux, agents physiques, contexte social

Figure 5.13 – Comparaison entre CIM-10 et SNOMED international

Thésaurus MeSH

Le thésaurus MeSH (*Medical Subject Headings*) a été conçu au début des années 1960 par la National Library of Medicine (NLM) à Bethesda (USA) pour la production automatique de l'INDEX MEDICUS ou répertoire des principales publications scientifiques MeSH [MeSH 1995] (cf. chapitre 6). Il comprend environ 18 000 termes médicaux principaux qui sont régulièrement mis à jour et couvrent la plupart des domaines de santé (figure 5.14). Il a été traduit en plusieurs langues dont l'allemand, l'espagnol, le français et le portugais.

A.	Anatomie
B.	Organismes
C.	Maladies
D.	Produits chimiques et médicaments
E.	Techniques analytiques, diagnostiques et thérapeutiques, équipements
F.	Psychiatrie et psychologie
G.	Sciences biologiques
H.	Sciences physiques
I.	Anthropologie, éducation, sociologie, et phénomènes sociaux
J.	Technologie, industrie, agriculture et alimentation
K.	Humanités
L.	Sciences de l'information et communication
M.	Groupes nommés
N.	Santé
Z.	Noms géographiques

Figure 5.14 : La classification du MeSH

Un descripteur est un terme choisi parmi un ensemble de termes jugés équivalents pour représenter sans ambiguïté un seul concept. Il peut se présenter sous forme simple (uniterme, par exemple : "Groenland") ou composé de plusieurs termes (descripteur pré-coordonné, par exemple : "grossesse compliquée"). A chaque descripteur est associé un code alphanumérique qui exprime la position du terme dans une ou plusieurs hiérarchies de termes. Un arbre hiérarchique peut avoir jusqu'à sept niveaux. La figure 5.15 illustre la structure hiérarchique du vocabulaire MeSH.

VAISSEAUX CORONAIRES, MALADIES	C14.280.211	
ANGOR	C14.280.211.198	
ANGOR DE PRINZMETAL	C14.280.211.198.955	C14.280.211
ANGOR INSTABLE	C14.280.211.198.970	
ANEVRYSME CORONAIRE	C14.280.211.205	C14.907.55
ARTERIOSCLEROSE CORONAIRE	C14.280.211.210	C14.907.137
THROMBOSE CORONAIRE	C14.280.211.212	C14.907.854
SPASME CORONAIRE	C14.280.211.215	

Figure 5.15 : Structure hiérarchique du MesH systématique

Les descripteurs peuvent être majeurs ou mineurs. Ils sont décrits en détail dans le MeSH alphabétique qui forme le thésaurus proprement dit (figure 5.16). Les descripteurs sont écrits en majuscules dans le thésaurus. Les descripteurs majeurs (par ex. GENETIC MARKERS) représentent des points essentiels. Les descripteurs mineurs (par ex. CHROMOSOME MAPPING) font référence à des descripteurs majeurs. Les relations d'équivalence et de synonymie sont exprimées par le verbe "*see*" entre un terme et un descripteur et par la lettre X entre un descripteur et un terme. Les relations de voisinage entre deux descripteurs majeurs sont exprimées par les expressions "*see related*" et XR. Les relations hiérarchiques entre un descripteur mineur et un descripteur majeur par l'expression "*see under*" et son inverse par les caractères XU.

GENETIC MARKERS
D24.185.101.387 G5.735.450
usually NIM; IM GEN only; coord with specific genetic feature (IM) if pertinent; only /anal /blood-csf-urine
89; was GENETIC MARKER 1980-88
use GENETIC MARKERS to search GENETIC MARKER back thru 1980
see related
CHROMOSOME MAPPING
X CHROMOSOME MARKERS
X DNA MARKERS
X MARKERS, DNA
X MARKERS, GENETIC

GENETIC SCREENING
E1.563.390 E5.318.370.580.120
G3.850.520.610.580.120 N1.224.458.527.125
N2.421.143.827.233.443.125
only /instrum /methods /trends /vet
78
see related
HETEROZYGOTE DETECTION

GENETIC TECHNICS
E5.393+
do not use \man \methods \supply /util CATALOG: do not use 73
XR GENETIC COUNSELING

Figure 5.16 – Structure du MeSH alphabétique

MeSH permet l'accès à l'INDEX MEDICUS et à différentes bases de données de la *National Library of Medicine* dont MEDLINE contenant plus de 7 millions de références bibliographiques (cf. chapitre 6).

Langage médical unifié UMLS

Le projet *Unified Medical Language System* (UMLS), développé par la *National Library of Medicine* à Bethesda (USA), se propose d'établir un lien conceptuel entre le besoin d'une information exprimé par un utilisateur et différentes sources d'informations comme des bases de données sur la littérature médicale, des systèmes de gestion de dossiers médicaux ou des bases de connaissances (figure 5.17). Un même concept pouvant être exprimé sous différentes formes dans ces sources d'information, il est très important de déterminer quelles sont celles contenant des informations pertinentes pour une interrogation donnée [McCray 1989, Lindberg 1993].

La connaissance de UMLS se retrouve dans le métathésaurus, le réseau sémantique d'UMLS, les descriptions des sources d'informations appelées *Information Source Map* et le lexique [UMLS 1996].

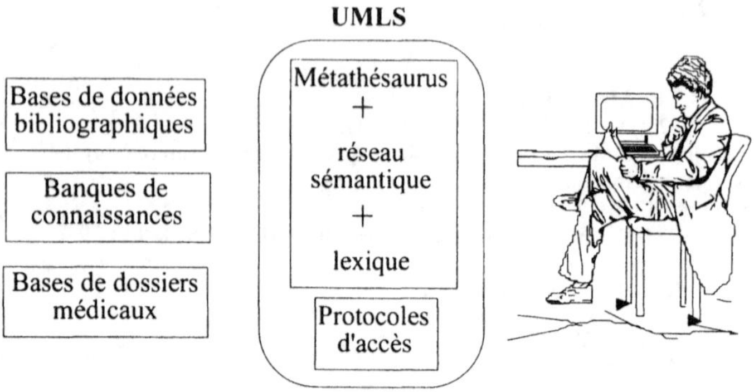

Figure 5.17 – L'approche de l'UMLS

- Le *métathésaurus* contient environ 250 000 concepts et plus de 540 000 termes différents. Il regroupe (d'où le préfixe méta) les termes issus du MeSH (273 000 termes), de SNOMED (107 000 termes), de l'ICD-9-CM (35 000 termes), du DSM-IV (*Diagnostic and Statistical Manual of Mental Disorders, 4th edition*), de la classification CPT4 (*Current Procedural Terminology*), ainsi que des concepts utilisés dans des bases de connaissances (PDQ, DXPLAIN, QMR) ou des systèmes de gestion de dossiers médicaux comme COSTAR.
- Le *réseau sémantique* contient les relations existant entre certaines catégories sémantiques. Par exemple "virus" *peut-causer* "maladie ou syndrome". Un exemple simplifié du réseau sémantique est donné sur la figure 5.18.
- L'*Information Source Map* décrit les bases de données, leurs contenus, leurs vocabulaires, leurs degrés de couverture et les conditions d'accès.
- Le *lexique* (*SPECIALIST Lexicon*) regroupe des informations linguistiques destinées à faciliter l'utilisation de programme d'analyse automatique du langage naturel (morphologie, variantes lexicales, syntaxe, etc.). Il couvre le vocabulaire anglais général comme le vocabulaire biomédical [McCray 1994].

Discussion et conclusion

La qualité d'une classification peut être jugée par la sensibilité et la spécificité des réponses qu'elle permet de fournir à des requêtes adressées à des bases de données l'utilisant. La sensibilité et la spécificité dépendent des qualités suivantes :

- *Complétude*
  La description complète du domaine médical est très difficile à atteindre.

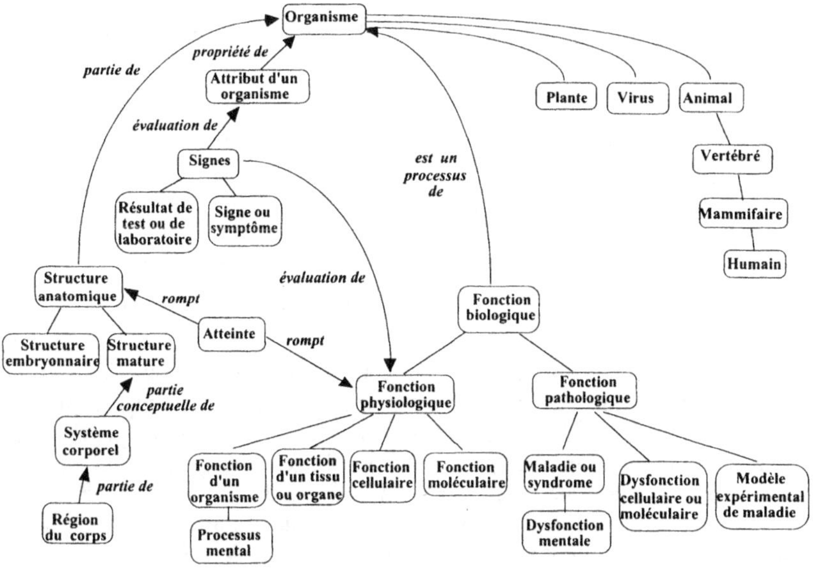

Figure 5.18 – Le réseau sémantique du langage UMLS (adapté de *UMLS 1995, NIH/NLM, 6ème édition expérimentale, avril 1995*)

- *Non-ambiguïté*
  Les termes ne doivent faire référence qu'à un seul concept. Si un terme est ambigu, au moins deux types de données différentes sont stockés sous le même terme ce qui affecte la spécificité des réponses.
- *Non-redondance*
  Chaque concept ne doit pouvoir être exprimé que d'une seule façon. Si l'on introduit deux termes pour faire référence au même concept, la sensibilité des réponses aux requêtes adressées à la base de données en sera réduite.
- *Existence de synonymes*
  La prise en compte des synonymes est une qualité. Elle doit être distinguée de la redondance qu'il faut éviter. En effet, les synonymes sont des termes intermédiaires autorisés qui font référence à un terme unique (le code interne) utilisé pour codifier, indexer et retrouver l'information utile.
- *Existence de relations explicites*
  Quand les types de relations existant entre les termes d'une nomenclature ne sont pas clairs, la qualité des réponses aux requêtes peut en souffrir. Les relations "*est-un*, *est-une-partie-de*, *cause-de*, *associé-à*, *équivalent-à*, *est-dans*" sont les plus fréquentes. Ainsi, si l'on veut interroger une base de données pour trouver les maladies pneumologiques d'un patient, on retiendra tous les termes ayant une relation de type *est-un (is-a)* avec le concept "maladie pneumologique".

	ICD-10	SNOMED	MeSH	UMLS
Complétude	Non	Oui	Oui	Oui
Non -ambiguïté	Non	Oui	Non	Oui
Non-redondance	Oui	Non	Oui	Oui
Synonymes	Oui	Oui	Oui	Oui
Relations explicites	Oui	Oui	Oui	Oui

Figure 5.19 – Comparaison de différentes classifications

Le tableau de la figure 5.19 résume les propriétés de quatre classifications représentatives.

La compatibilité des codifications n'étant pas toujours assurée, le *transcodage* (passage d'une classification à l'autre) pose habituellement des problèmes difficiles. La difficulté de transcodage est une raison supplémentaire pour accorder un soin tout particulier au choix d'un système de codage. D'une manière générale, la recherche d'une classification largement diffusée, utilisée et dont les révisions sont assurées au fil du temps par un organisme international reconnu et compétent, est à conseiller.

Les recherches développées dans le cadre de projets comme UMLS ou GALEN (projet européen) devraient permettre la réalisation de véritables serveurs de terminologies très utiles pour assurer la cohérence sémantique de l'information médicale [Rector 1994].

Questions

- *Définition d'un dictionnaire, d'un thésaurus, d'une classification, d'une nomenclature, d'un catalogue.*
- *Principe du codage et du décodage de l'information médicale.*
- *Principe d'organisation et indications de la Classification Internationale des Maladies (CIM).*
- *Modalités de classification des procédures. Problèmes posés.*
- *Principe d'organisation et indications de SNOMED.*
- *Principe d'organisation et indications du thésaurus MeSH.*
- *Principe d'organisation et indications du langage UMLS.*

6

Systèmes documentaires et banques d'informations

Introduction

Le nombre de périodiques médicaux répertoriés augmente de façon exponentielle, doublant approximativement tous les 10 à 15 ans, pour dépasser aujourd'hui le chiffre de 20 000. Le nombre de concepts médicaux individualisés dans le métathésaurus de l'UMLS est supérieur à 250 000 (cf. chapitre 5). A l'inverse, le temps que les médecins ou les chercheurs peuvent consacrer à la lecture de textes scientifiques n'est pas extensible. On conçoit aisément, dans cette situation, la nécessité de l'utilisation de systèmes automatiques d'accès aux connaissances médicales.

Les systèmes documentaires sont très diversifiés. Certains sont conçus comme des index d'information (ne contenant pas toute l'information recherchée mais seulement le moyen d'accès à cette information, comme le font les systèmes de bibliographie classiques). D'autres visent à fournir directement l'information recherchée (les banques d'informations et de connaissances). Dans le premier cas, la mise à jour se fait essentiellement par ajout de nouvelles références. Dans le second, la mise à jour se fait par ajouts et corrections, car la connaissance médicale est en permanente évolution.

Infrastructure technologique

Systèmes documentaires et banques d'informations et de connaissances sont stockés sur des serveurs de données accessibles, par les réseaux de communication, à partir de postes de travail (figure 6.1).

Poste de travail

Le poste de travail peut être un écran de visualisation (terminal d'ordinateur ou écran Minitel en France), un micro-ordinateur ou une station de travail. L'utilisation d'un écran de visualisation permet de consulter les serveurs et éventuellement de commander des copies d'articles. L'utilisation de micro-ordinateurs ou de stations de travail permet d'importer sur le poste les résultats des interrogations et de les intégrer dans les applications locales.

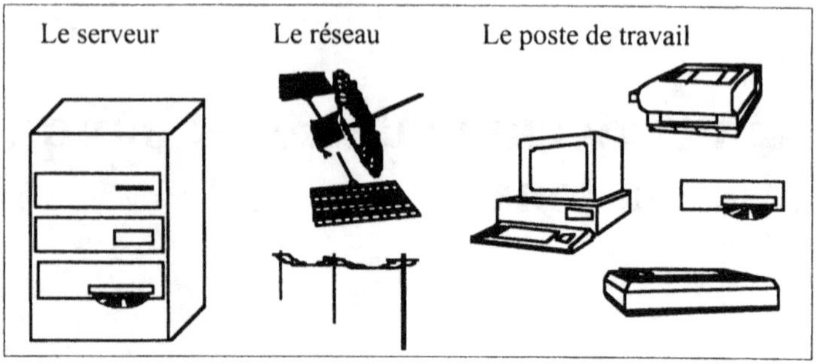

Figure 6.1 – L'infrastructure technologique

Connexion aux réseaux

La connexion aux réseaux se fait par l'intermédiaire du réseau téléphonique ou de réseaux spécialisés : réseau TRANSPAC X25, réseau numérique à intégration de services (RNIS) qui porte le nom de NUMERIS en France et surtout Internet, réseau de réseaux. L'accès doit pouvoir se faire de manière immédiate et transparente, quel que soit le serveur destinataire. Une amélioration significative de la convivialité a été observée depuis le début des années 90 avec l'aide de logiciels de connexion et de navigation sur le réseau Internet (*browsers*) comme NETSCAPE NAVIGATOR ou INTERNET EXPLORER (Microsoft®) qui facilitent le paramétrage des accès, le choix des serveurs, des modes de communication (textes, images...) ou les modalités d'envois des messages (voir annexe C).

Archivage et fonctions serveur

L'augmentation des capacités de stockage permet de conserver sur les serveurs des quantités toujours plus grandes d'informations, voire les textes originaux eux-mêmes incluant graphiques et images (serveurs multimédias). Parallèlement, la multiplicité des serveurs impose le développement de logiciels d'interrogation plus souples et performants, permettant de formuler des questions en langage quasi naturel.

Caractéristiques générales

Médiation documentaire

L'objectif d'un système documentaire est de fournir au demandeur (médecin, chercheur) le moyen d'accès aux documents pertinents pour une question posée (les références). Les documents devront donc au préalable avoir été indexés par des spécialistes du domaine.

L'indexation est habituellement faite de façon manuelle, au moyen de mots clés définis par les auteurs et/ou des spécialistes du domaine (documentalistes) à partir d'un thésaurus de mots clés (figure 6.2). Ils font alors l'objet d'une codification (cf. chapitre 5). Les mots clés peuvent être utilisés seuls ou combinés par des connecteurs logiques (et, ou, non), relationnels (par ex. supérieur, inférieur) ou de liaison (par ex. cause, causé par) formant un véritable langage artificiel. Des procédures semi-automatiques ou automatiques sont développées par des groupes de recherche en analyse et compréhension du langage naturel pour accélérer le processus d'indexation.

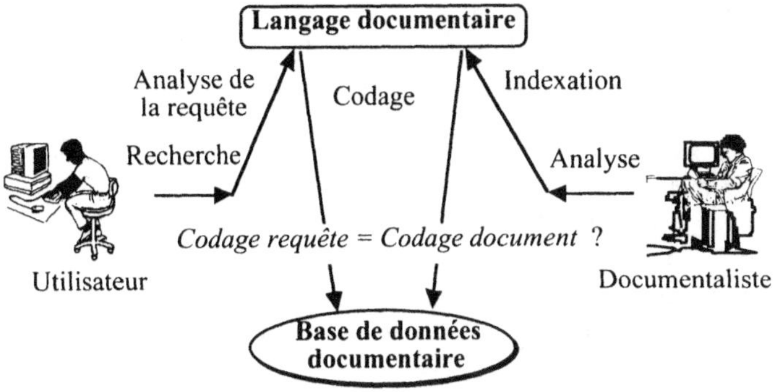

Figure 6.2 – La médiation documentaire

Lors de l'interrogation d'un système documentaire, la question de l'utilisateur fait l'objet d'un traitement analogue (figure 6.2) avec établissement d'une liste de mots clés et de connecteurs éventuels. Le succès ou l'échec de la recherche dépend de l'adéquation entre les deux codages obtenus : le codage de la requête et celui de l'indexation du document.

Il est alors possible d'extraire du système documentaire les références bibliographiques des articles sélectionnés (titre, auteurs, journal, année et volume de parution, pages, résumé, etc.). Les systèmes les plus perfectionnés permettent de commander directement une copie des articles, voire d'accéder en temps réel à la totalité de l'article (bases de données en texte intégral).

Qualité d'un système documentaire

La qualité d'un système documentaire doit être évaluée en fonction de la pertinence et de l'exhaustivité des réponses fournies, mais également de la rapidité et de la facilité d'utilisation. A partir des éléments de la figure 6.3, il est possible de déterminer les critères de performance suivants :

Le *taux de rappel* est défini comme le rapport du nombre de documents pertinents *a* retrouvés sur le nombre total *a* + *b* de documents pertinents du système. Par exemple, s'il existe, pour une question donnée, 25 références

Documents	Retrouvés	Non retrouvés	
Pertinents	a	b	a + b
Non pertinents	c	d	c + d
	a + c	b + d	N

Figure 6.3 – Résultats d'une interrogation documentaire

pertinentes et si le système en retrouve 20, le taux de rappel sera de 20/25 = 80%.

Le complément à 100 du taux de rappel est appelé le *silence*. Dans l'exemple précédent, il est de 20%.

Habituellement, le taux de rappel et le silence ne sont pas directement mesurables par l'utilisateur final qui ne connaît pas le nombre total de documents pertinents enregistrés dans le système. Il est possible par contre de connaître la *précision* de la réponse. On définit la précision comme le nombre de documents pertinents *a* retrouvés sur le nombre total de documents retrouvés *a* + *c*. Si, dans l'exemple précédent, on a retrouvé 20 articles dont 15 sont pertinents, le taux de précision est égal à 15/20 = 75%.

Le complément à 100 du taux de précision est appelé le *bruit*. Il se définit comme le rapport du nombre de documents non pertinents retrouvés *c* sur le nombre total de documents retrouvés *a* + *c*.

Outre le domaine couvert et la période, la nature des documents analysés, la fréquence de mise à jour, la richesse des informations fournies et la nature du langage utilisé pour interroger la base (thésaurus ou langage naturel) sont les principaux critères de choix d'une base de données bibliographiques.

Systèmes documentaires

Bases de données bibliographiques

Le développement de bases de données bibliographiques a connu un essor considérable depuis le milieu des années 1960. Une base de données bibliographique contient les titres et références (auteurs, laboratoire, langue, etc.) des articles publiés dans des périodiques, des actes de conférences, des livres ou des rapports techniques. L'augmentation rapide des capacités de stockage permet d'ajouter les résumés voire le texte en entier ainsi que les schémas et figures.

Tous les domaines, scientifiques ou non, sont concernés. Dans le domaine biomédical, la *National Library of Medicine* (NLM) à Bethesda produit plus de 40 bases et banques de données accessibles en ligne. De ces différents systèmes, le système MEDLINE est certainement le plus significatif et son évolution mérite d'être rappelée. MEDLINE, abréviation de "MEDLARS (pour *MEDical Literature Analysis and Retrieval System*) Online" est un système interactif d'information documentaire mis en place par la NLM en 1971. Chaque année, 400 000 articles des 3700 périodiques, couvrant les domaines biologique, médical, les soins infirmiers et la santé publique, sont indexés par 5 à 20 termes du thésaurus MeSH (*Medical Subjects Headings*) (cf chapitre 5). Le même thésaurus est utilisé lors de l'interrogation de la base documentaire. L'accès peut être effectué à partir d'un écran de visualisation, d'un micro-ordinateur ou d'une station de travail. Le nombre total d'articles référencés est supérieur à 7,5 millions, dont 47% provenant d'Europe et 5% d'Extrême Orient.

L'interrogation en ligne de la base permet d'obtenir, à l'aide d'un langage de commande, le nombre de documents de la base répondant à la requête, puis d'affiner la requête, de visualiser la réponse et d'éditer les références sélectionnées. La requête de sélection peut combiner, à l'aide des opérateurs booléens ET - OU - SAUF, les mots clés, les noms d'auteurs ou les noms des journaux. L'utilisateur peut recevoir chez lui, par courrier, la liste des références sélectionnées ou les photocopies des textes complets correspondants (figure 6.4).

TI: The use of multimedia in patient care.
AU: Kitanosono-T; Kurashita-Y; Honda-M; Hishida-T; Konishi-H; Mizuno-M; Anzai-M
AD: Department of Radiology, School of Medicine, Showa University, Tokyo, Japan.
SO: Comput-Methods-Programs-Biomed. 1992 May; 37(4): 259-63.
ISSN: 0169-2607
PY: 1992
LA: ENGLISH
CP: NETHERLANDS
AB: A personal computer based system was constructed to assess the use of various forms of information (multimedia) in patient record keeping. A patient's file with his records kept in a multimedia fashion was made by using the system. We describe the hardware and software construction of the system together with the Picture Archiving and Communications Systems (PACS).
MESH: Photography-; Software-;Tape-Recording; Videotape-Recording
MESH: *Medical-Records-Systems, -computerized; *Microcomputers-; *Radiology-Information-Systems
PT: JOURNAL-ARTICLE
AN: 93009664
UC: 9301

TI: Titre du document; AU: Auteurs; AD: Adresse; SO: Référence du document; PY: Année ; LA: Langue; CP: Pays; AB: Résumé; MESH: Mots clés; PT: Type de document AN: Numéro d'accès; UC: Code de mise à jour

Figure 6.4 – Exemple de résultat d'une interrogation de MEDLINE

Afin de faciliter l'accès au système MEDLINE, des logiciels d'interrogation ont été développés sur des serveurs disposant de versions dupliquées des fichiers de la NLM et/ou des micro-ordinateurs (IBM compatibles ou Macintosh). Le logiciel GRATEFUL MED développé par la NLM est un exemple de ce type de logiciel. Ce système propose des menus qui guident l'utilisateur dans la formulation de ses questions et lui font gagner du temps. La recherche peut se faire sur des termes MeSH spécifiés, sur des termes plus spécialisés ("enfants" dans la hiérarchie de MeSH) ou plus généraux ("parents"). Des mots appartenant aux titres ou aux résumés des articles peuvent également servir de critères d'accès. Les résultats des interrogations peuvent être téléchargés sur un micro-ordinateur et/ou conservés pour une réutilisation ultérieure. La durée d'une interrogation est de l'ordre de 10 minutes. En France l'INSERM et la société Télésystèmes ont développé un logiciel permettant, grâce à un système de menus et à partir du serveur Questel, d'interroger simplement MEDLINE.

BIOSIS, EMBASE, ISIS et PASCAL sont d'autres exemples significatifs de bases de données multidisciplinaires (figure 6.5). Elles ont été complétées dans de nombreux domaines par des bases plus spécialisées, comme par exemple TOXLINE (*TOXicology information onLINE*) en toxicologie ou AIDSLINE pour le SIDA.

Base	Existe depuis	Source	Nb. références (millions)	Couverture
BIOSIS	1969	Biosis (USA)	9,0	7 600 périodiques
EMBASE	1974	Elsevier Science Publishers (Pays-Bas)	5,0	3 500 périodiques
ISIS	1974	Institute for Scientific Information (USA)	10,0	4 500 périodiques
MEDLINE	1966	National Library of Medicine NLM (USA)	7,5	3 700 périodiques
PASCAL	1973	CNRS (France)	9,0	9 000 périodiques, congrès, thèses

Figure 6.5 – Exemples de bases de données bibliographiques dans le domaine biomédical

Les principales bases de données documentaires sont maintenant disponibles sur CD-ROM et/ou sur l'Internet (cf. Annexe C). Les logiciels permettent d'interroger les bases et d'exporter les résultats vers des traitements de textes. La figure 6.6 montre un exemple d'interrogation de MEDLINE sur CD-ROM. Parallèlement, l'accessibilité, par les réseaux ou sur CD-ROM, des textes complets (*full text*) incluant graphiques et images des articles des principales revues se développe rapidement.

Banques d'informations et de connaissances

L'objectif d'une banque d'informations (ou de connaissances) est de fournir à l'utilisateur les informations les plus pertinentes possibles pour la prise de décisions, comme par exemple la composition, les indications ou les effets secondaires d'un médicament dans une banque de médicaments. Les mises à jour se font par ajouts successifs, mais également par modification de données déjà stockées et devenues obsolètes. Les banques d'informations et de connaissances réalisées touchent tous les domaines scientifiques et techniques. Nous ne citerons que quelques exemples en médecine et en biologie.

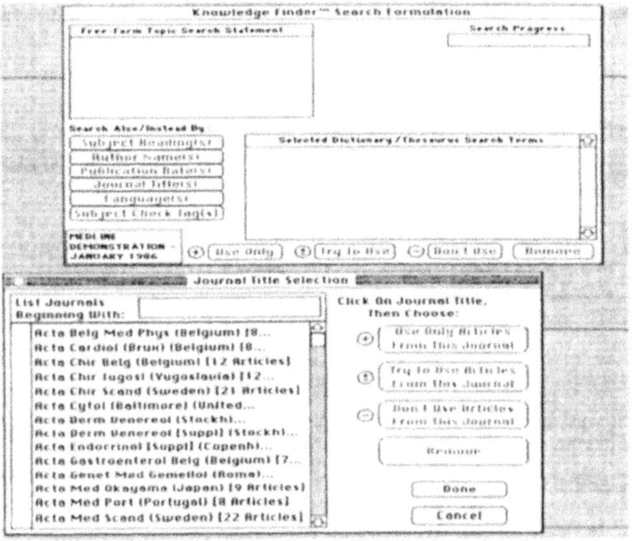

Figure 6.6 – Exemple d'interrogation de MEDLINE à partir d'un micro-ordinateur (avec l'aimable autorisation de ARIES corp.)

Dans le domaine médical, les banques peuvent être utilisées pour l'établissement d'un diagnostic, l'établissement d'un pronostic, comme la recherche de la meilleure stratégie thérapeutique ou la surveillance toxicologique.

- En médecine interne, la base ADM, réalisée à Rennes, contient la description des signes et manifestations de 2 500 maladies [Lenoir 1981]. Elle est accessible aux médecins généralistes à partir d'un terminal Minitel ou du réseau Internet.
- La banque BIAM (Banque d'Informations Automatisée sur les Médicaments) contient des informations sur près de 3 000 produits chimiques et 8 000 spécialités pharmaceutiques. Elle permet de consulter les propriétés d'un médicament ou encore de rechercher des interactions médicamenteuses entre plusieurs médicaments [Ducrot 1989]. L'accès peut se faire par principe actif ou par spécialité : propriétés pharmacologiques, classe chimique, mécanismes d'action, indications, contre-indications, posologie, précautions d'emploi, fabricant. La base THERIAQUE élaborée par des pharmaciens hospitaliers au Centre national d'information sur le médicament hospitalier (CNIMH) à Paris présente des objectifs comparables.
- TOXNET (*TOXicology data NETwork*), diffusée par la NLM, est un ensemble de banques d'informations et de bases bibliographiques en toxicologie.
- Le système d'information PDQ (*Physician Data Query*) sur le cancer, administré par le National Cancer Institute, est disponible depuis 1984. Il comprend un fichier d'informations sur les cancers, leurs pronostics,

des informations cliniques et les traitements les plus importants, un fichier de tous les protocoles d'essais thérapeutiques en cours, un répertoire de médecins (plus de 10 000) et d'institutions (plus de 2 000) impliqués dans le traitement des cancers. Ainsi, s'il n'y a pas de traitement admis pour un certain stade d'un cancer, le système fournit la liste des recherches en cours d'évaluation. Les informations sont validées par un groupe d'experts cancérologues. Les données pronostiques ont été validées par plus de 400 spécialistes.

- HSTAT (*Health Services/Technology Assessment Text*), diffusé par la NLM, est une base textuelle de guides cliniques.

Dans le domaine de la biologie moléculaire, l'accès à des banques d'acides nucléiques ou de protéines est indispensable pour la comparaison de séquences nucléotidiques ou la recherche des caractéristiques d'une protéine. Ainsi, par exemple, la mise en évidence d'homologies de séquences entre des protéines différentes est une étape indispensable à l'étude de l'évolution moléculaire et à la constitution de familles de protéines. L'accessibilité des serveurs sur les réseaux et la répartition des tâches entre les laboratoires sont deux conditions nécessaires au gigantesque projet d'établissement de la cartographie du génome de différentes espèces végétales et animales dont le génome humain.

- La banque de nucléotides développée par l'EMBL (*European Molecular Biology Laboratory*) à Heidelberg et Cambridge (*European Bioinformatics Institute*) contenait en mars 1995 plus de 300 000 séquences totalisant environ 260 millions de bases. Elle est mise à jour en collaboration avec les bases GenBank (USA) et DDBJ (Japon). Sa taille double tous les 18 mois environ.

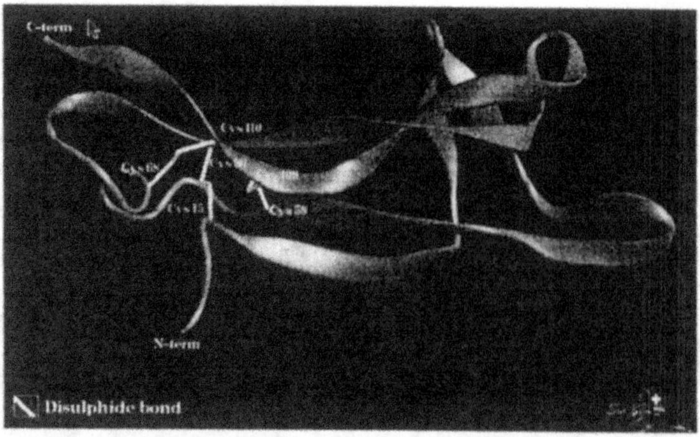

Figure 6.7 – Exemple de structure 3D d'une protéine (Lymphotoxine alpha précurseur ou LT-Alph)

- EXPASY/SWISS-PROT est une banque de données de séquences protéiques produite conjointement par le groupe d'Amos Bairoch (Université de Genève) et l'EMBL. Elle fournit un niveau élevé d'annotations (par ex. la description de la fonction de la protéine, sa structure, les variations, etc.) et des liens avec d'autres bases. La figure 6.7 montre un exemple de représentation tri-dimensionnelle d'une protéine.
- GenBank est une base de données de séquences génétiques développée par le NCBI (*National Center for Biotechnology Information*), une division de la NLM (*National Library of Medicine*) et donc du NIH (*National Institute of Health*). GenBank contenait approximativement 286 000 000 bases et 352 400 séquences en avril 1995. Les séquences EST sont des séquences partielles de DNA dérivées de clones qui sont sélectionnées à partir de bibliothèques de cDNA. La figure 6.8 donne un exemple de séquence EST. Ces séquences sont publiées dans une base particulière appelée dbEST qui contient plus de 20 000 séquences.

```
TYPE: EST
STATUS: New
CONT_NAME: Kerlavage AR
CONT_LAB: Receptor Biochemistry & Molecular Biology
EST#: EST00001
GB#: M61954
GDB#:
GDB_DSEG:
CLONE: HHC189
ATCC_INHOST: 65128
OTHER_EST: EST00093, EST000101
CITATION: Science, 252:1651 (1991)
PRIMER: M13 Forward
P_END: 5' end
DNA_TYPE: cDNA
MAP: Chromosome 1
LIBRARY: Hippocampus, Stratagene (cat. #936205)
PUBLIC: 1
PUT_ID: Actin, gamma, skeletal
COMMENT:
This is a comment about the sequence. It may contain features.
It may span several lines.
SEQUENCE:
AATCAGCCTGCAAGCAAAAGATAGGATATTCACCTACAGTGGGCACCTCCTTAAGAAGCTG
ATAGCTTGTTACACAGTAATTAGATTGAGATAATGGACACGAAACATATTCCGGGATTAAA
CATTCTTGTCAAGAAAGGGGGAGGAAGTCTGTTGTGCAAGTTTCAAAGAAAAAGGGTACCA
GCAAAAGTGATAATGATTTGAGGATTTTGTCTCTAATTGGAGGATGATTCTCATGTAAGGT
TGTTAGGAAATGGCAAAGTATTGATGATGTGTGCTATGTGATTGGTGCTAGATACTTTAAC
TGAGTATACGAGTGAAATACTTGAGACTCGTGTCACTT
||
```

Figure 6.8 – Exemple de séquence protéique retrouvée dans la base EST de GenBank

Le développement rapide de la technologie multimédia (ordinateurs et supports de stockage) devrait largement faciliter, dans les prochaines années, la réalisation et la diffusion sous forme de supports optiques numériques –

CD-ROM, CD interactif (CD-I), CD photo, Data Discman, DVD-ROM, etc. – de véritables encyclopédies interactives qui viendront compléter les banques de connaissances accessibles par les réseaux.

Discussion et conclusion

L'utilisation des bases de données documentaires et des banques d'informations a longtemps été freinée par la multiplicité des classifications et des thésaurus, l'absence de convivialité des interfaces et la complexité des langages d'interrogation. Le projet UMLS [Lindberg 1993] présenté dans le chapitre 5 est une tentative d'unification du langage médical qui sera très utile pour partager cette information.

L'interrogation libre, en langage naturel, d'une banque de données est également une voie de recherche active. Elle met en jeu des méthodes d'intelligence artificielle qui concernent les mécanismes de compréhension, d'analyse et d'interprétation des textes ainsi que des techniques de construction de dictionnaires très volumineux. Elle devrait permettre, dans le futur, d'accéder plus facilement à l'information recherchée et d'indexer automatiquement les textes scientifiques. Ainsi, la fonction d'interrogation d'une banque d'informations pourra-t-elle être intégrée, d'une manière transparente, dans un système d'information plus vaste comme un système d'information hospitalier ou un réseau de médecins de ville. Son couplage avec le dossier du patient en sera facilité et les fonds documentaires pourront trouver une place plus efficace dans l'aide à la décision et la formation continue (cf. chapitres 12 et 13).

Parallèlement, le développement rapide de nouveaux supports de traitement, de stockage et de consultation devrait considérablement faciliter la tâche des utilisateurs et faire de l'interrogation des systèmes documentaires et des banques de données une activité de routine.

Questions

- *Définir un système documentaire (base de références), une banque d'information ou de connaissances médicales.*
- *Décrire l'infrastructure technique minimale permettant d'accéder à un système documentaire.*
- *Comment peut-on évaluer les performances d'un système documentaire ? Citer quelques indices d'évaluation.*
- *Quel est le principe d'interrogation d'un système documentaire ?*
- *Citer quelques bases de données bibliographiques.*
- *Citer quelques bases et banques de connaissances en médecine ou en biologie et discuter de leur intérêt actuel et potentiel.*

7

Systèmes d'information hospitaliers

Introduction

Un Système d'Information Hospitalier (SIH) peut être défini comme un système informatique destiné à faciliter la gestion de l'ensemble des informations médicales et administratives d'un hôpital et à améliorer la qualité des soins distribués. Un SIH est par vocation intégrateur et l'on pourrait tout aussi bien parler de système intégré de traitement de l'information hospitalière (SITIH).

Le développement des premiers SIH, essentiellement aux Etats-Unis et dans quelques pays d'Europe comme les Pays-Bas, la Suède ou la Suisse, remonte au milieu des années 60. Il a suivi l'évolution générale de la technologie informatique : développement des gros ordinateurs centraux, apparition des micro-ordinateurs permettant de remplacer les terminaux passifs, puis des mini-ordinateurs pouvant être reliés en réseau, développement des stations de travail et du multimédia, etc.

Alors que plusieurs dizaines de SIH sont commercialisés, peu de produits couvrent actuellement l'ensemble des besoins des hôpitaux et leur intégration progressive dans le cadre plus global des réseaux de soins (cf. chapitre 8). La diversité des tâches à assurer, des acteurs impliqués, des organisations existantes et des possibilités technologiques explique cette situation. La mise en place d'un SIH apparaît cependant comme une nécessité et peut bénéficier d'un large consensus de la part des différents acteurs du système de santé.

La réussite d'un SIH est soumise à plusieurs conditions. Parmi les plus importantes, citons :

- une connaissance approfondie du système d'information de l'hôpital,
- une analyse fine de la sociologie des organisations de l'hôpital et une bonne communication, interne entre les différents acteurs de l'hôpital et externe avec son environnement,
- une stratégie matérielle et logicielle adaptée,
- une estimation juste des ressources nécessaires à sa mise en œuvre et son exploitation.

Analyse du système d'information de l'hôpital

Les différents niveaux du système d'information

Un hôpital est une organisation très complexe générant des quantités considérables d'informations. La mise en place d'un SIH ne peut se concevoir sans une analyse approfondie du système d'information de l'hôpital, c'est-à-dire de l'ensemble des éléments en interaction ayant pour objectif de rassembler, traiter et fournir les informations nécessaires aux activités de l'hôpital.

L'analyse du système d'information de l'hôpital peut se faire selon plusieurs axes: quel est l'environnement du SIH ? Quelles sont les finalités de l'hôpital (analyse par objectifs) ? Quelle est sa structure et son organisation (analyse structurelle) ? Quelles sont les fonctions couvertes (analyse fonctionnelle) ? Quelles sont les retombées possibles d'un système informatique sur l'organisation de l'hôpital et comment les relations entre les acteurs seront-elles modifiées (analyse comportementale) ?

La méthodologie d'analyse d'un système d'information complexe peut être transposée d'un pays à l'autre. Il n'en va pas nécessairement de même pour les résultats (a fortiori pour un SIH élaboré sur la base d'analyses divergentes).

Environnement du système d'information

La figure 7.1 illustre la diversité des acteurs impliqués de façon directe ou indirecte par le système d'information hospitalier. Il s'agit à l'évidence des patients, des personnels de soins (médecins, personnels infirmiers, paramédicaux, pharmaciens et biologistes, ingénieurs biomédicaux, etc.), des personnels administratifs, mais également des acteurs extra-hospitaliers comme les organismes ministériels, les industriels ou les médias.

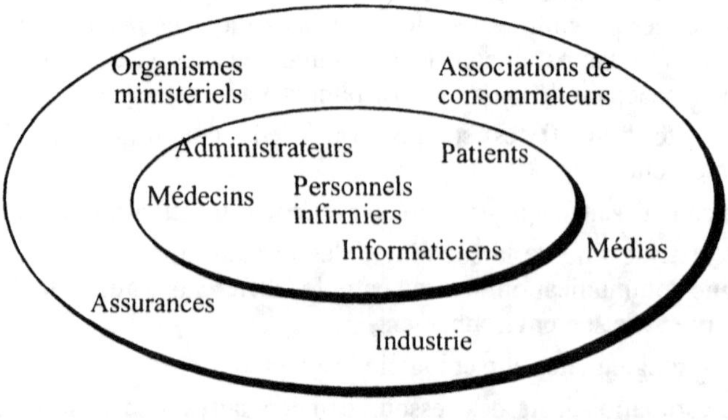

Figure 7.1 – Les acteurs du système d'information hospitalier

Le système d'information de l'hôpital, quelle qu'en soit sa complexité, doit être analysé dans le cadre plus large du système d'information de santé, afin de ne pas sous-estimer les besoins de communication entre les différents sous-systèmes (médecine libérale ou organismes d'assurance par exemple). Il est une composante essentielle des réseaux de soins et doit s'intégrer harmonieusement dans leur mise en place (cf. chapitre 8).

La figure 7.2 donne des exemples de niveaux d'analyse du système d'information. La plupart des fonctionnalités recherchées (par exemple l'évaluation de la qualité, la planification financière) peuvent être envisagées à plusieurs niveaux d'agrégation (service, hôpital, réseau de soins, etc.).

Niveau	Exemples de fonctions informatisables
1. Patient	Gestion du dossier médical Gestion des actes médicaux Aide à la décision
2. Unités médico-techniques	Evaluation d'activité Evaluation de la qualité des soins Recherche clinique
3. Hôpital	Comptabilité générale et analytique Pilotage médico-économique
4. Réseau de soins	Planification financière Gestion des ressources
5. National	Planification des dépenses hospitalières Epidémiologie
6. International	Comparaisons internationales

Figure 7.2 – Exemples de niveaux d'analyse du système d'information

Objectifs d'un système d'information hospitalier

Que l'hôpital puisse être considéré prioritairement comme un ensemble de ressources destinées à améliorer l'état de santé de la population qui le fréquente, est un principe rarement remis en question. Il n'en est pas de même des objectifs secondaires ou de l'analyse fine des structures de l'institution et des fonctions du système d'information qui peuvent prendre une importance différente suivant les acteurs considérés.

Objectifs principaux	Objectifs contributifs
Amélioration de la qualité des soins	Amélioration des communications Réduction des délais d'attente Aide à la prise de décisions
Maîtrise des coûts	Réduction de la durée des séjours Réduction des tâches administratives Diminution des frais de personnel

Figure 7.3 – Objectifs des systèmes d'information hospitaliers

Une majorité d'acteurs s'accorde pour voir dans un SIH le moyen d'améliorer la qualité des soins, tout en permettant une gestion plus rationnelle de l'activité médicale. Les autorités de tutelle peuvent espérer d'un SIH une meilleure connaissance de l'activité hospitalière et des besoins de santé de la population ainsi qu'un moyen de parvenir, dans une vision intégrant les soins ambulatoires et à domicile, à une maîtrise plus rationnelle des coûts (figure 7.4). En particulier, l'ouverture des SIH vers l'extérieur peut, si les garanties de sécurité et de respect des libertés individuelles sont assurées (cf. chapitres 8 et 15), être un moyen de décloisonner médecine hospitalière et médecine extra-hospitalière et de rapprocher la médecine du malade.

Analyse structurelle

L'analyse structurelle doit comporter une analyse détaillée de l'organisation, des ressources matérielles et humaines. La France est caractérisée par une dépendance étroite entre structures matérielles et structures humaines fortement hiérarchisées (services), à l'inverse des pays nord-américains où les ressources matérielles (lits, plateaux techniques) sont plus volontiers partagées par des ensembles de ressources humaines (départements) (figure 7.4).

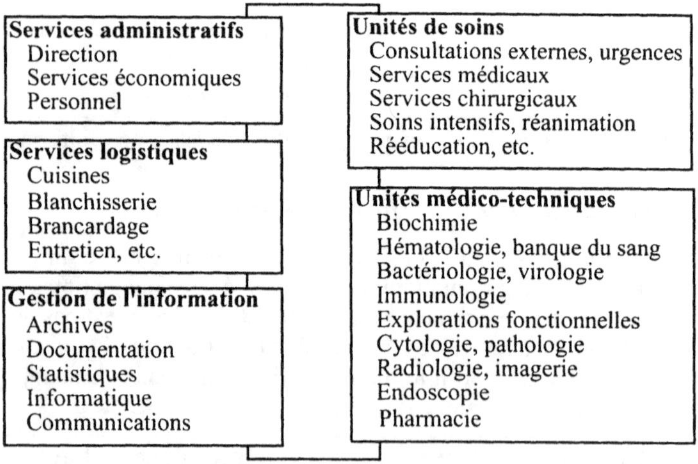

Figure 7.4 – Les structures hospitalières

En principe, un service médico-technique n'est pas, comme une unité de soins classique, amené à prendre en charge le suivi des malades. En pratique, l'expérience des dix dernières années montre que la distinction entre service médico-technique et service clinique n'est pas toujours nette. Un laboratoire est amené à prendre en charge des catégories particulières de malades (par exemple des hémophiles ou des malades sous anticoagulants pour un service d'hématologie). Inversement, il arrive qu'un service clinique développe une activité d'exploration pour le reste de l'hôpital ou pour des structures extérieures (par ex. échocardiographie, endoscopie...).

En terme d'analyse de système d'information, chacune de ces structures, médicales ou médico-techniques, devient une ressource mise à la disposition des autres structures ou de l'extérieur, générant des actes, produisant de l'information et consommant d'autres ressources.

Analyse fonctionnelle

L'analyse fonctionnelle permet de déterminer les différentes fonctions d'un système (action médicale diagnostique ou thérapeutique, gestion des ressources...), c'est-à-dire le "quoi" du système d'information.

La réalisation effective d'une fonction (le "comment") nécessite que des structures appropriées soient mises en place. Une bonne analyse des objectifs et des fonctions remet souvent en cause les structures existantes. Dans un système complexe, il est fréquent que certaines structures évoluent pour leur propre compte alors même que leur finalité est éloignée ou sans rapport direct avec la finalité globale du système (place exagérée, par exemple, de certains services logistiques) ou qu'au contraire des structures indispensables soient tardivement mises en place (insuffisance, par exemple, des structures de pilotage du système d'information).

Toute division du système d'information de l'hôpital en sous-systèmes est arbitraire. De façon schématique, trois grandes approches peuvent être proposées:

- La première approche consiste à projeter les fonctions sur les acteurs (hospitaliers) du système d'information. Elle permet de mieux cerner les besoins des différentes catégories de personnels hospitaliers. On peut ainsi parler de sous-systèmes d'information administratif, médical, infirmier, etc. Traduite sans précaution en termes d'applications informatiques, elle aboutit à une redondance de fonctionnalités et éventuellement à des contradictions préjudiciables à la prise en charge optimale des patients (par exemple à l'individualisation d'un dossier médical indépendant du dossier infirmier).
- La deuxième approche, fréquemment utilisée en France, calque les sous-systèmes sur les structures de l'hôpital. Elle revient donc à distinguer le sous-système d'information médico-administrative des sous-systèmes de gestion des unités de soins ou de ceux des plateaux techniques (biologie, radiologie, etc.). Elle est habituellement bien perçue par les acteurs car s'adaptant naturellement à l'organisation de l'hôpital. Elle a directement inspiré le développement de systèmes départementaux. Elle valorise la notion d'équipe de soins (médecins, infirmiers, personnels paramédicaux) et une dynamique en réseau de l'hôpital mais n'est pas non plus dénuée d'inconvénients. Elle a tendance à éclater le système d'information du patient dans les différents sous-systèmes. Elle peut conduire au développement d'applications redondantes (par exemple, les différentes fonctions de gestion de demandes d'examens, d'applica-

tions de gestions d'unités de soins ou de plateaux techniques) voire incohérentes (par exemple, incompatibilité entre des dossiers de spécialité).

- La dernière approche consiste à individualiser le système d'information du patient (tout ce qui concerne le patient et qui peut être stocké dans le dossier patient) de ce qui concerne le reste de l'hôpital. La figure 7.5 illustre cette approche. Les fonctions de la colonne de droite sont directement liées à la prise en charge médicale des patients. Celles de la colonne de gauche sont surtout liées au fonctionnement de l'hôpital et de ses structures. Cette approche met bien en valeur la notion de dossier patient unique et partagé, servant de support aux informations d'origine administrative, médicale ou infirmière et d'aide à la prise de décisions (cf. chapitre 9). Elle présente aussi pour avantage de centrer l'analyse sur l'objectif principal de l'hôpital, l'amélioration de l'état de santé des patients et l'optimisation de leur prise en charge. Elle est à l'origine du développement des SIH centrés sur le dossier patient.

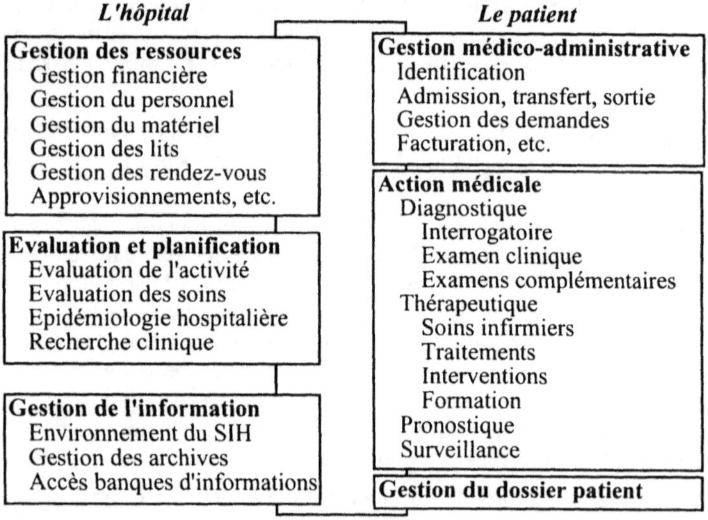

Figure 7.5 – Analyse fonctionnelle : individualisation du système d'information du patient

Composants d'un système d'information hospitalier

Nous présenterons les composants classiques des SIH sous forme de schémas synthétiques.

Gestion administrative

Elle comporte principalement les sous-systèmes de gestion médico-administrative des malades, la comptabilité générale et analytique, le système de gestion des personnels, l'approvisionnement et les stocks (figure 7.6).

- **Gestion médico-administrative des malades**
  - Identification
  - Préadmission, admission, sortie, transferts
  - Facturation, liaisons avec les tutelles
- **Gestion financière**
  - Comptabilité générale et analytique
  - Contrôle de gestion
- **Gestion des stocks**
  - Commandes et approvisionnements
  - Ordonnancement
- **Gestion de l'activité hospitalière**
  - Gestion des ressources (lits, rendez-vous)
  - Rapports d'activité/statistiques (éventail des cas)
  - Planification, optimisation des ressources
- **Gestion des personnels**

Figure 7.6 – Le sous-système de gestion administrative

Gestion des unités de soins

Elle regroupe toutes les fonctions liées aux soins d'un patient donné et à l'action médicale en général (figure 7.7). Elle est de ce fait très complexe et difficile à modéliser. De façon schématique, on peut y distinguer trois sous-systèmes :

- le sous-système lié à la production des actes (demande des examens, retour des résultats, gestion et optimisation des rendez-vous) ;
- le sous-système lié à la constitution et à la mise à jour du dossier permanent du patient ;
- le sous-système lié au contrôle et au pilotage de ces activités.

Les fonctions de communication sont très importantes. Une partie de la complexité est liée à la nécessité de chaîner les informations concernant les différents épisodes de soins intra mais également extra-hospitaliers afin d'éviter les examens redondants et de garantir la cohérence des soins.

Gestion des plateaux techniques

On regroupe sous cette dénomination toutes les activités des laboratoires de biologie, des services d'explorations fonctionnelles, des services d'imagerie et de la pharmacie. La figure 7.8 schématise les fonctions assurées par ces unités.

- **Gestion des données du patient**
  - Observations (interrogatoire, examen, décisions diagnostiques et pronostiques, etc.)
  - Gestion des actes (prescriptions et réalisation)
  - Edition (comptes rendus, résumés de dossier, pancartes)
- **Gestion de l'unité de soins**
  - Logistique
  - Gestion administrative et comptable
  - Statistiques d'activité
- **Communications**
  - Intra et extra unité de soins
  - Extra hospitalière
- **Enseignement et recherche**
  - Accès aux connaissances, protocoles
  - Interrogations de banques de données

Figure 7.7 – Le sous-système de gestion des soins

- **Gestion des examens**
  - Enregistrement des demandes
  - Edition de documents -> postes techniques
  - Acquisition des résultats
    manuelle
    par connexion aux analyseurs
  - Validation
  - Edition et diffusion
  - Archivage
- **Gestion du laboratoire**
  - Gestion administrative et comptable
  - Contrôle de qualité
  - Statistiques d'activité

Figure 7.8 – Le sous-système d'information biologique

Stratégies et solutions techniques

Approche verticale : SIH centralisés

Les premiers systèmes, mis en place dans les années 70, sont de ce type. Ils se caractérisent habituellement par une architecture centralisée, mono-constructeur, comprenant un ordinateur principal et des périphériques reliés en étoile (figure 7.9). Ils visent à intégrer dans une même architecture matérielle et logicielle les fonctions de l'hôpital.

L'utilisation de micro-ordinateurs (de bureau ou nomades) ou d'ordinateurs de réseaux comme postes de travail, constitue l'évolution naturelle de cette architecture. Cette architecture matérielle a son équivalent logiciel, les systèmes de gestion de bases de données (SGBD) hiérarchiques comme le système DL1 d'IBM utilisé dans le système PCS (*Patient Care System*) ou

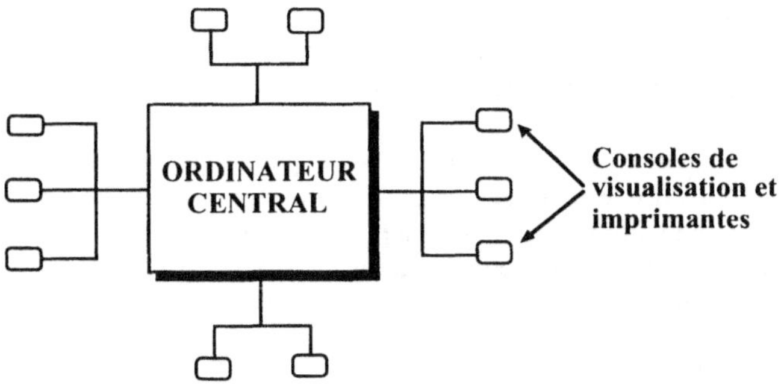

Figure 7.9 – Architecture SIH en étoile

l'environnement MUMPS utilisé par le système CLINICOM de la société SMS (*Shared Medical Systems*). Les principes dominants de ce type d'architecture sont simples: l'information est saisie une seule fois, stockée en un point unique de la base de données centrale (principe de non-redondance) et accessible de n'importe quel point du réseau (principe de partage). La protection des données est simplifiée. Des unités complémentaires, par exemple des mini-ordinateurs de gestion de laboratoires, peuvent être connectées en étoile sur la machine centrale.

TDS est l'une des premières réalisations démonstratives de ce type. Il a été mis en service au début des années 70 à l'hôpital El Camino en Californie, et diffusé dans plus d'une centaine d'hôpitaux en Amérique du Nord et en Europe. Dans ce système, les terminaux permettent de saisir les informations nécessaires à la gestion médico-administrative et à la surveillance des malades. Ainsi, lorsqu'un médecin prescrit un examen biologique urgent, une feuille de prescription est automatiquement éditée sur l'imprimante attachée au poste de l'infirmière responsable du malade ainsi que les étiquettes pour identifier les échantillons; simultanément, le laboratoire est prévenu de l'arrivée du prélèvement. Une fois le dosage réalisé et validé, les résultats seront transmis directement, sans intervention humaine, dans le dossier biologique du malade. A tout moment, le médecin pourra interroger le système informatique pour en connaître les résultats. Le SIH donne accès en temps réel à plusieurs banques de données (médicaments, guide de prescription des antibiotiques, guide d'indication et d'interprétation d'examens complémentaires, etc.). Le dossier de soins infirmiers est très complet et bien intégré au SIH.

Le système HELP développé par l'université d'Utah (Salt Lake City), et commercialisé par la société 3M, est organisé autour d'un dictionnaire intelligent et est le premier à avoir proposé une gestion d'alarmes et/ou de protocoles directement dirigée par les données (cf. chapitre 12) [Pryor 1987].

L'approche verticale, centralisée présente des avantages :

- Elle permet de réaliser des SIH réellement intégrés et centrés sur un dossier patient unique.

- Elle facilite la mise en service et la maintenance des modules applicatifs.
- Elle satisfait les administrateurs, qui y voient un moyen simple de contrôler leur institution, les informaticiens qui y trouvent un moyen de régner sur des ordinateurs de plus en plus importants, les constructeurs qui cherchent à "fidéliser" leur clientèle (on ne fait pas facilement marche arrière d'une architecture centralisée reposant sur un constructeur privilégié, des logiciels spécifiques de ce constructeur, et ayant nécessité des investissements considérables pour équiper un centre informatique et mettre en place une équipe de maintenance et de développement).

C'est cette approche qui est le plus souvent proposée dans les systèmes commerciaux dits "clés en main".

Cependant, l'architecture centralisée présente des inconvénients :

- Elle rend l'institution fortement dépendante d'un constructeur unique ou d'un couple vendeur de SIH/constructeur.
- L'évolution des moyens informatiques ne peut se faire progressivement, mais par à-coups, lors de chaque mise à niveau ou changement de l'ordinateur central.
- La prise en compte des besoins spécifiques des utilisateurs est toujours partielle.
- La centralisation des données dans une base de données unique oblige à une standardisation exagérée qui, en elle-même, peut stériliser toute initiative de développement.

Approche horizontale : systèmes départementaux

Elle consiste en l'achat, pour les différentes structures de l'hôpital, d'applications spécialisées. Les unités médico-techniques, en particulier les laboratoires de biologie, de pathologie, la radiologie et la pharmacie ont été les premières à bénéficier de cette approche départementale. L'informatisation, sous forme de modules indépendants, des unités de soins pose les problèmes les plus complexes. La demande du corps médical varie d'un service à l'autre, même à l'intérieur d'une spécialité, et il est difficile d'établir un "corpus d'informations" acceptable par une communauté assez large d'utilisateurs.

L'approche horizontale présente plusieurs avantages :

- Elle permet une meilleure adaptation des produits aux demandes des utilisateurs qui peuvent choisir parmi les nombreux produits disponibles sur le marché. Il devient ainsi possible de bénéficier, pour chaque service, du meilleur couple "matériel-logiciel".
- Elle permet un investissement progressif par acquisition successive des différentes applications et, pour une institution regroupant plusieurs hôpitaux, une économie d'échelle du fait de la diffusion d'un produit unique dans plusieurs sites.

- Elle autorise le regroupement des données et la mise en place de programmes de recherche clinique multicentrique (cas de plusieurs services d'une même spécialité).

Ces avantages expliquent que l'approche horizontale se retrouve, à des degrés divers, dans de nombreuses institutions multi-hospitalières, habituellement à composante universitaire forte.

Mais l'approche présente aussi des inconvénients. Le choix, à un instant donné, et pour une discipline, du système le plus approprié, peut conduire à la "babélisation" du système d'information de l'institution et à la mise en place d'architectures matérielles et/ou logicielles incompatibles. Le coût d'intégration d'applications hétérogènes peut largement dépasser le coût de fonctionnement d'un système vertical.

Approche distribuée : systèmes distribués et ouverts

L'idée d'une approche mixte est de combiner les avantages (et si possible pas les inconvénients) des approches verticale et horizontale. Les applications, définies en termes de grandes fonctions d'un SIH, sont réparties sur plusieurs processeurs de traitement suivant une architecture distribuée et "ouverte", fonctionnant en mode client-serveur (figure 7.10) [Scherrer 1990, van de Velde 1992]. La localisation des modules fonctionnels du SIH devient transparente pour l'utilisateur (architecture distribuée). Il peut s'agir en particulier de serveurs d'identité, de résultats de laboratoire, de données cliniques (par ex. comptes rendus d'hospitalisation et codage des diagnostics) ou d'images (cf. chapitre 11). Les composants fonctionnels sont sélectionnés à partir de l'existant, qui doit habituellement être adapté, ou de produits du commerce de façon à bénéficier, comme dans l'approche départementale, du meilleur couple "matériel-logiciel". En principe, le changement d'un module ne remet pas en cause l'architecture globale du SIH.

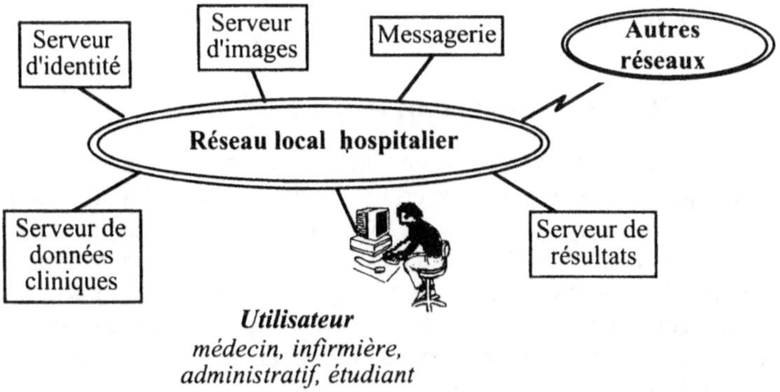

Figure 7.10 – Exemple d'une architecture de SIH basée sur des serveurs

Cependant, la complexité de mise en place effective d'une telle approche nécessite la sélection d'une architecture matérielle, logicielle et de réseau adaptée. Le choix de systèmes d'exploitation, de standards de réseaux et d'interfaces homme-machine, tous indépendants d'un constructeur donné, est particulièrement important. La distribution des fonctions sur plusieurs serveurs oblige à une certaine redondance des informations qui doit pouvoir être gérée par les systèmes de gestion de bases de données choisis. Les applications doivent pouvoir communiquer entre elles par des messages dont le contenu doit avoir, au préalable, été standardisé (cf. chapitre 1).

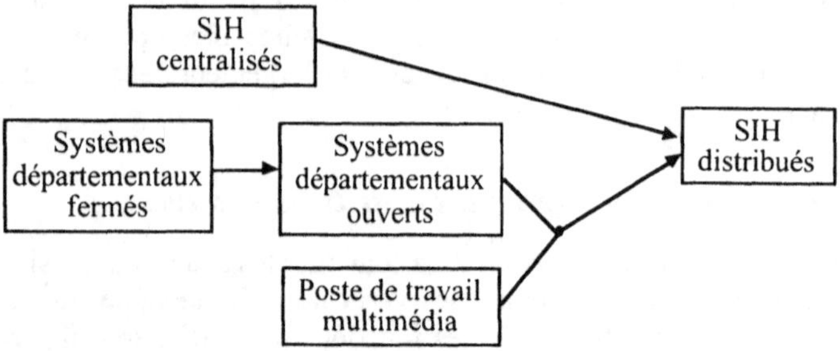

Figure 7.11 – Evolution des architectures de SIH

Le développement de postes de travail multimédias est une composante importante de ce type d'approche, d'une part, pour faciliter la visualisation et la gestion des objets médicaux complexes et, d'autre part, pour cacher la complexité du système informatique sous-jacent (figure 7.11) en fournissant une interface unifiée aux différentes applications du système d'information. Les logiciels assurant les échanges entre les différents composants du système d'information sont souvent regroupés sous le terme de "*middleware*".

Toutes ces contraintes expliquent qu'il n'existe pas encore, aujourd'hui, de système informatique distribué parfaitement opérationnel.

Ressources nécessaires

Allocation des ressources et prévision des coûts

L'estimation des coûts de mise en place et de fonctionnement d'un SIH et leur évolution sont difficiles à cerner. Les hôpitaux, même les plus informatisés, sont encore dans une phase de forte croissance de leur informatique : accroissement du nombre de postes de saisie de l'information, accroissement du volume des communications avec l'apparition des transferts d'images, accroissement des capacités d'archivage avec l'apparition des disques optonumériques. Le budget de fonctionnement moyen des hôpitaux français consacré à l'informatique, de l'ordre de 1%, reste largement inférieur aux budgets observés aux Etats-Unis (voisin de 2%) [Dorenfest 1995].

La figure 7.12 donne un aperçu du marché des SIH dans les 2938 hôpitaux américains de plus de 100 lits [Dorenfest 1995]. 100% des hôpitaux dis-

Société	Gestion administrative Nb. sites et (%)	Gestion des soins Nb. sites et (%)
HBOC (HBO et PCS)	647 (22,0%)	498 (21,9%)
SMS	632 (21,5%)	482 (21,1%)
First Data	281 (9,6%)	213 (9,3%)
Meditech	251 (8,5%)	232 (10,2%)
Alltel (Systematics/TDS)	68 (2,3%)	127 (5,6%)
Management Systems Associates	47 (1,6%)	31 (1,4%)
Autres	1012 (34,4%)	696 (30,5%)
Nombre d'hôpitaux disposant d'un système	2938 (100%)	2279 (100%)

Figure 7.12 – Marché des SIH aux Etats-Unis. 2938 hôpitaux de plus de 100 lits en 1994 (adapté de Dorenfest 1995)

posaient d'un système de gestion administrative et 77,6% d'un système de gestion des soins. La gestion des soins concerne essentiellement la production des soins et le contrôle de ces activités. L'informatisation du dossier médical est plus limitée.

Ressources humaines

La prise en compte des ressources humaines est l'une des conditions les plus importantes de succès d'un SIH. Il faut pouvoir assurer une intégration harmonieuse des compétences administratives, hospitalières et universitaires, dégager les ressources humaines nécessaires au développement et au bon fonctionnement d'un SIH et enfin préparer l'ensemble des personnels à son utilisation.

De nombreux hôpitaux subissent une dualité informatique dans laquelle l'informatique dite administrative (facturation des séjours, paie du personnel, gestion économique) est séparée de l'informatique dite médicale. L'analyse du système d'information de l'hôpital montre que le maintien de cette dualité est antagoniste des objectifs même d'un SIH. Une information, par exemple l'âge d'un malade, est administrative ou médicale suivant l'usage qui en est fait. Le succès d'expériences américaines comme celles d'Harvard (Beth Israel) et de Salt Lake City (LDS Hospital) ou européennes comme celles de Genève (Hôpital Cantonal Universitaire) ou Bruxelles (AZVUB) peut être en partie lié à la volonté constamment renouvelée de regroupement de forces humaines administratives, hospitalières et universitaires autour d'objectifs communs. Dans les hôpitaux universitaires en particulier, les différentes phases de réalisation d'un SIH doivent également bénéficier de l'apport d'équipes de recherche.

Discussion et conclusion

Un certain nombre d'outils, disponibles actuellement ou en cours d'élaboration dans les laboratoires de recherche, permettent d'envisager des améliorations sensibles au cours des prochaines années. Aucun d'entre eux ne peut aujourd'hui être considéré comme la panacée, tant le fossé reste large entre les possibilités de ces outils et les besoins réels de la communauté médicale. Les terminaux encore utilisés dans certains SIH (24 lignes, 80 caractères par ligne) ne permettent pas une qualité de dialogue satisfaisante avec l'ordinateur. Le développement de stations de travail médicales disposant de capacités graphiques et de communication élaborées et l'ouverture des SIH vers les réseaux de soins représentent deux des enjeux majeurs de la prochaine décennie.

Les techniques d'aide à la prise de décisions et la mise en place de systèmes de gestion des connaissances se sont développées parallèlement aux systèmes de gestion de bases de données. Ils ont fait la preuve qu'ils facilitaient la prise de décision médicale et amélioraient la qualité des soins. On reste cependant frappé, 15 ans après l'expérimentation des premiers prototypes, par le petit nombre de systèmes réellement opérationnels et l'importance des investissements nécessaires à la mise à jour des bases de connaissances.

Le meilleur SIH ne peut fonctionner sans la participation active de l'ensemble des personnels concernés. Cette participation doit être initialisée dès la phase d'analyse sous peine de rejet ultérieur. Elle implique une formation adéquate de l'ensemble des personnels, médicaux, infirmiers et administratifs. Le contenu de cette formation ne peut se résumer à une introduction à la bureautique, aux techniques de messagerie ou à la formation pratique sur un SIH opérationnel. Il doit porter également sur l'analyse des conséquences organisationnelles des choix stratégiques décidés en commun, tant il est vrai que le réseau humain que peut générer un SIH est tout aussi, sinon plus, important que le réseau de communication électronique lui-même.

Questions

- *Définition et objectifs d'un système d'information hospitalier. Donner les principales fonctions pouvant faire l'objet d'une informatisation.*
- *Citer les bénéfices que l'on peut attendre d'un système d'information hospitalier.*
- *Savoir analyser la circulation, dans un hôpital, des informations relatives aux examens biologiques ou radiologiques. Quelles étapes peuvent bénéficier au mieux d'une automatisation, d'une informatisation ?*
- *Citer les principales fonctions d'un système de gestion de l'unité de soins.*
- *Citer les avantages et les inconvénients des SIH centralisés, départementaux et distribués.*
- *Quels sont les principaux problèmes liés à la mise en œuvre d'un SIH ?*

8

Réseaux de soins

Introduction

Les pays développés doivent faire face à une évolution importante des comportements et des pratiques de soins. Participent à cette évolution le développement exponentiel de nouvelles techniques d'investigation et de traitement, l'augmentation rapide des effectifs médicaux et la réorganisation de l'offre dans la perspective d'un meilleur contrôle des coûts et de la qualité des soins.

Ces changements conduisent à la mise en place de systèmes de soins et de circulation de l'information de plus en plus complexes. Les données médicales concernant un individu peuvent être produites tout aussi bien à l'hôpital, qu'au domicile du patient, dans le cabinet du généraliste ou sur le lieu de travail. La relation traditionnelle «un-un» qui existait entre un patient et son médecin s'est transformée en une relation «un-plusieurs». Ce type de relation en réseau s'impose également entre les professionnels de santé et les organismes d'assurance maladie. Il rend nécessaire une stratégie de partage et de communication de l'information dans laquelle trois points de vue, éventuellement contradictoires, doivent être pris en compte :

- *La qualité des soins*
  L'amélioration de la qualité des soins nécessite une bonne communication entre les équipes soignantes et une information facilement accessible, fiable et intégrée, dans laquelle le chaînage des informations relatives aux patients s'impose. L'hôpital n'est que l'un des éléments de la chaîne de prestation des soins. La recherche de qualité doit être considérée de façon plus globale, sur l'ensemble de cette chaîne. Elle impose une analyse synthétique de l'activité des différents maillons, de leur cohérence et de leur complémentarité (cf. chapitre 14).
- *L'enseignement et la recherche*
  La mise en place de systèmes d'information permettant d'identifier et de suivre les patients quelles que soient les structures de soins auxquelles ils s'adressent est une condition nécessaire à l'amélioration des connaissances, à l'évaluation du résultat des interventions et à la mise en œuvre d'une formation adaptée. L'exemple des maladies chroniques et l'intérêt

de la mise en place de registres fiables (cancers,...) ou de systèmes sentinelles (cas des maladies transmissibles) sont particulièrement significatifs à cet égard.

- *L'économie et l'organisation de la santé*
  La maîtrise des coûts passe par une réorganisation de l'offre de soins et un contrôle de leur distribution. Schématiquement, trois compartiments peuvent être considérés : les soins hospitaliers, les soins ambulatoires, les soins à domicile et l'autoprise en charge des patients par eux-mêmes (figure 8.1).

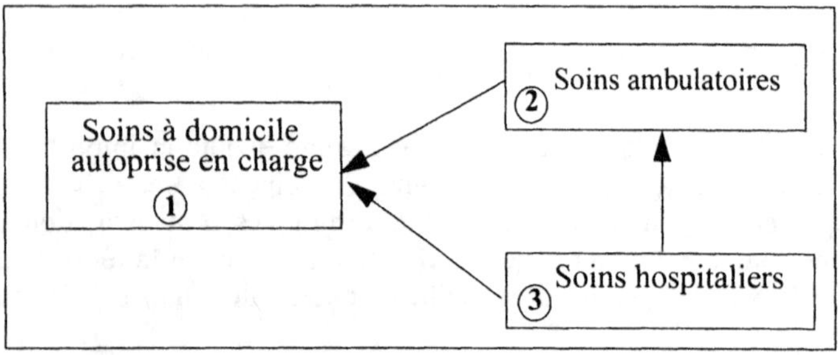

Figure 8.1 – Stratégies de réduction des dépenses de soins

La maîtrise des dépenses de santé doit faire l'objet d'une analyse globale du système de santé. Elle passe par celle des dépenses hospitalières (compartiment 3) où se situent la majorité des experts et les soins les plus coûteux. Mais une simple stabilisation de ces dépenses peut générer un transfert de charges au niveau des soins ambulatoires (compartiment 2) et/ou avoir des effets négatifs sur la qualité des soins. Les patients doivent également se préparer à participer plus activement au processus de soins et éventuellement à se passer de l'intervention directe des médecins (aux dépens des compartiments 2 et 3) chaque fois que cela n'est pas préjudiciable à leur santé.

Le système de santé

La couverture sociale

L'organisation du système de santé diffère de façon significative d'un pays à l'autre. Les différences peuvent concerner les sous-systèmes principaux que constituent l'offre de soins, la demande, le système de couverture sociale et les mécanismes de régulation et/ou de contrôle.

Aux Etats-Unis, le pourcentage du PIB consacré à la santé était de 10,8% en 1987 et proche de 15% en 1995, soit une dépense d'environ 16 500 francs par an et par habitant avec des disparités régionales importantes. En 1990 le financement privé représentait 65% et le financement public 35%. Les deux grands systèmes d'assurance publique, *Medicare* et *Medicaid*, dépendent de l'HCFA (*Healthcare Financing Administration*). Le premier, Medicare, créé en 1965 sous l'administration Johnson pour les personnes de plus de 65 ans, a vu son budget en constante augmentation. Il était de 114 milliards de dollars en 1994 représentant 17% des dépenses de santé. Dans ce système et depuis 1983, le remboursement des hospitalisations se fait, pour un malade donné, sur une base forfaitaire fonction d'une classification dans l'un des groupes diagnostiques homogènes (*Diagnostic Related Groups* ou DRG) (cf. chapitre 14). Le second, Medicaid, créé également en 1965, concerne 25 millions d'Américains en dessous d'un seuil de pauvreté très bas (200 à 1 000 dollars par mois suivant les Etats) et un budget de 150 milliards de dollars en 1994. Environ 35 millions d'Américains (15% de la population), juste au dessus du seuil de pauvreté, ne disposent d'aucune couverture sociale et ne peuvent être soignés que dans un contexte d'urgence.

Dans le système de santé français, environ 8,5% du produit intérieur brut (PIB) était consacré en 1987 aux dépenses de santé et 9,7% en 1994, soit une dépense de 13 000 francs par an et par habitant (figure 8.2).

	USA	**France†**
Nb. total habitants (Millions)	263	58
Produit Intérieur Brut (Milliards de F)	29700	7500
Dépenses de santé (Milliards de F)	4400	750
Pourcentage de la population sans couverture sociale	15%	1%
Nb. d'hôpitaux	6600	3400
Nb. de lits d'hospitalisation/1000 habitants	4,7	9,7
Nb. d'employés par lit (en 1990)	3,4	1,1
Nb. total de médecins (Milliers)	700	190
Nb d'habitants pour un médecin	375	305
Médecins généralistes (%)	20%	30%
Nb de médecins prévus en 2010 (Milliers)	825	205

† Les calculs sont effectués sur la base d'un dollar à 5,5 FF

Figure 8.2 – Comparaison de deux systèmes de santé (les estimations correspondent à l'année 1994)

La quasi-totalité des patients (99%) bénéficie d'une couverture sociale mais le taux de remboursement des soins diminue progressivement, voisin actuellement de 70%. La Sécurité sociale couvre environ 75% des remboursements, les mutuelles 5% et les assurances privées 20% (figure 8.3). En 1994, le secteur hospitalier comportait environ 1 000 hôpitaux publics représentant 360 000 lits et 2 400 établissements privés représentant 195 000 lits. L'accès aux structures de soins est libre.

La réforme du financement du système de santé, mise en place en France par les Ordonnances d'Avril 1996, réaffirme la nécessité de la continuité et de la coordination des soins. Pour cela, elle préconise le développement des réseaux de soins et la promotion de la connaissance sur les réseaux de santé. Un réseau de santé sociale faisant appel aux technologies d'INTERNET sécurisées doit se mettre en place pour permettre aux médecins de communiquer avec les caisses de l'assurance maladie et de consulter des bases de connaissances médicales.

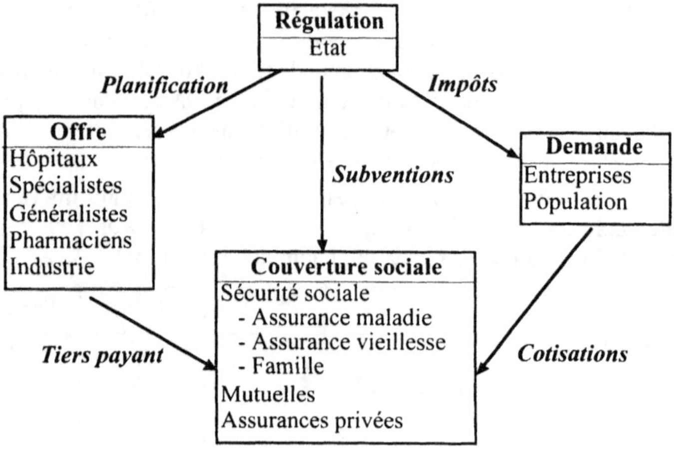

Figure 8.3 – Le système de santé français

La démographie médicale

Le nombre total de médecins a quadruplé en France de 1950 à 1990. Il était voisin de 190 000 en 1995, ce qui représente une densité d'un médecin pour 305 habitants, avec de fortes disparités entre les régions (1 à 3). En 1988, 55% d'entre eux avaient une activité purement libérale et 30% étaient principalement salariés. 70% des médecins sont des spécialistes, situation comparable à celle des autres pays européens à l'exception de la Grande Bretagne où ce pourcentage ne dépasse pas 25%. La grande majorité des praticiens travaille sur la base d'honoraires qui résultent d'accords établis entre les syndicats médicaux et la Sécurité sociale. Dans le secteur 1, où se retrouvent les trois quarts des médecins libéraux, les honoraires sont fixés directement par la Convention; les charges sociales pour le médecin sont peu élevées et le remboursement des dépenses pour le patient de l'ordre de 70%. Les médecins du secteur 2 sont autorisés au dépassement mais ont des charges plus élevées; le remboursement pour les malades est effectué sur la base du secteur 1. Un très petit nombre de médecins, hors convention, peuvent choisir librement leurs honoraires; le remboursement par la Sécurité sociale est alors très modique. La création de cabinets de groupes est de plus en plus fréquente, de même que l'organisation de médecins en réseaux regroupant généralistes et spécialistes.

Aux Etats-Unis, le nombre total de médecins a triplé entre 1950 et 1990. Il était voisin de 700 000 en 1995 avec un très fort pourcentage de spécialistes (80%). L'excès global de médecins en l'an 2000 pourrait être supérieur à 150 000, en particulier de spécialistes. Les HMO (*Health Maintenance Organizations*), créées en 1973 sous l'administration Nixon, représentent un premier exemple de réseaux de soins dans lesquels une assurance, habituellement privée, établit des contrats avec des médecins isolés et/ou des groupes de médecins privés et des hôpitaux pour fournir une offre de soins globale (soins ambulatoires et hospitalisation, prévention, rééducation, etc.). Dans ce système, les cotisations des patients sont annuelles et individuelles (*per capita)*. Les médecins doivent respecter les protocoles de soins visant à contenir les dépenses (*managed care*). En 1993, plus de 75% des médecins travaillaient pour une ou plusieurs HMO. Le nombre de patients enrôlés dans un HMO est passé de 6 millions en 1976 à près de 70 millions en 1995. Dans une situation de forte concurrence, les hôpitaux universitaires se retrouvent, compte tenu de leurs coûts d'hospitalisation plus élevés que les hôpitaux généraux, dans une situation difficile. Ils sont amenés à se regrouper, rechercher des gains de productivité aux dépens des fonctions d'enseignement et de recherche, établir des contrats avec des groupes de médecins et, dans certains cas, constituer leur propre structure de type HMO.

Réseaux de soins et systèmes d'information de santé

Les composants d'un réseau de soins

De façon générale, on peut schématiser un réseau de soins comme un ensemble d'acteurs et de ressources finalisés sur la production de soins de qualité (figure 8.4). Les ressources sont hétérogènes et mutuellement dépendantes (hôpitaux, soins ambulatoires, assurances, etc.) [Launois 1986]. Leur organisation, dans des structures de soins coordonnées, est maintenant considérée comme une nécessité pour garantir qualité et productivité. Aux États-Unis, le terme CHIN (pour *Community Health Information Network*) désigne habituellement l'infrastructure informatique nécessaire pour en supporter le fonctionnement.

La figure 8.5 illustre les trois composantes principales d'un réseau de soins et leurs interactions.

- *Le système de communication et de stockage (niveau 1)*
  La mise en place d'un réseau de soins repose sur une infrastructure technologique constituée d'un réseau de communication, de ressources de stockage et de traitement de l'information (serveurs d'applications) et de points d'accès au réseau (postes de travail des professionnels). Le fonctionnement de ces éléments a été décrit dans le chapitre 1.
- *Le système de production des soins (niveau 2)*
  Ce système est centré autour du patient. Il fait intervenir les différentes catégories de professionnels de soins. Il doit permettre l'élaboration des

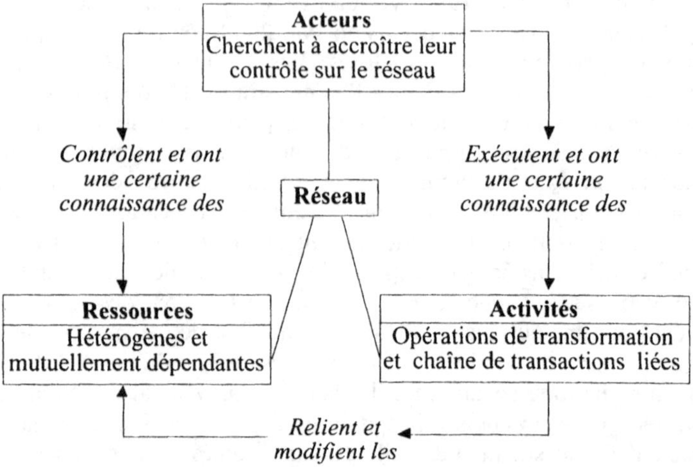

Figure 8.4 – Le triptyque acteurs-activités-ressources (adapté de Hakansson; 1989)

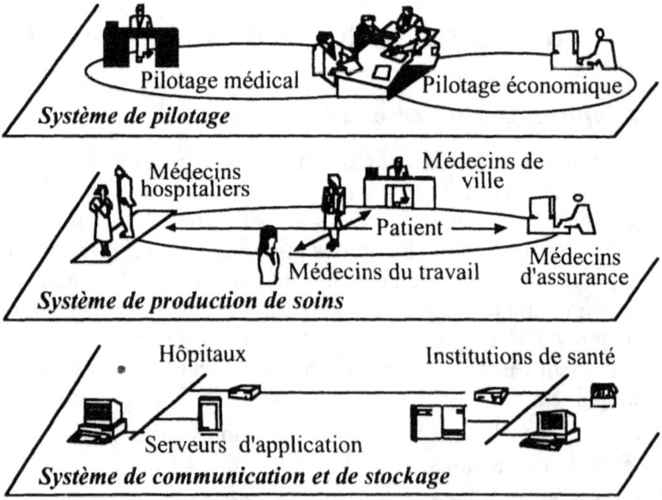

Figure 8.5 – Architecture fonctionnelle et technique d'un réseau de soins

indicateurs recherchés pour le pilotage médical et économique du système. La mise en œuvre du système de production doit satisfaire les exigences de la législation et les règles déontologiques et éthiques. Ainsi la protection de la confidentialité des données posera d'autant plus de problèmes que le réseau est ouvert sur un nombre élevé d'acteurs [Rind 1997].

- *Le système de pilotage (niveau 3)*
  Il implique une vision prospective du devenir du réseau, qui peut s'appliquer sur des indicateurs d'activité et de qualité. Il concerne tout particulièrement les décideurs (médicaux, administratifs ou politiques). Le contrôle financier peut dépendre d'un organisme public ou privé.

Les outils de la télémédecine au service des réseaux de soins

Dans un réseau de soins, l'entreprise de soins devient une entreprise virtuelle, définie à un moment donné comme l'ensemble des acteurs et ressources, en interaction dynamique, reliés par le réseau. Dans ce cadre, la nécessité d'un partage des connaissances médicales et des données individuelles entre des acteurs travaillant de concert apparaît à l'évidence. Trois types d'applications informatiques, habituellement regroupées sous le terme de *télémédecine*, en constituent le support :

- *La téléconsultation*
  La téléconsultation (ou consultation à distance) vise à réduire la distance entre le patient, le médecin traitant et les pôles d'expertise spécialisés. Elle demande une interactivité forte entre le consultant (patient, médecin généraliste, personnel de soins) et le consulté (personnel de soins, médecin généraliste, expert). Elle concerne donc principalement l'utilisation de techniques utilisant la messagerie et la vidéo interactive. La téléexpertise (consultation d'un expert à distance) s'est particulièrement développée pour l'interprétation d'images de radiologie (téléradiologie) ou de pathologie (télépathologie) à distance. La téléconsultation peut également concerner l'éducation du patient ou la formation médicale ou paramédicale continue. On parlera alors d'applications de téléenseignement.
- *La télésurveillance*
  La télésurveillance (ou surveillance à distance) sous-tend la notion de recueil à distance de paramètres de surveillance et éventuellement d'intervention à distance sur les objets contrôlés. Elle facilite la surveillance à domicile de nombreuses maladies chroniques offrant les conditions d'une alternative à l'hospitalisation. Des spécialités comme la néphrologie (dialyse à domicile) ou la pneumologie (traitement de l'insuffisance respiratoire) sont particulièrement concernées.
- *Le travail coopératif*
  Le travail coopératif ou de groupe (*groupware*) demande, outre les fonctionnalités de vidéo interactive, des outils de messagerie, de consultation et de mise à jour du dossier complet du patient.

L'accès aux données et la communication des informations

Poste de travail et environnement de communication

L'accès au réseau de soins, à partir du cabinet du médecin ou du domicile du patient, passe par l'achat d'un micro-ordinateur ou d'une station de travail et d'outils de communication permettant de se connecter sur le réseau téléphonique (câblé ou par ondes hertziennes), d'accéder aux différents serveurs de données et d'envoyer et de recevoir des messages. Ce matériel peut être complété par des périphériques d'entrée-sortie (caméra vidéo pour la pratique de la télémédecine, périphérique d'impression pour l'édition des comptes rendus, etc.). Si le coût d'achat des matériels s'est effondré au cours des dernières années, le coût d'achat des logiciels ne cesse de croître et dépasse aisément celui des matériels.

La disponibilité à court terme du réseau numérique à intégration de services (RNIS) et à moyen terme des réseaux à haut débit permet d'envisager la transmission et/ou la réception d'images numérisées. Les techniques de compression d'images et le développement de réseaux à haut débit (ATM) permettent la transmission de séquences animées et la réalisation de vidéoconférences qui peuvent servir à la discussion collégiale de cas cliniques ou la réalisation de séances de formation.

La normalisation des messages et le développement de standards d'échanges de données informatisées (EDI) est une condition nécessaire de réduction des charges administratives liées à la gestion du réseau. Elle concerne aussi bien l'échange de messages médicaux que de formulaires administratifs.

Cartes à mémoire

L'utilisation de la carte à mémoire, bâtie sur le modèle de la carte à microprocesseur bancaire (carte à puce), est intéressante à plusieurs titres dans le cadre d'un réseau de soins [Beuscart 1996].

- *Pour le professionnel de santé*, elle peut servir d'instrument d'identification et d'authentification, Carte du Professionnel de Santé (CPS), permettant d'accéder à des serveurs de données médicales (dossier hospitalier électronique) ou professionnelles.
- *Pour le patient*, elle peut servir d'instrument monétique (paiement des actes médicaux, des médicaments, etc.), mais également de support d'informations critiques (par ex. groupe sanguin, intolérances médicamenteuses). En Allemagne, la généralisation de la carte d'assurance santé à tous les patients a été réalisée avec succès en 1993 et 1994.

L'utilisation extensive de la carte à mémoire comme outil monétique impose une refonte importante du système d'information de santé et en particulier du système de remboursement. Il est aisé d'imaginer les conséquences que pourrait avoir un système permettant d'assurer une meilleure transparence de l'activité médicale et de supprimer les transcriptions d'informations redondantes (ordonnances, feuilles de Sécurité sociale).

Son utilisation comme support du dossier médical portable pose le problème de la définition de standards de contenu de la carte et de codage de l'information ainsi que celui de la disponibilité de lecteurs dans l'ensemble du réseau de soins.

Le système d'information du médecin généraliste

Le rôle clé du médecin généraliste dans le réseau de soins

Quel que soit le système de santé, le médecin généraliste se retrouve au cœur du réseau de soins, dans lequel il doit interagir avec le système hospitalier, les laboratoires d'examens, le monde paramédical (dentistes, secteur infirmier privé, rééducateurs, etc.), le secteur pharmaceutique et les organismes d'assurance. Médecin de "première ligne", le généraliste doit également prendre en charge la globalité des problèmes des patients et assurer la continuité des soins. Il assure, de fait, plusieurs fonctions importantes et complémentaires:

- *fonctions diagnostique et d'évaluation*:
  - établissement d'un diagnostic ou sélection du domaine pathologique concerné permettant d'orienter le malade dans le système de santé,
  - appréciation de la sévérité du cas,
  - décision éventuelle de recours au système de soins secondaire (spécialistes libéraux, hospitalisation publique ou privée) le plaçant ainsi en situation de filtre (*gatekeeper*);
- *fonctions de surveillance des patients*:
  - suivi des grossesses,
  - surveillance des patients atteints de maladies chroniques dont la fréquence ne peut que s'accroître avec le vieillissement de la population;
- *fonctions de dépistage,* de prévention et d'éducation comme l'établissement du calendrier de vaccinations, la prise en charge des facteurs de risque, le dépistage de certains cancers;
- *fonctions médico-légales* comme la déclaration obligatoire de certaines pathologies, l'établissement de certificats médico-légaux (accidents de travail, grossesses, aptitude à la pratique de sports, invalidité, décès, etc.);
- *fonctions d'évaluation et de recherche*:
  - recueil d'informations de nature épidémiologique pour des organismes de recherche ou de santé (par ex. observatoires régionaux de santé),
  - participation à des travaux de recherche clinique comme l'évaluation de procédures diagnostiques ou thérapeutiques en liaison avec le secteur public ou privé (par ex. laboratoires pharmaceutiques),
  - pharmaco-vigilance,
  - évaluation de pratiques médicales (cf. chapitre 14), etc.

L'informatisation du cabinet médical

Gestion administrative et financière

Elle a fait l'objet du maximum d'attention de la part des concepteurs de logiciels comme des utilisateurs. La plupart des fonctions de gestion d'un cabinet médical peuvent être informatisées :

- enregistrement de l'activité,
- gestion des rendez-vous, en particulier dans le cas de cabinets de groupes et de rendez-vous de spécialistes pouvant déboucher sur des actes complémentaires,
- mise à jour des registres et livres obligatoires (recettes, dépenses, etc.),
- gestion des règlements différés (assurances publiques et privées),
- déclarations fiscales, etc.

Bureautique

Elle peut être une aide directe pour toutes les tâches répétitives comme l'établissement de certificats, de lettres types (lettres à un confrère, lettres de rappel), de comptes rendus, d'ordonnances ou de protocoles simples (mesures hygiéno-diététiques, précautions d'emploi de médicaments, conditions de réalisation d'examens complémentaires, etc.).

Gestion du dossier patient

L'informatisation du dossier patient du praticien libéral soulève les problèmes généraux d'informatisation de tout dossier médical (cf. chapitre 9). S'y ajoutent des problèmes spécifiques liés à la brièveté des consultations, en particulier des généralistes, aux difficultés matérielles posées par la saisie de l'information (en particulier lors des visites en clientèle) et à l'absence de nomenclature de termes médicaux adaptée à la pratique de la médecine extra-hospitalière et acceptée sur le plan national et international.

Le temps nécessairement limité qui peut être consacré à la saisie des informations contraint, soit à sélectionner un nombre limité d'informations codées, soit à la saisie d'informations en langage clair rendant leur exploitation ultérieure problématique.

Le système de codification de la Classification Internationale des Maladies, s'il a pu être adapté à la codification des séjours hospitaliers (ICD9-CM), se prête mal à la codification de l'activité médicale libérale dans laquelle une place importante doit être réservée à la symptomatologie médicale. Les différentes codifications proposées comme les codes ICHPPC-2 établis par la *World Organization of National Colleges and Academies* (WONCA) [ICHPPC 1983], OXMIS utilisé dans le *Oxford Community Health Project* [OCHP 1978] ou READ [RCGP 1984, NHS 1995] ne font pas l'objet d'un consensus international.

La figure 8.6 montre un exemple de tableau synthétique pour le suivi de patients en médecine générale.

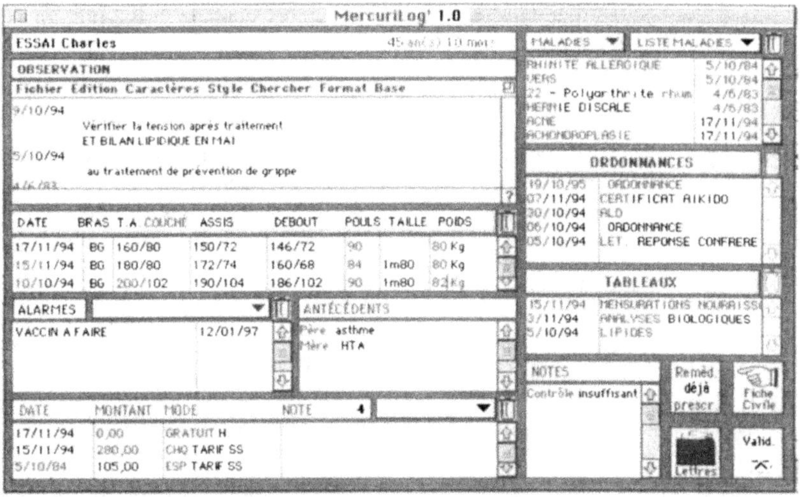

Figure 8.6 – Exemple de tableau synthétique de surveillance
(avec l'aimable autorisation de DAI™)

Aide à la décision médicale

L'aide à la décision médicale suppose au préalable le recueil d'informations standardisées sur le patient et donc la disponibilité du médecin et la mise à sa disposition de logiciels conviviaux et performants. Les expériences les plus significatives ont concerné :

- l'évocation de diagnostics, comme par exemple le programme QMR en médecine interne (cf. chapitre 12),
- l'aide à la prescription médicamenteuse (recherche de contre-indications ou d'interactions),
- l'accès à des connaissances factuelles (conduite à tenir devant un problème médical, protocoles thérapeutiques, couplage à un système bibliographique, etc.).

Communication avec le monde extérieur

Dans l'idéal les fonctions de communication peuvent concerner :

- l'accès au secteur hospitalier pour récupérer tout ou partie des dossiers médicaux,
- l'accès aux données des laboratoires publics ou privés pour la consultation et/ou la récupération des résultats d'examens complémentaires,
- l'accès à des bases de données bibliographiques ou des banques d'information (cf. chapitre 6),
- l'échange d'informations professionnelles avec les confrères, les organismes d'assurance, les centres de recherche ou d'épidémiologie ou les patients,

- la participation à des enquêtes épidémiologiques (réseaux de médecins sentinelles), ou des études d'évaluation nécessitant la collaboration de plusieurs médecins [Valleron 1993].

Formation continue

Elle représente un potentiel important avec l'apparition des techniques multimédias dans les systèmes micro-informatiques (cf. chapitres 1 et 13) et la diffusion de l'Internet. Son utilisation est directement conditionnée par le caractère facultatif ou obligatoire de la formation et l'existence d'un système de renouvellement des certifications.

Le système d'information du patient

Le système d'information du patient doit être considéré sous une double perspective :

- L'une plus passive, celle des soins à domicile, qui peuvent être considérés selon les cas comme une extension ou une alternative aux soins hospitaliers ou ambulatoires,
- L'autre plus active, dans laquelle le patient devient lui-même l'acteur de ses propres soins, véritable autoprise en charge commençant par la formation pour aboutir à l'adaptation thérapeutique voire l'autoindication et l'automédication.

L'intégration du patient dans le réseau de soins pose à l'évidence le problème de la justification d'un matériel informatique à demeure. En France, la disponibilité large de terminaux de type Vidéotex (plus de 7 millions de Minitels installés en 1995) a permis la création d'une culture de communication. La baisse des coûts de l'informatique familiale et la disponibilité des réseaux de réseaux comme Internet et d'ordinateurs dédiés à l'accès aux réseaux (NC pour *Network Computers*) laissent entrevoir une deuxième génération d'applications au domicile des patients. Les exemples suivants sont donnés à titre indicatif.

Participation active aux soins

- Consultation et mise à jour du dossier médical : mesure et saisie de données de soins comme le poids, la pression artérielle ou la glycémie chez des malades hypertendus ou diabétiques.
- Ajustement thérapeutique, voire automédication, dans le cadre de protocoles définis d'un commun accord avec l'équipe de soins (par exemple malades diabétiques ou insuffisants rénaux).

Formation à domicile

- Accès aux bases et banques de connaissances par l'Internet.

- Participation active à des programmes de formation.

Messagerie électronique

- Utilisation de la messagerie électronique entre le malade et les professionnels de santé (personnels infirmiers, médecin traitant, etc.).
- Mise en place de forums électroniques entre patients sur des thèmes particuliers : Sida, maladie d'Alzheimer, maladies génétiques, etc.

Discussion et conclusion

L'augmentation incontrôlée des dépenses médicales, sans augmentation parallèle de leur qualité ou de l'état de santé de la population, rend nécessaire, en France comme dans d'autres pays, la mise en œuvre d'une réforme profonde du système de santé. Cette réforme, qui passe par une implication profonde de l'ensemble des acteurs, doit éviter deux écueils :

- l'ultra-libéralisme pouvant conduire à une médecine à plusieurs vitesses, à la non redistribution des gains de productivité dans une logique de profits ("*profit-oriented business*"), à l'exclusion du système de protection d'une part significative de la population et finalement à la création d'une fracture sociale,
- l'étatisme centralisateur pouvant conduire à des soins rationnés et de mauvaise qualité pour tous.

Dans tous les cas, la création de *réseaux de soins intégrés* apparaît inéluctable car seule capable de coordonner les activités des différents secteurs de la santé (soins hospitaliers, ambulatoires et à domicile, système de protection sociale, etc.). Les réseaux d'information communautaire (CHIN des Anglo-Saxons) en constituent le substratum informatique. Leur mise en place est rendue possible par le développement des réseaux de communication et de la télématique. Lorsqu'une société dépense de 10 à 15 000 F par an et par habitant pour la santé, l'achat d'un matériel de micro-informatique pour relier les acteurs au réseau n'apparaît plus comme un handicap économique rédhibitoire, en particulier pour des acteurs ciblés (professionnels de santé, patients à risque, etc.).

Mais, alors même que la technologie informatique permettrait aujourd'hui d'intégrer le médecin libéral comme le patient dans un réseau le reliant à l'ensemble des acteurs du système de santé, plusieurs facteurs freinent encore la mise en place de ces réseaux. Il importe pour un utilisateur de considérer avec attention les coûts de communication et d'accès aux serveurs, d'évaluer le temps nécessaire à la formulation des questions ou des messages et, d'une façon générale, l'importance de l'apprentissage nécessaire à l'utilisation des logiciels de communication et des serveurs. Les normes d'échanges sont en cours de développement. Des problèmes réels de respect et de garantie des libertés individuelles des patients sont soulevés, qui doivent être réglés (cf. chapitre 15). Comme dans d'autres secteurs, la technologie a précédé la mise en place d'une culture médicale intégrant le traitement en réseau de l'information et d'une éthique du traitement de ces informations.

Questions

- *Définir un réseau de soins.*
- *Citer quelques arguments incitant au développement des réseaux de soins.*
- *Citer quelques applications de la télémédecine dans un réseau de soins.*
- *Définir le système d'information du praticien extra-hospitalier. Quel rôle peut jouer le médecin généraliste dans un réseau de soins ?*
- *Citer les principales fonctions du cabinet médical pouvant faire l'objet d'une informatisation.*
- *Citer les problèmes posés par l'éloignement du cabinet médical des centres de santé et des plateaux techniques importants et les solutions que peuvent apporter l'informatique et les télécommunications.*
- *Quels facteurs peuvent expliquer les difficultés de pénétration de l'informatique dans le cabinet médical?*
- *Quelle place peut jouer le patient dans le développement des réseaux de soins ?*

9

Informatisation du dossier patient

Introduction

Le dossier patient est la mémoire dans laquelle sont consignées toutes les informations nécessaires à la prise en charge et à la surveillance d'un patient (figure 9.1).

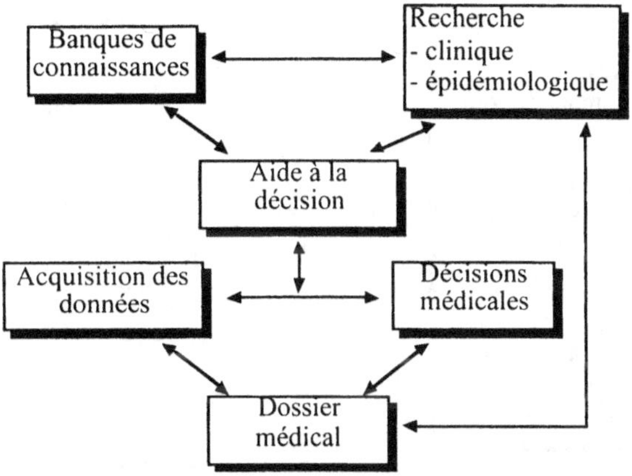

Figure 9.1 – La place du dossier patient dans l'activité médicale

Outil de mémorisation, il est, de ce fait, un élément central dans la démarche de soins et son évolution traduit l'évolution plus générale de la pratique médicale. Les informations stockées sont de plus en plus complexes, reflétant l'apparition de nouvelles méthodes d'investigations, en particulier d'analyse de signaux et d'imagerie (cf. chapitres 10 et 11). Le dossier patient est physiquement distribué (dossiers hospitaliers, dossiers des généralistes, dossiers des organismes d'assurances pour ne citer que les principaux) et partagé entre les professionnels de santé. Il est donc nécessairement un outil de communication. Utilisé individuellement, il participe directement à la prise de décision. Utilisé collectivement, il représente l'expérience des équipes de soins et peut servir d'outils d'évaluation, de recherche ou de planification.

Compte tenu de l'évolution rapide de la technologie, l'informatisation du dossier du malade reste une entreprise difficile, mais non plus impossible. Elle permet de potentialiser les différentes fonctions du dossier traditionnel mais elle nécessite au préalable un double effort, d'une part, d'analyse du système d'information et d'évaluation des besoins des différentes catégories d'utilisateurs, d'autre part, de standardisation et de structuration des données et des connaissances médicales.

Différentes vues du dossier patient

Tout acteur du système de santé est concerné, de près ou de loin, par le dossier patient, mais les données utilisées reflètent autant de situations ou vues partielles du dossier (figures 9.2 et 9.3).

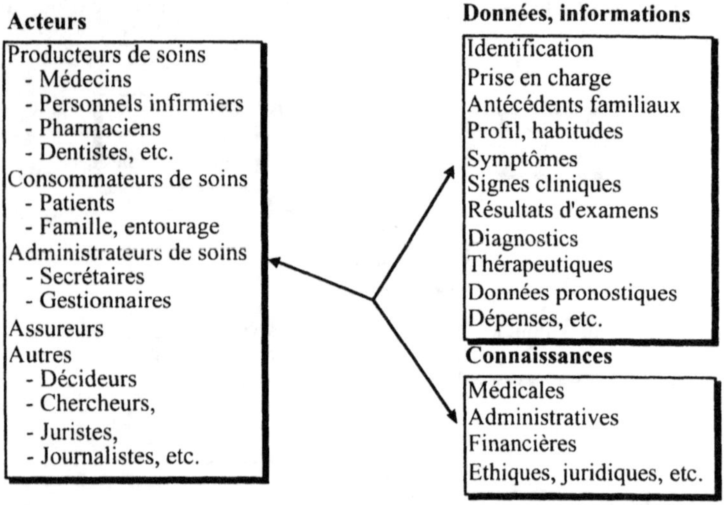

Figure 9.2 – Catégories d'acteurs, d'informations et de connaissances

Les différents personnels de santé — les producteurs de soins — sont directement concernés. Ils participent au quotidien à la mise à jour du dossier patient et à son utilisation directe pour la prise de décisions médicales. Le patient est, bien sûr, le premier intéressé par l'existence d'un dossier de qualité, assurant la transmission des informations nécessaires à la continuité des soins, pouvant servir de garant de sa qualité ou de document éducatif. Il peut être amené, pour certains types de données, à participer lui-même à sa mise à jour (télémédecine).

Dans une situation de conflit (par exemple entre prestataires et bénéficiaire de soins lors d'un accident d'iatrogénie médicale), le dossier devient un document médico-légal utilisable par les différentes parties en présence.

Administrateurs et organismes de protection sociale se sentent plus concernés par les composantes sociales, économiques et d'évaluation de la qua-

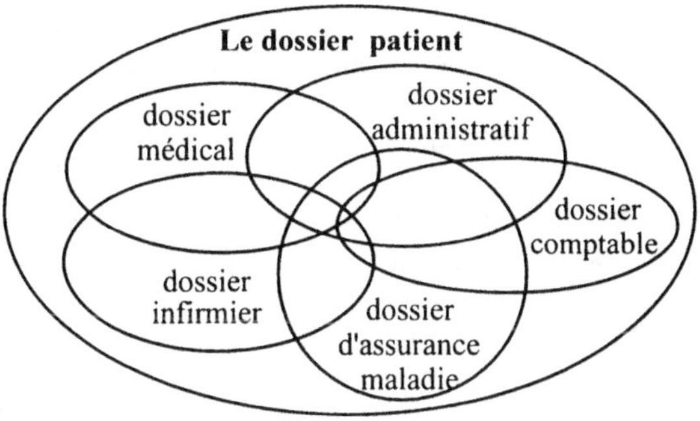

Figure 9.3 – Différentes vues du dossier patient

lité ou de la productivité du système de soins. Les spécialistes de santé publique verront dans le dossier patient un outil de recherche clinique (par ex. études cas-témoins) ou épidémiologique.

Chaque catégorie d'acteur, ayant sa propre vue du dossier patient, peut être amenée à privilégier certaines fonctions d'un dossier informatisé. On peut ainsi parler de dossier médical, de dossier infirmier ou de dossier administratif (figure 9.3). Il faut cependant remarquer que la même information (par exemple l'âge ou le sexe) peut être de nature médicale, infirmière ou administrative suivant l'utilisation qui en est faite et que l'intérêt du patient est probablement d'avoir un dossier regroupé.

Objectifs et bénéfices attendus

L'informatisation du dossier patient permet de stocker dans un volume réduit des quantités considérables d'informations. Les capacités accrues de stockage et de compression sont particulièrement significatives pour les objets multimédias dont la place ne peut que croître dans les années à venir (figure 9.4). Autant que la quantité, l'informatisation permet d'améliorer la qualité du contenu des dossiers [Dick 1991]. Un dossier patient informatisé est à la fois plus lisible et plus précis qu'un dossier manuel. Des procédures de saisie automatisée permettent d'améliorer l'exhaustivité (prise en compte des différents problèmes du patient) et la complétude est généralement plus élevée. Le nombre de sujets médicaux abordés par les médecins pendant une consultation aidée d'un ordinateur augmente significativement. Le taux de remplissage pour des questions posées systématiquement (mais en nombre limité) dépasse habituellement 95%, quels que soient l'âge et l'expérience informatique des médecins qui l'utilisent [Degoulet 1990]. Les données provenant de différentes hospitalisations, ou de consultations et d'hospitalisations peuvent être chaînées, assurant ainsi une meilleure continuité des soins.

L'accès à un dossier électronique est immédiat et peut se faire 24 heures sur 24 et de façon simultanée pour plusieurs utilisateurs. Le temps d'accès est considérablement raccourci. Les dossiers informatisés facilitent le partage des données et la communication entre les différents partenaires du système de soins (édition automatique de comptes rendus, accès par le réseau télématique à des données cliniques ou biologiques...).

Type de dossier	Traditionnel	Informatisé
Stockage et communication des informations		
- Intégration des données (dont données multimédias)	+	+++
- Lisibilité du dossier	+	++
- Prise en charge de l'ensemble des problèmes	+	++
- Complétude (domaines sélectionnés)	+	+++
- Accès	séquentiel	simultané
- Disponibilité de l'information	locale	globale
- Accès à distance	0	+++
- Chaînage des épisodes de soins	+	+++
- Chaînage de dossiers distribués	0	++
Traitement et aide à la décision		
- Résumés, abstractions multiples	0	+++
- Rappels, alarmes	0	+++
- Suggestions diagnostiques ou thérapeutiques	0	+++
- Traitement des données multimédias	0	+++
Regroupement des données		
- Evaluation des soins	+	+++
- Recherche clinique, épidémiologique	+	+++
- Contrôle de gestion, planification	0	+++
Formation et éducation		
- Facilité d'utilisation du dossier	+++	+
- Formalisation de la démarche médicale	+	+++
- Adhésion aux protocoles de soins	+	+++
- Connexion à des bases de données documentaires ou de connaissances	0	+++
Sécurité, protection		
- Sécurité de l'information	+	+++
- Confidentialité	++	+

Figure 9.4 – Comparaison du dossier traditionnel et du dossier informatisé

L'information, une fois stockée dans un format approprié, peut être affichée ou retrouvée de multiples façons en fonction des besoins du médecin (tableaux, graphiques, organisation suivant le temps, la source ou les problèmes). Des résumés automatisés et bien conçus ont plus de valeur informative que des dossiers traditionnels et peuvent également améliorer le processus de décision.

Les dossiers informatisés améliorent la qualité des soins (calcul de la posologie d'un médicament à fenêtre thérapeutique étroite, radiothérapie). Les alarmes ou les rappels, déclenchés automatiquement lors de la saisie des données, sont une aide précieuse pour le médecin [McDonald 1976]. Un praticien aidé d'un ordinateur aura moins tendance à oublier des gestes médicaux simples (recherche de contre-indications médicamenteuses, actes de prévention) qu'un praticien isolé.

Les dossiers informatisés facilitent le regroupement des données pour la recherche clinique ou l'évaluation des soins. En effet, la variabilité inter et intra médecins évoquée au chapitre 3 est significativement réduite par rapport à celle mesurée avec un dossier traditionnel. Ce regroupement n'est cependant possible que si les données sont stockées sous forme codée (par opposition à la saisie du dossier sous forme de textes libres qui ne permet que des traitements limités). La recherche, pour un patient donné, de cas comparables dans une base de dossiers peut directement servir à l'évaluation pronostique ou la prise de décisions médicales [Safran 1989, Chute 1992]. Dans certains cas, les dossiers présentent une valeur éducative, en rendant plus explicites les concepts et les procédures utilisés et en obligeant à formaliser les connaissances [Weed 1991] (cf. chapitre 12).

Des procédures automatiques de connexions à des bases de données documentaires (recherches de références bibliographiques récentes sur les problèmes d'un patient) ou des bases de connaissances (cf. chapitre 6) peuvent être mises en place. Les dossiers médicaux informatisés sont à la fois plus accessibles et mieux protégés que les dossiers traditionnels. Des moyens techniques peuvent être mis en place pour garantir la protection physique et logique des données (mots de passe, cryptage, etc.) et assurer leur confidentialité (cf. chapitre 15) [Rind 1997].

Malgré ces avantages les informatisations réussies sont rares. Plusieurs types de difficultés compliquent le processus d'informatisation :

- L'informatisation impose une modélisation complexe des données et des connaissances médicales. Les modèles initiaux, calqués sur l'organisation linéaire des dossiers "papier", ont rapidement montré leurs insuffisances.
- La terminologie médicale doit être organisée sous forme de dictionnaires normalisés pour faciliter la cohérence sémantique entre des éléments d'un dossier distribué [Cimino 1994, Rector 1994].
- Les problèmes humains ont souvent été sous-estimés, en particulier les problèmes d'interface homme-machine, de sécurité, de confidentialité et de changement possible de la relation médecin/patient induits par une saisie directe, en présence du malade, du dossier médical.
- Les coûts élevés des matériels, des logiciels et des accès aux réseaux de communication constituent autant de freins à la généralisation des dossiers informatisés.
- La formation des personnels de santé à l'utilisation des systèmes informatiques est habituellement insuffisante.

Modélisation des informations médicales

La modélisation des données médicales passe par deux étapes principales :

- La définition des éléments du discours (étape de standardisation de la terminologie). Elle correspond à la définition précise de chacun des termes utilisés dans le dossier, des relations sémantiques entre les termes et des modalités de réponse (cf. chapitre 5).
- L'organisation des éléments du discours dans un modèle approprié (étape de structuration).

Comment standardiser la terminologie médicale ?

Ce problème a été abordé au chapitre 5. Rappelons que les principales classifications des termes médicaux développées ne sont bien adaptées qu'à leur objectif initial: codification des causes de décès pour la classification de l'OMS (CIM-10), mots clés d'un article scientifique pour MeSH, description de lésions anatomo-pathologiques ou radiologiques pour SNOMED. Elles sont souvent insuffisantes dès que l'on aborde une discipline médicale spécialisée ou un problème particulier (le codage des données cliniques est habituellement incomplet). Le développement de systèmes de codification adaptés à la médecine ambulatoire, par exemple le code READ développé par le *National Health Services* [NHS 1995] en Grande Bretagne, pose le problème de leur intégration avec les systèmes utilisés dans d'autres contextes.

Le métathésaurus de l'UMLS, développé par la *National Library of Medicine*, pourrait servir de base à la constitution du dictionnaire des termes utilisés dans un dossier médical, mais les expériences d'utilisation sont encore très limitées.

Comment structurer le dossier médical ?

La structuration peut être définie comme le regroupement d'éléments isolés pour former des objets plus complexes. Deux types de structuration sont communément retrouvés dans les dossiers "papier", la structuration suivant la source et la structuration suivant les problèmes.

L'organisation suivant la source

Le dossier patient traditionnel est orienté suivant la source (ou l'origine) des informations recueillies. Les données obtenues à partir de l'interrogatoire (antécédents, symptômes) et de l'examen clinique, les examens complémentaires, les données diagnostiques, thérapeutiques et pronostiques y sont regroupées en sections distinctes (figure 9.5). La section diagnostique est la section la plus importante puisque sa fonction est d'intégrer le maximum de données de façon à déduire les décisions correctes. Les données d'évolution sont constituées de sous-ensembles des sections précédentes.

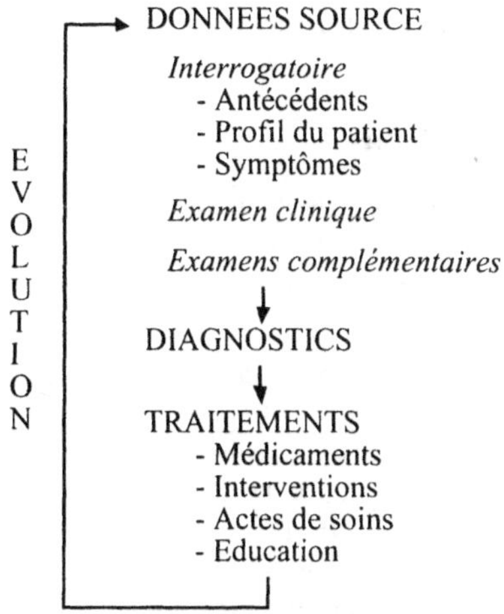

Figure 9.5 – Le dossier médical orienté suivant la source

La figure 9.6 montre un sous-ensemble d'un formulaire utilisé dans ARTEMIS, système de suivi d'un malade hypertendu [Degoulet 1990]. Les informations sont saisies sous forme de questions à choix simple (par ex. symptomatologie spontanée oui–non), à choix multiples (par ex. activité physique régulière) ou de textes libres (par ex. la description des symptômes).

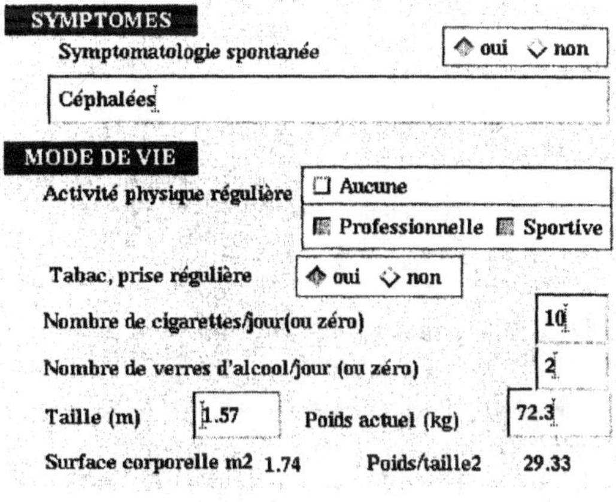

Figure 9.6 – Exemple de questionnaire standardisé et structuré utilisé dans le suivi de malades hypertendus

Le contenu du dossier orienté suivant la source est très influencé par la spécialité du service dans lequel le patient est hospitalisé. Le risque de négliger la partie de synthèse aux dépens de la partie analytique, et donc de négliger certains problèmes qui ne rentrent pas dans la spécialité du service (par ex. prise en compte de tous les facteurs de risque, mesures de prévention, etc.) est ainsi élevé.

L'organisation par problèmes

L'idée de base du dossier orienté suivant les problèmes, proposée par Weed dans les années 60 et schématisée sur la figure 9.7, était de structurer le contenu du dossier suivant une hiérarchie ayant comme racine la liste des problèmes.

Le concept de problème est un concept plus large que celui de diagnostic. Il inclut toute condition de nature diagnostique, thérapeutique ou de surveillance nécessitant une attention particulière. Un problème peut être aussi bien un symptôme qu'un diagnostic [Weed 1969]. Prenons un exemple. Un malade se plaint de maux de tête. Le problème "céphalées" est ajouté à la liste des problèmes. Le scanner montre une masse intra-cérébrale. Le problème devient tumeur intra-cérébrale. Les céphalées sont alors retirées de la liste des problèmes et rattachées au diagnostic précédent.

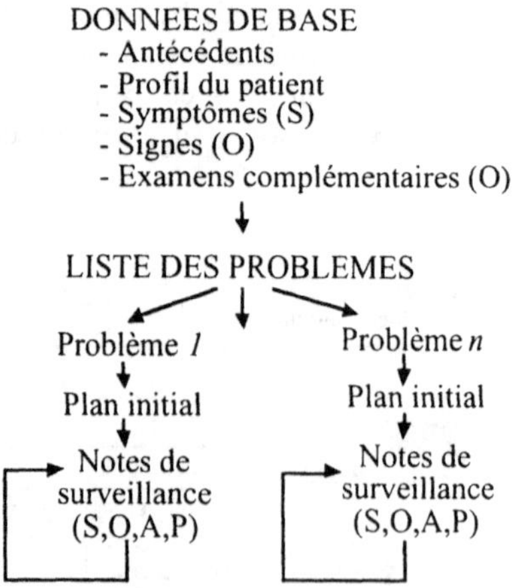

Figure 9.7 – Le dossier médical orienté suivant les problèmes, d'après [Weed 1969]. S: Subjectif, O: Objectif, A: Appréciation, P: Plan.

La liste des problèmes est établie après le recueil des données de base (figure 9.7). Les problèmes sont classés en problèmes actifs et problèmes inactifs. Pour chaque problème actif, un plan initial est établi comprenant la collecte de nouvelles informations dites subjectives (symptômes) ou objectives (signes) et les prescriptions thérapeutiques, de surveillance ou de nature éducative. Les notes de surveillance sont effectuées problème par problème suivant la logique “SOAP”: S pour subjectif, O pour objectif, A pour appréciation (*Assessment*) et P pour plan.

La structuration par problème présente deux avantages principaux par rapport à l'orientation suivant la source : elle met en valeur l'importance de la liste des problèmes (la racine de l'arbre) et elle force l'utilisateur à adopter une approche systématisée par problème (protocole). Cependant, elle inclut un certain nombre de contraintes, en partie inhérentes au modèle hiérarchique choisi. Un tel modèle est parfaitement adapté lorsqu'il y a indépendance entre les branches de l'arbre, c'est-à-dire des données associées à chaque problème, ce qui est rarement le cas pour des problèmes concernant le même patient. Les données d'évolution sont rattachées à des éléments (les problèmes) dont la définition est instable dans le temps. De plus, elles sont fonction de l'évolution du profil des problèmes d'un patient. Finalement le risque de redondance des informations et/ou d'inconsistance est élevé. Par exemple, un même médicament bêtabloquant peut être prescrit pour des problèmes relativement distincts comme une insuffisance coronarienne, une hypertension artérielle ou des migraines. A l'inverse, un médicament indiqué pour un problème peut être contre-indiqué pour un autre problème.

Recherche de structures profondes

Les deux exemples précédents de modèles de dossiers médicaux illustrent la complexité de l'étape de structuration de l'information médicale. Ils montrent aussi les limites des solutions associées historiquement à une conception linéaire du stockage des données médicales (celle des documents écrits). Dans les deux organisations, on remarquera que les concepts utilisés sont instables dans le temps. Un diagnostic ou un problème établi au temps t peut être considéré comme un antécédent au temps $t + n$ dans l'organisation suivant la source, un antécédent ou un problème inactif dans l'organisation par problème. La notion de signe objectif est en fait très subjective (par ex. volumineuse tumeur abdominale).

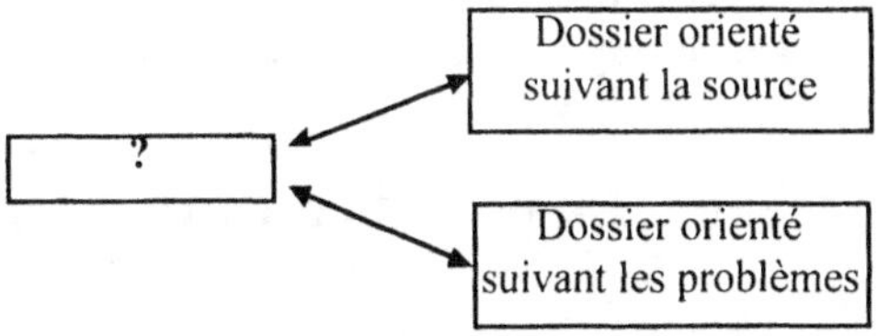

Figure 9.8 – Structures de surface et structure profonde du dossier médical

Les techniques informatiques permettent d'envisager des modèles plus complexes, pour décrire des structures profondes, faisant une distinction nette entre la structure de représentation interne des données et la ou les vues que les utilisateurs peuvent avoir de ces données (les différentes structures de surface). L'objectif théorique est alors de concevoir la structure profonde la plus générale possible et d'établir des passerelles entre les structures de surface, vues par l'utilisateur (par exemple, une structure orientée suivant la source ou suivant les problèmes) et la structure profonde (figure 9.8).

Ces modèles permettent en particulier d'enrichir la représentation des données et d'autoriser de meilleures possibilités de communication et de traitements. Ainsi, par exemple, une information ne pourra être mémorisée dans un dossier que si elle est qualifiée par la date de l'observation, la source (le nom du médecin, de l'infirmière, un appareil automatique (par exemple un appareil de monitorage),...) ou la méthode d'obtention. Ces éléments constituent le contexte de production et utilisation de l'information nécessaire aux processus d'interprétation/réinterprétation que l'on retrouve dans le travail coopératif d'un groupe de professionnels. Cette approche, favorisée par les outils logiciels actuels (représentation objet) est à la base de différents modèles proposés comme le modèle pragmatique [Degoulet 1989] dont la figure 9.9 donne un exemple schématique.

	Observation	**Action**	**Diagnostic**
Exemple	La PAS de *y* est de 220 mm Hg	Furosémide 25mg	Hypertension
Objets	•(O_1) PAS = 220mmHg	•(O_3) Médicament = Furosémide 25mg	•(O_4) Diagnostic = Hypertension
Source	Médecin =*x*	Médecin = *x*	OMS
Temps	Date = 13 Juin 1998	Date = 16 Juin 1998	Date = 1948
Relations entre objets	•(O_2) Patient = *y* •(O_2) *a* (O_1)	•(O1) Patient = *y* •(O_1) *est–traité–par* (O_3)	•(O_5 = maladie vasculaire •(O_4) *est–une* (O_5)
Receveur	{Personnel de soins, Patient}	{Personnel de soins, Patient}	Médecin
Méthode	Mesure manuelle de la PA	Prescription médicale	$PAS \geq 160$ ou PAD ≥ 95

Figure 9.9 – Exemple de structure profonde proposée dans le modèle pragmatique pour trois types d'objets du dossier médical: diagnostics, actions et observations. PAS: pression artérielle systolique; PAD: pression artérielle diastolique

Mise en œuvre des dossiers médicaux informatisés

Environnement logiciel

Il est difficilement envisageable d'informatiser un dossier médical sans l'aide d'un Système de Gestion de Bases de Données (SGBD) (cf. chapitre 2). Le choix du SGBD le plus approprié n'est cependant pas simple. Il faut en effet tenir compte :

- de la dimension temporelle des données médicales (c'est-à-dire les différentes visites d'un même patient),

- de la complexité des objets médicaux (textes en langage clair, données multimédias) et
- de la nécessité d'intégrer données et connaissances médicales pour la réalisation de systèmes d'aide à la décision (alarmes, système expert).

Ces difficultés expliquent que plusieurs équipes, souvent en milieu hospitalo-universitaire, aient été amenées dans les années 70 et 80 à développer leur propre SGBD, plutôt que d'utiliser des SGBD du commerce (hiérarchiques, en réseaux ou relationnels). Le développement de SGBD orientés objets (SGBDOO) pourrait inverser cette tendance, puisqu'il devient possible avec ces outils de modéliser et gérer les objets médicaux complexes ainsi que certains types de connaissances médicales (liens sémantiques entre concepts et héritage de propriétés, informations contextuelles, règles de décision, etc.).

La plupart des SGBD offrent des outils permettant de réaliser l'interface avec les utilisateurs finaux. La tendance est cependant vers l'utilisation de systèmes de gestion d'interfaces indépendants du SGBD et fonctionnant en mode dit client/serveur (cf. chapitres 1 et 2). L'utilisation d'interfaces basées sur des navigateurs de type Internet/Intranet est intéressante du fait de la généralisation rapide de ce type d'outil et de la facilité de connexion à des bases de connaissances ou des outils de messagerie [Kohane 1996]. Elle aboutit à la notion plus générale de client/réseau.

Le langage naturel dans un dossier informatisé est souvent saisi sous forme de commentaires libres sans traitement informatique particulier et stocké tel quel dans la base de données. Cette approche, dans laquelle la structure de surface du dossier médical est identique à la structure profonde, offre un nombre d'avantages limité par rapport à une gestion traditionnelle. Toutefois, dans des domaines restreints et bien conceptualisés, l'analyse automatique d'un texte peut améliorer les performances d'un système de gestion de dossiers médicaux informatisés, sans pour autant conduire à une perte majeure d'information. Ces procédures automatiques peuvent s'appliquer par exemple à la saisie d'une liste de symptômes ou de problèmes, l'analyse d'une prescription médicale ou d'un compte rendu radiologique ou pathologique et, dans un avenir beaucoup plus lointain, d'un résumé complet d'hospitalisation [Baud 1992, Zweigenbaum 1995]. Le compte rendu en texte clair, analysé au fur et à mesure de la saisie, devient alors une structure de surface particulière d'une structure profonde plus riche.

Systèmes de gestion de dossiers patients

La plupart des logiciels généraux et des outils de base doivent être combinés pour constituer un système de gestion de dossiers patients directement utilisable par un non-informaticien.

La figure 9.10 précise, dans le cadre d'un service hospitalier, les fonctions retrouvées traditionnellement dans un système de gestion de dossiers patients. Elle montre combien l'architecture d'un tel système est nécessairement liée à l'architecture du système d'information hospitalier (SIH) sous-jacent.

- Dans un SIH à architecture centralisée, l'ensemble du dossier patient sera stocké dans une base de données physiquement unique. Les éventuels sous-systèmes du SIH (par ex. laboratoires, radiologie) viendront alimenter cette base unique.
- Dans un SIH à architecture distribuée, les données des dossiers patients sont physiquement distribuées entre les sous-systèmes. Le système de gestion de dossiers ne peut accéder à l'ensemble des informations que s'il a accès à une vue logique du dossier complet et que son SGBD lui permet d'accéder aux différentes portions du dossier. Bien que technologiquement intéressante, cette approche peut allonger significativement les temps de réponse et nécessite la mise en place de procédures complexes pour garantir la cohérence et la protection des données (le risque de perte de confidentialité augmente avec le nombre de systèmes et donc de portes d'entrée sur le réseau).

• **Prise en charge et suivi du patient** - Identification médico-administrative - Mise à jour des mouvements (admission, transferts, sorties) - Prise de rendez-vous, édition de lettre de rappel - Saisie, mise à jour des données de soins (médicales et infirmières, de consultation et d'hospitalisation) - Prescriptions de soins (examens, médicaments, interventions, formation,...) - Edition de comptes rendus (consultation, hospitalisation, examen, etc.) - Edition de tableaux récapitulatifs (chronologiques, par type de visite, par problème, par domaine médical, etc.) - Aide à la décision (alarmes, rappels, suggestions diagnostiques, thérapeutiques ou pronostiques,...)
• **Gestion de l'unité de soins** - Communication - Bilans d'activité (par diagnostic, type d'activité, de personnels, etc.)
• **Recherche et formation** - Recherche de dossiers sur critères - Accès aux bases de données bibliographiques - Interrogation de banques de connaissances

Figure 9.10 – Exemples de fonctions d'un système de gestion de dossiers patients

Dans le cadre d'un réseau de soins se pose tout naturellement le problème de l'accès et de la transmission sécurisés des composants du dossier patient entre les différents acteurs du réseau. L'intégration de ces composants, nécessaire à la prise de décisions, pose le problème supplémentaire de la mise en concordance "sémantique" des termes utilisés par les différents acteurs du réseau. La carte individuelle de santé (cf. cartes à mémoire, chapitre 1), sous réserve d'une standardisation de son contenu et de la disponibilité de lecteurs de cartes, pourrait représenter l'équivalent électronique du carnet de santé et jouer un rôle de lien entre les acteurs d'un réseau de soins

[Beuscart 1996]. Des opérateurs publics ou privés pourraient également offrir aux patients un service de conservation sécurisé de données médicales individuelles, équivalent d'un service bancaire pour les dépôts financiers.

Contraintes matérielles et humaines

La mise en place d'un système de gestion de dossiers nécessite l'achat et la maintenance d'un matériel coûteux, dont la disponibilité doit être assurée 24 heures sur 24. Malgré l'amélioration de la fiabilité des matériels, des taux de disponibilité supérieurs à 99% sont rarement atteints. Dans tous les cas, des procédures de fonctionnement dégradé doivent être mises en place en cas de panne du système informatique. Idéalement, l'information devrait être saisie directement par les personnes générant l'information (médecins, infirmières) (figure 9.11). Cette saisie nécessite une formation des personnels de santé, d'autant plus difficile à organiser que le taux de rotation est élevé (par ex. étudiants en médecine).

Information	Objectif visé	Situation à éviter
Saisie		
Qui ?	La personne qui génère l'information.	Qui peut le faire ou qui ne peut refuser.
Quand ?	Au moment où l'information est générée	Quand c'est possible.
Comment ?	Directement, sans intermédiaire humain.	Transcription par un intermédiaire (par ex. secrétaire).
Accès		
Pour qui ?	Ceux qui la génèrent.	Ceux qui la détiennent (les informaticiens).
Quand ?	Au moment où ils le désirent.	Si les informaticiens le peuvent ou le veulent.
Comment ?	Directement, sans intermédiaire.	Par des intermédiaires (informaticiens et/ou statisticiens).

Figure 9.11 – Modalités de saisie et d'accès aux informations du dossier patient

Dans la plupart des systèmes, la saisie est effectuée de façon indirecte, à partir de questionnaires de visites ,ou de comptes rendus dictés au magnétophone, qui doivent alors être retranscrits par un personnel de secrétariat. Ces transcriptions rallongent le délai de mise à jour des dossiers et surtout sont source d'erreurs. La reconnaissance automatique de la voix n'est pas encore utilisable en routine. Des résultats significatifs ont cependant été obtenus dans des situations où un vocabulaire restreint est suffisant (par ex. saisie semi-structurée de comptes rendus d'anatomie pathologique ou radiologiques ou commande vocale d'appareillage).

L'interrogation et l'exploitation de dossiers patients nécessitent le plus souvent une double formation, informatique pour la réalisation d'applications et statistique pour l'interprétation des résultats. Cette situation peut être frustrante pour les utilisateurs qui, à juste titre, souhaiteraient pouvoir se passer d'intermédiaire.

Discussion et conclusion

L'informatisation des dossiers médicaux passe par plusieurs étapes : une analyse approfondie des structures du discours médical, la sélection d'un modèle approprié, le choix d'une infrastructure matérielle et logicielle adaptée, la prise en compte des facteurs humains et d'environnement (analyse de la demande, choix d'une interface homme-machine, formation de l'ensemble du personnel concerné).

Une distinction nette entre la structure de surface du dossier médical, vue par l'utilisateur (organisation suivant la source ou suivant les problèmes), et la structure profonde, vue par l'informaticien, est établie. Alors que les premiers systèmes de gestion de dossiers médicaux calquaient la structure profonde sur la structure de surface, les logiciels plus récents sont fondés sur des modèles plus élaborés de représentation des données et des connaissances.

Les dossiers médicaux informatisés remplacent progressivement les dossiers médicaux traditionnels. Ils sont également sur le chemin d'une plus grande intégration avec l'ensemble du système de soins. Cette intégration avec les systèmes existants, les bases de données et les systèmes experts en cours de développement constitue l'un des défis auxquels les dossiers informatisés auront à faire face.

Questions

- *Objectifs et bénéfices attendus de l'informatisation du dossier patient.*
- *Qu'apporte un dossier informatisé par rapport à un dossier papier ?*
- *Comment peut-on standardiser et structurer les données médicales dans un dossier patient informatisé ?*
- *Avantages et inconvénients des organisations suivant la source et suivant les problèmes. Qu'apporte l'informatique en matière de structuration ?*
- *Décrire l'infrastructure minimale nécessaire à la mise en place d'un dossier patient.*
- *Quelles sont les difficultés principales que l'on peut attendre de l'informatisation du dossier patient ?*
- *Citer quelques problèmes posés par la distribution des données du dossier patient dans un réseau de soins et discuter de solutions possibles.*

10

Traitement des signaux physiologiques

Introduction

Différentes situations cliniques se prêtent à la mesure répétitive et rapprochée de paramètres physiologiques. Il peut s'agir, par exemple, d'enregistrer des signaux électriques, de mesurer des pressions, des fréquences, des volumes, des débits ou des températures. D'une manière générale, les signaux physiologiques varient de manière continue dans le temps. Le recueil s'effectue au moyen de capteurs spécialisés transformant le signal d'entrée en un signal électrique qui peut être amplifié et visualisé sur un écran cathodique. La transformation du signal analogique en données digitalisées en facilite le traitement, le stockage et la transmission. Ce chapitre présente de façon succincte les objectifs et les bases du traitement des signaux et décrit quelques exemples significatifs.

Intérêt et objectifs

L'informatique peut intervenir dans toutes les phases du processus de recueil et de traitement des signaux et pallier les limites humaines de perception et d'interprétation. Ainsi, le traitement numérique permet d'améliorer la qualité des signaux, facilite leur interprétation et apporte une aide directe à la prise de décisions médicales. L'aide sera d'autant plus significative que les paramètres à surveiller sont nombreux, la fréquence de recueil élevée et la durée de surveillance prolongée, comme c'est habituellement le cas dans une unité de soins intensifs.

- Le couplage d'un système informatique et de capteurs spécialisés augmente les capacités de perception du clinicien. Si l'œil peut visualiser sur un écran des modifications significatives d'amplitude, de forme ou de fréquence, des variations lentes ou plus complexes, comme des modifications du spectre de puissance d'un électro-encéphalogramme (EEG), peuvent passer inaperçues.
- La qualité des tracés peut être améliorée automatiquement et le bruit séparé du signal significatif.

- L'ordinateur permet d'enregistrer des signaux pendant des périodes prolongées. Les signaux significatifs, stockés sous forme digitalisée, peuvent être revisualisés selon les besoins. Le dépouillement automatique de tracés enregistrés, comme par exemple l'EEG du sommeil ou l'enregistrement Holter de l'électrocardiogramme (ECG) durant 24 heures, ne pourrait pratiquement pas être effectué sans ordinateur.
- La digitalisation des signaux facilite leur transmission. Le signal digital (ou numérique), à la différence du signal analogique, peut être transmis sans distorsion. La visualisation à distance des tracés facilite la mise en place de systèmes de télésurveillance. La télétransmission d'un tracé dans une structure hospitalière, ou entre des structures différentes qui peuvent être très éloignées, permet une consultation rapide par un expert (ou un programme) et améliore la qualité de la décision médicale (télémédecine et télédiagnostic).
- Le traitement automatique des signaux peut être utilisé pour :
  - présenter les données sous des formes multiples (tabulaires, graphiques),
  - effectuer le calcul automatique de nouveaux paramètres (pressions ou fréquences moyennes, tendances),
  - pallier les fautes d'attention par la production automatique d'alarmes,
  - suggérer des actions ou
  - établir des boucles de rétrocontrôle (par ex. pilotage d'un système de perfusion).

Concepts de base du traitement du signal

Acquisition du signal

La chaîne d'acquisition et de traitement du signal répond au schéma général de la figure 10.1. Le signal est transformé en un courant électrique au moyen d'un dispositif spécialisé ou transducteur. Il est isolé et amplifié, puis fait l'objet d'une conversion analogique/digitale (A/D) avant d'être pris en compte par l'ordinateur.

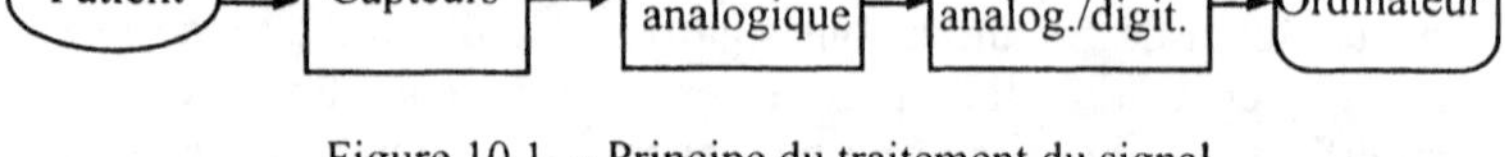

Figure 10.1 – Principe du traitement du signal

Echantillonnage et numérisation des signaux

Pour être traité par un ordinateur digital, le signal analogique doit être numérisé. Cette transformation est imparfaite, mais la perte d'information due à la conversion peut être contrôlée par le choix de la fréquence d'échantillonnage et par celui du nombre de bits affecté à chaque mesure. Ce processus est illustré par la figure 10.2.

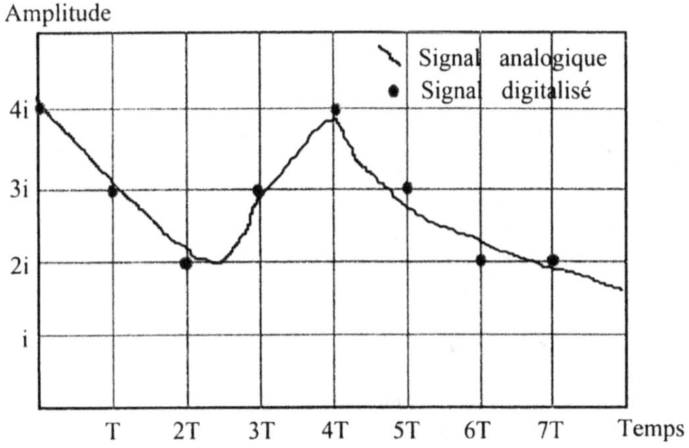

Figure 10.2 – Schéma de principe de la conversion analogique/digitale.
T est la période d'échantillonnage, *i* représente l'échelle d'intensité du signal, fonction du nombre de bits choisi pour la quantification des points

La précision de l'échantillonnage est fonction du nombre N de bits utilisés pour quantifier chaque point du signal enregistré. Pour un nombre N de bits donné, $2N$ valeurs distinctes peuvent être codées et les mesures effectuées sont arrondies à la valeur la plus proche codable sur les N bits. Pour une période d'échantillonnage T choisie, on obtient l'ensemble des points qui représente le signal digitalisé. La fréquence d'échantillonnage doit au moins être égale au double de la fréquence du signal échantillonné (critère de Nyquist). Ainsi, pour un ECG, la fréquence d'échantillonnage recommandée par l'*American Heart Association* est de 500 hertz (cycles/seconde). La figure 10.3 illustre la perte d'information qui pourrait être observée avec des fréquences d'échantillonnage trop faibles.

Techniques de base du traitement du signal

De très nombreuses techniques sont utilisées dans les différentes applications de traitement du signal. Elles sont fonction de la spécificité des problèmes rencontrés et des buts à atteindre. Certains types de traitements sont toutefois communément utilisés dans les applications cliniques : l'amélioration du signal recherché, l'extraction de traits pertinents et la reconnaissance de formes.

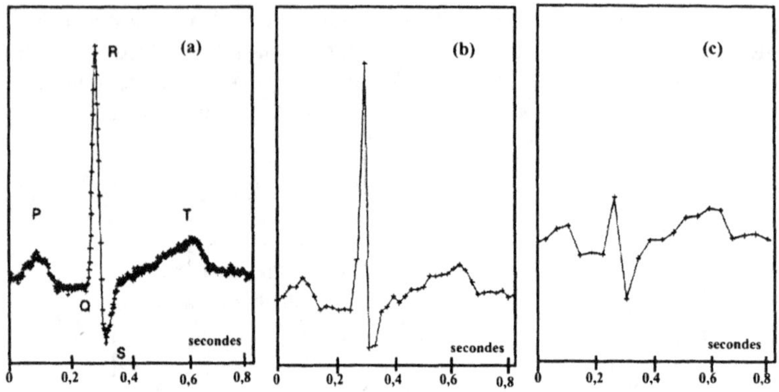

Figure 10.3 – Effet de la fréquence d'échantillonnage.
(a) prise en compte de 500 points par seconde, (b) 50 points par seconde,
(c) 25 points par seconde (adapté de Gardner 1990a)

Amélioration du signal recherché

Tout enregistrement d'un signal physiologique comme l'activité électrique du cœur par exemple contient en plus du signal significatif une composante de bruit. Le bruit peut être dû à l'électronique du dispositif, à des artefacts liés à des mouvements du patient ou à d'autres signaux enregistrés simultanément. Les techniques de moyennage ou de filtrage digital permettent de réduire le bruit et d'améliorer le rapport signal/bruit.

La moyenne de plusieurs enregistrements d'un même signal permet d'éliminer le bruit de fond si celui-ci n'est pas corrélé au signal. Cette technique est illustrée par la figure 10.4.

Le filtrage digital permet de reconstituer le signal en remplaçant la mesure au temps t par la moyenne pondérée de mesures précédentes (aux temps $t-1$, $t-2$,...) et des mesures recalculées. Suivant la formule de moyennage pondéré utilisée, on peut diminuer la contribution de certaines fréquences parasites.

Extraction de traits pertinents

Il arrive que les informations pertinentes ne résultent pas directement d'une mesure ou de l'enregistrement d'un signal. Il est alors nécessaire de transformer le signal initial. Ainsi, par exemple, l'interprétation de l'EEG ou de l'électro-myogramme (EMG) nécessite une décomposition du signal en ses différentes composantes fréquentielles. La participation de chaque type d'onde est analysée grâce à des techniques mathématiques comme la transformation de Fourier ou l'analyse des spectres de fréquences.

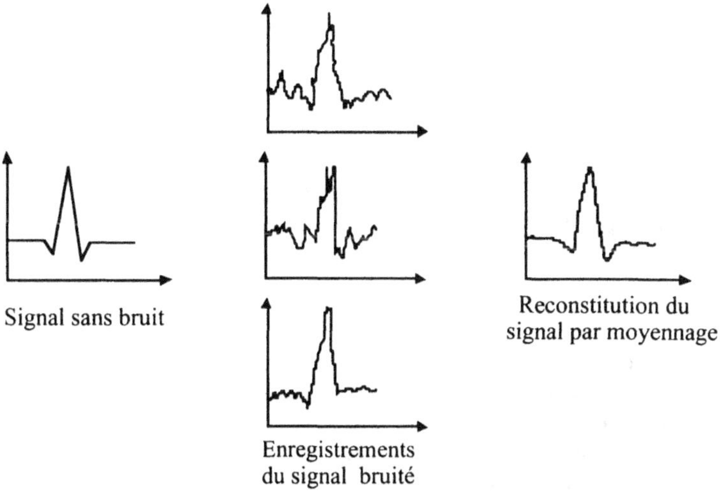

Figure 10.4 – Extraction du signal par une méthode de moyennage

Reconnaissance de formes

Les traits pertinents identifiés peuvent être fournis à une procédure de classification qui détermine si le signal révèle un problème connu du programme. Ces procédures, dites de reconnaissance de formes, utilisent souvent des techniques d'apprentissage automatique. Elles sont basées sur des modèles mathématiques qui peuvent être très complexes.

Exemples d'applications médicales

Les applications de l'analyse de signaux sont multiples, en particulier dans le domaine du dépistage, des explorations fonctionnelles et des soins intensifs. Les exemples suivants illustrent ces possibilités.

Exemples d'analyse de signaux

Analyse de l'ECG

L'analyse automatique de l'ECG est l'un des exemples les plus anciens et les plus significatifs. Une étude réalisée en 1988 aux Etats-Unis montrait déjà que plus de 50% des 100 millions annuels d'ECG étaient analysés avec l'aide d'un ordinateur. Les enregistrements peuvent être stockés sous forme digitalisée, analysés localement ou à distance par transmission à un centre d'interprétation. A partir de séquences ECG, les programmes permettent la reconnaissance et la quantification des complexes QRS et des ondes P et T. La mesure des intervalles R–R est utilisée pour la détection de certains troubles du rythme. Des formes peuvent être apprises, stockées puis comparées aux formes observées. Les performances pour la détection de certaines anomalies peuvent avoisiner celles de cardiologues [Willems 1991, van Bemmel 1992].

Dans les services de soins intensifs, la détection précoce des troubles du rythme est devenue un élément essentiel de réduction de la mortalité précoce par infarctus du myocarde. L'enregistrement prolongé de l'ECG en ambulatoire, par la technique de Holter, permet la détection de troubles fins du rythme cardiaque. Le signal, enregistré sur une bande magnétique, peut être analysé et interprété à distance.

Analyse de l'EEG

L'extraction des informations de l'EEG utiles en clinique est une tâche difficile. Les systèmes actuels proposent souvent une assistance à l'interprétation plutôt que des diagnostics comme dans le cas de l'ECG.

L'électroencéphalographie de base renseigne sur les différentes fréquences composant le signal (rythmes alpha, bêta, gamma,...).

L'analyse des potentiels évoqués permet d'étudier les réponses du cortex à différents stimuli (lumière, sons, stimuli tactiles, mots). Ces analyses sont intéressantes dans le diagnostic des déficits sensoriels.

L'étude du sommeil apporte des informations utiles pour l'analyse des troubles du sommeil (insomnie, narcose,...). Les quantités d'informations sont telles qu'une analyse manuelle serait pratiquement impossible. Les programmes visent à déterminer les stades du sommeil, leurs séquences et durées, et à identifier des phénomènes anormaux particuliers.

Les systèmes d'analyse de l'EEG sont moins bien acceptés actuellement par la communauté médicale que les systèmes appliqués à l'ECG. La raison principale de cette réticence est due au fait qu'il n'y a pas de consensus sur la manière dont il faut analyser ces tracés et sur les informations pertinentes qui caractérisent ces enregistrements.

Mesure ambulatoire de la pression artérielle

Elle peut se faire au moyen d'un brassard pouvant se gonfler automatiquement et d'un enregistrement par microphone ou par Doppler des bruits artériels. L'enregistrement prolongé (par exemple 24 heures) peut être utilisé pour détecter des variations temporaires de la pression artérielle (poussées tensionnelles), discuter de l'indication d'un traitement antihypertenseur dans le cas d'une hypertension limite ou étudier l'effet d'un médicament pour en préciser les effets et/ou adapter la posologie.

Surveillance en soins intensifs

Les environnements de soins intensifs sont caractérisés par le nombre élevé de paramètres physiologiques devant faire l'objet d'une surveillance et la nécessité d'une surveillance rapprochée. Les systèmes de monitorage permettent en particulier :

- d'intégrer des signaux d'origines multiples : pressions (artérielle, veineuse centrale,...), volumes, débits (cardiaque, urinaire, de perfusion), concentrations (glycémie), etc.
- de présenter les informations sous la forme la plus appropriée,
- d'interpréter des variations sur des échelles de temps prolongées,
- d'apprendre et de reconnaître des profils,
- de déclencher des alarmes de plus en plus "intelligentes". Ainsi, les systèmes élaborés permettent de reconnaître certains artefacts de mesure, comme le déplacement d'une électrode. Un signal peut en valider un autre. Ainsi, le rythme cardiaque peut être déduit de l'ECG mais aussi de l'analyse des courbes de pression sanguine. Une alarme ne sera déclenchée que si les mesures sont concordantes.

La multiplicité des sources de saisie de signaux physiologiques nécessite le développement d'interfaces standard matériels et logiciels, tels que le standard *Medical Information Bus* (MIB) publié par l'association américaine IEEE [Gardner 1990a].

L'intégration de boucles de rétrocontrôle est particulièrement intéressante, le système de monitorage fonctionnant suivant le triptyque "perception – interprétation – action". Il peut s'agir, par exemple, de contrôler le débit d'une perfusion, d'adapter les paramètres d'un ventilateur, d'un pace-maker ou d'un appareil de dialyse rénale.

Intégration dans les systèmes d'information

Les applications citées ci-dessus prennent tout leur intérêt lorsqu'elles sont intégrées dans un système d'information plus large. C'est effectivement la démarche qui s'impose pour les monitorages dans les unités de soins intensifs. Les malades, dont le processus vital est en cause, doivent faire l'objet d'une surveillance en continu. Une étude effectuée au LDS hospital à Salt Lake City illustre la variété de données utilisées par un médecin lors de sa prise de décision thérapeutique et de la surveillance du patient dans une unité de soins intensifs (figure 10.5).

Afin de répondre à ce problème, les systèmes doivent être capables d'acquérir les données physiologiques, d'analyser ces données, de communiquer avec les laboratoires de biologie qui peuvent fournir d'autres informations sur le patient, de synthétiser ces informations et éventuellement d'intervenir directement sur la décision.

Discussion et conclusion

La numérisation des signaux physiologiques, par les possibilités de traitement qu'elle offre, permet d'améliorer leur qualité, facilite leur transmission

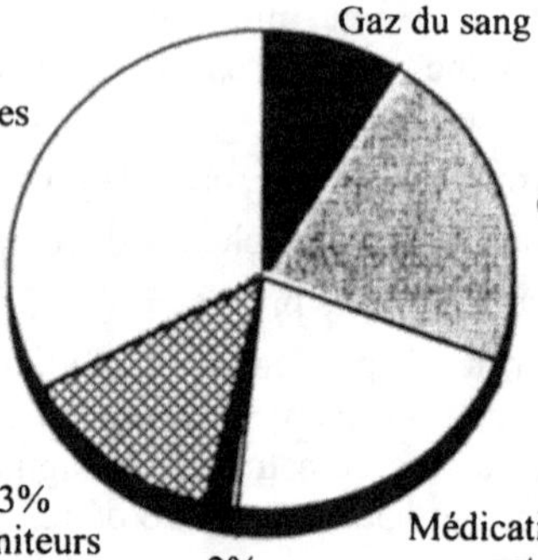

Figure 10.5 – Types de données utilisés en unité de soins intensifs (d'après Gardner 1990a)

sur de longues distances, leur interprétation et apporte une aide directe à la prise de décisions.

L'informatique permet également d'améliorer la surveillance de patients par la production automatique d'alarmes et d'enregistrer des signaux pendant des périodes prolongées.

L'évolution des outils de traitement du signal numérisé s'oriente vers leur intégration dans des systèmes d'information plus larges. Ceux-ci autorisent la prise en compte des informations disponibles sur l'état du patient, quelles que soient la nature et l'origine de ces données. Cette évolution permet de concevoir des programmes d'aide à la décision beaucoup plus pertinents et plus utiles pour le praticien. Ces systèmes sont actuellement développés dans des environnements qui proposent des outils pour la réalisation de stations médicales multimédias.

Questions

- *Citer les avantages de la digitalisation des signaux physiologiques.*
- *Préciser l'aide apportée par les techniques de traitement du signal à la pratique clinique courante (argumenter sur des exemples).*
- *Expliquer la nécessité d'intégrer les données en provenance de plusieurs sources pour aider à la décision clinique.*

11

Systèmes de gestion des images médicales

Introduction

Les techniques d'imagerie occupent une place croissante dans l'exercice de la médecine. Les images peuvent intervenir aussi bien dans le processus de décision diagnostique que pronostique ou thérapeutique. Il peut s'agir d'images radiographiques (radiologie conventionnelle, tomographies), scintigraphiques, échographiques, photographiques (cytologie, anatomopathologie, dermatologie, électrophorèses, cartes chromosomiques, etc.), de films (endoscopie) ou d'images fonctionnelles obtenues par reconstruction (tomodensitométrie, imagerie par résonance magnétique ou IRM), voire simulées permettant de constituer une réalité virtuelle. On peut distinguer:

- les images physiques, optiques ou électromagnétiques (rayons X), par nature analogiques et continues,
- des images mathématiques, de nature numérique (digitale), correspondant généralement à des matrices de nombres, traduisant le plus souvent la distribution des intensités lumineuses en tous les points de l'image. Les images obtenues par la tomodensitométrie, par exemple, sont de ce type.

Qu'elle soit faite d'emblée ou secondairement, la numérisation des images facilite leur traitement, leur stockage et leur transmission à distance. Ces traitements se sont considérablement développés avec l'apparition de techniques efficaces de compression et de stations de travail présentant les capacités de stockage et la puissance de calcul nécessaires à la mise en œuvre locale des algorithmes de traitement. Ce chapitre présente de façon succincte les objectifs et les bases du traitement des images et décrit quelques exemples significatifs.

Intérêt et objectifs

L'informatique peut intervenir dans toutes les phases du recueil et du traitement des images médicales. Quelques exemples permettent d'illustrer et de souligner l'intérêt du traitement de l'image en médecine :

- L'informatique intervient directement dans la génération de certains types d'images, qui ne pourraient donc être obtenues autrement (tomodensitométrie, tomoscintigraphie à positrons, imagerie par résonance magnétique (IRM), images virtuelles, etc.).
- Le traitement des images numériques peut être utilisé pour :
  - améliorer la qualité de l'image, permettant de compenser les imperfections du système de génération et de réduire le bruit,
  - déterminer des paramètres quantitatifs d'intérêt clinique (mesures de distances, de surfaces, de densités, etc.),
  - proposer des interprétations (reconnaissance de formes, calcul de doses de radiothérapie, calculs de trajets),
  - établir des boucles de rétrocontrôle (gestes médico-chirurgicaux assistés par ordinateur).
- La compression des images permet de réduire les volumes de stockage et de raccourcir les temps de transmission entre deux sites distants.
- Le stockage des images numérisées sur des périphériques adaptés (disques magnétiques, CD-ROM) facilite la gestion des images (réduction considérable des volumes de stockage, plus grande accessibilité, possibilité d'indexation, etc.).
- La télétransmission des images numérisées à l'intérieur d'une structure hospitalière ou entre différentes structures permet une consultation rapide de plusieurs experts pour une décision diagnostique, thérapeutique et une meilleure prise en charge du patient (téléradiologie, télécytopathologie).

Sources d'acquisition des images

La *radiographie conventionnelle*, utilisant les radiations ionisantes d'une source de rayons X, reste la modalité la plus importante d'un service de radiologie. Elle permet des temps de pose courts. L'image résultant de la superposition des organes traversés par les rayons X est enregistrée sur un film radiographique sensible aux rayons X. La digitalisation est faite à partir de ces films. Elle peut également être faite directement (radiographie digitale), grâce à l'utilisation de plaques au phosphore en remplacement des films conventionnels.

L'*angiographie numérisée* permet de visualiser le lit vasculaire en soustrayant de l'image les structures indésirables (os, organes). Les premiers clichés, effectués avant l'injection veineuse ou artérielle du produit de contraste, sont numérisés. Ils permettent de constituer un masque qui sera soustrait des clichés pris après l'injection. La figure 11.1 illustre les effets de la soustraction.

La *tomodensitométrie* (scanner) utilise également des rayons X, mais l'image, au lieu d'être obtenue directement, est reconstruite à partir de l'atté-

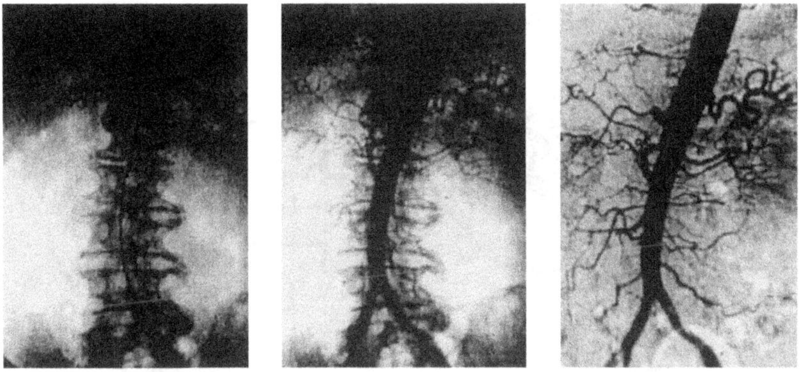

(a) (b) (c)

Figure 11.1 – Exemple d'image obtenue par soustraction en angiographie numérisée. L'image (c) est obtenue par soustraction de l'image (a) à (b). (Reproduit avec l'aimable autorisation de M. Kasbarian et J.M. Bartoli, Marseille)

nuation des rayons observée dans différentes directions (figure 11.2). Chaque image, de 2562 à 5122 pixels, correspond à une coupe transversale de la partie du corps intéressée. Le temps de pose est de l'ordre de 0,5 à 2 secondes par coupe. Les techniques d'imagerie par résonance magnétique (IRM) permettent également, à partir de phénomènes physiques très différents, de reconstruire des images. Le malade est placé dans un champ magnétique intense, qui oriente les noyaux des atomes. L'application de radiofréquences permet de faire entrer en résonance certains atomes, comme les atomes d'hydrogène. A l'arrêt de l'émission, les atomes reviennent à leur état initial en émettant un signal radio dont l'intensité et la durée dépendent des caractéristiques biologiques des tissus traversés. Sans utiliser de radiation ionisante, l'IRM fournit ainsi des images qui dépendent du métabolisme et des caractéristiques des tissus traversés.

L'*échographie* est basée sur l'émission, à partir d'une sonde acoustique, d'ondes ultrasonores. La sonde sert également de récepteur pour les ondes réfléchies. Constituée de cristaux piézo-électriques, elle convertit en signaux électriques les échos acoustiques. Les signaux provenant de nombreux chemins unidirectionnels sont digitalisés et traités. Ils sont stockés en mémoire et transformés en signaux vidéo qui peuvent être affichés sur un écran de contrôle sous forme d'une image 2D. L'intensité du signal vidéo est proportionnelle à l'intensité de l'écho.

L'*imagerie scintigraphique* est obtenue par injection d'un isotope radioactif (marqueur) attaché à un composant biologique (traceur) ayant une affinité pour un organe particulier (par ex. thyroïde, surrénale). L'isotope émet des radiations qui sont captées par une caméra sensible au rayonnement (par ex. gamma caméra). L'enregistrement de séquences d'images permet d'apprécier certaines fonctions de l'organe exploré.

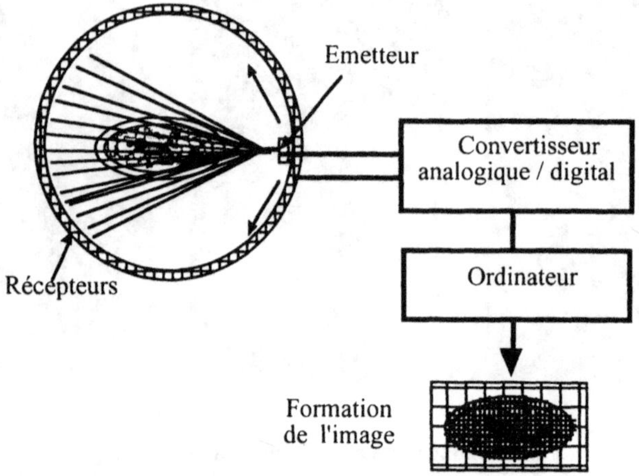

Figure 11.2 – Schéma de principe de la tomodensitométrie

La figure 11.3 permet de comparer ces différentes techniques d'imagerie radiologique et quelques-unes de leurs caractéristiques.

Type	Taille (pixels)	Densité (bits)	Radiations ionisantes	Reconstruction 3D	Mesures activité tissulaire
Radiographie X	2048^2	12	Oui	±	Non
Angiographie numérisée	1024^2	12	Oui	Oui	Non
Tomodensitométrie	512^2	16	Oui	Oui	Non
Résonance magnétique nucléaire	256^2	12	Non	Oui	Oui
Echographie	512^2	8	Non	±	Non
Scintigraphie	128^2	8	Oui	Non	Oui

Figure 11.3 – Caractéristiques de quelques techniques d'imagerie

En dehors de la radiologie, de nombreuses sources d'images peuvent également faire l'objet d'une numérisation et d'un traitement. Le recueil peut être fait à partir d'un appareil photographique (conventionnel ou numérique) ou d'une caméra vidéo (endoscopie, image microscopique d'anatomie pathologique,...). Un traitement en vraies couleurs est souvent nécessaire (par ex. quantification de l'effet d'un traitement sur des lésions dermatologiques).

La génération d'images à partir de la description d'objets la constituant est à la base des techniques de "réalité virtuelle". Les objets, placés dans un espace à trois dimensions peuvent être colorés, affectés d'une texture et soumis à des conditions variées d'éclairage, d'orientation ou de déplacement (par ex. forces de gravité). L'utilisateur, placé dans ce monde virtuel, peut éventuellement s'y déplacer et interagir avec les objets.

Images numérisées

Codage spatial

Les images ne peuvent être traitées par ordinateur que sous forme de tableaux de chiffres. Un tableau à deux dimensions (x,y) permet de représenter une image simple, dite 2D. Chaque élément du tableau correspond à une surface carrée élémentaire ou *pixel*. Si l'on considère un volume, un tableau à trois dimensions (x,y,z) est nécessaire. Chaque élément du tableau représente un cube élémentaire ou *voxel*.

La taille d'un pixel définit la résolution spatiale. Plus la taille est petite et moins la numérisation fera perdre de l'information par rapport à l'image source. Une taille de pixel inférieure à $0,2 \times 0,2$ mm est ainsi nécessaire pour conserver la qualité d'une radiographie standard.

Codage en intensité

La densité de chaque pixel est codée sur un nombre d de bits. Un codage sur 8 bits permet de disposer d'une échelle à 256 niveaux de codage et un codage sur 12 bits de $2^{12} = 4096$ niveaux. Ce nombre détermine la *résolution de contraste.*

Si N et M représentent le nombre de lignes et de colonnes d'un tableau de pixels, le nombre de bits nécessaire pour coder une image 2D sera alors :

$$N \times M \times d \tag{11.1}$$

Pour une image en noir et blanc, les 256 niveaux correspondront à 256 niveaux de gris. Pour une image en couleurs, le même principe s'applique pour chacune des couleurs fondamentales choisies (rouge, vert et bleu dans le cadre du codage RVB).

Codage temporel

La résolution temporelle mesure le temps nécessaire pour créer une image. Une application "temps réel" peut nécessiter une génération de 30 images par seconde. Il est possible à cette vitesse d'obtenir une image nette d'un organe en mouvement comme le cœur.

Numérisation des images

Dans la pratique, les systèmes de numérisation utilisent fréquemment des matrices carrées correspondant à des puissances de 2 (256×256, 512×512, 1024×1024 pixels,...) avec un codage de densité sur 8 à 24 bits. La figure 11.4 donne un exemple de numérisation d'une image de 8×8 pixels avec un codage sur 10 bits.

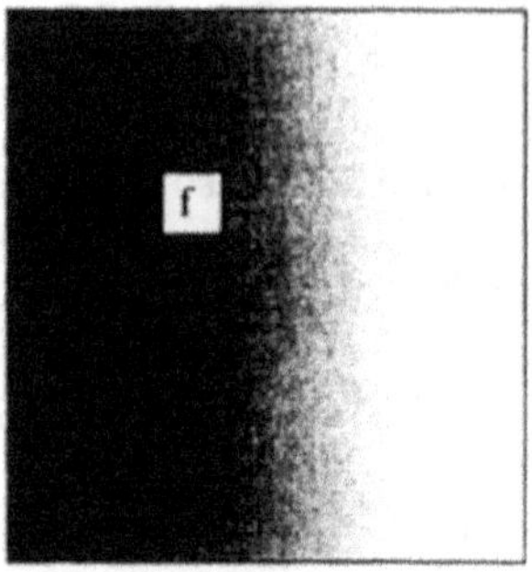

Numérisation →

8	7	6	4	3	1	1	0
8	7	6	4	3	1	1	0
8	7	6	4	3	1	1	0
8	7	6	4	3	1	1	0
8	7	6	4	3	1	1	0
8	7	6	4	3	1	1	0
8	7	6	4	3	1	1	0
8	7	6	4	3	1	1	0

(a) **(b)**

Figure 11.4 – Schéma de principe de la numérisation des images. (a) est l'image d'origine, le choix de la fenêtre d'échantillonnage *f* conduit à la matrice (b) obtenue avec une quantification sur une échelle à 10 niveaux de gris (0 = blanc, 9 = noir)

Une séquence d'images 2D dans le temps nécessitera un tableau à 3 dimensions (x, y, t) et une séquence d'images 3D (volumes) un tableau à 4 dimensions (x, y, z, t) ou image 4D. L'enregistrement de séquences d'images dans le temps peut être couplé à l'enregistrement de signaux physiologiques comme l'ECG (cf. chapitre 10). Le volume de telles images peut devenir considérable (plusieurs centaines de millions de bits). Aussi différentes techniques de compression des images ont été proposées. Le standard JPEG (*Joint Photographic Experts Group*) est un exemple de standard de compression pour les images fixes et le standard MPEG (*Motion Picture Expert Group*) pour les images animées. Des facteurs de compression de 2 à 3 peuvent être obtenus sans perte significative d'information par rapport à l'image numérisée et des facteurs de 8 à 10 avec une perte minime.

Principes de base du traitement des images

Chaîne de traitement des images

L'analyse d'une image s'effectue par une série de procédures (figure 11.5) qui forment la chaîne de traitement de l'image. Chaque étape de la chaîne dépend des résultats obtenus lors des étapes précédentes et de la connaissance du domaine. Celle-ci peut également être utilisée pour piloter le système et enchaîner les étapes.

La phase de prétraitement permet essentiellement d'améliorer la qualité de l'image et la phase de segmentation d'isoler les éléments constitutifs de l'image. Au delà de ces étapes, on peut parler de *vision haut-niveau*. Il s'agit, en particulier, d'extraire des paramètres significatifs de l'image (volume d'une masse tumorale, degré d'une sténose artérielle) et qui interviendront dans son interprétation.

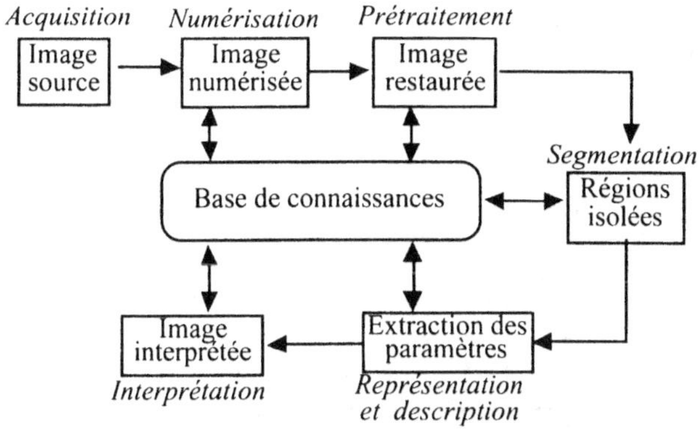

Figure 11.5 – La chaîne de traitement des images (adaptée de [Gonzalez 1992])

La phase d'interprétation peut déboucher sur un diagnostic, un pronostic, voire une action (robotique).

Prétraitement des images

La phase de prétraitement consiste essentiellement à éliminer les imperfections liées au système de génération des images et à réduire le bruit. Les techniques utilisées permettent habituellement de transformer la valeur de chaque pixel de l'image de départ en une nouvelle valeur obtenue par une fonction mathématique. Elles permettent d'améliorer la visibilité de certaines structures anatomiques.

Atténuation du bruit

Le bruit des images en radiologie X ou en médecine nucléaire est essentiellement d'origine quantique, lié au caractère aléatoire de l'atténuation des rayons X par les tissus ou de l'émission de rayons gamma. Il est responsable d'une *atténuation des contrastes*. Différentes techniques de filtrage permettent de réduire ce bruit. Dans la méthode de lissage, la densité de chaque point est recalculée en fonction des densités des points adjacents.

Modification du contraste d'une image

Le calcul de l'histogramme d'une image permet de représenter le nombre de pixels pour chaque niveau de gris (densité) de l'image. La figure 11.6 donne un exemple de l'histogramme de la figure 11.4.

L'analyse de l'histogramme permet en particulier d'apprécier la répartition des niveaux de gris d'une image et de juger de la qualité de la numérisation. Si l'histogramme est trop centré vers les faibles ou fortes valeurs de densité, respectivement les fortes ou faibles valeurs sont perdues, l'image est trop peu ou trop contrastée. Des opérations de transformation de l'histo-

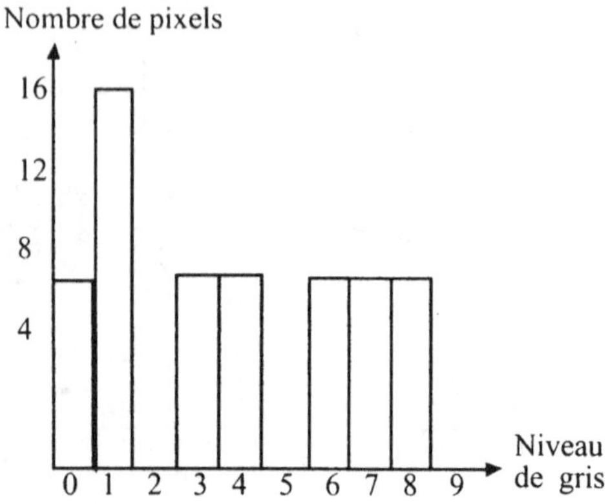

Figure 11.6 – Histogramme de l'image numérisée de la figure 11.4

gramme de l'image permettent d'améliorer le contraste (et la perception visuelle) dans des zones de gris particulières.

Opérations géométriques sur les images

Les opérations géométriques permettent de déplacer en bloc une image et d'obtenir une image invariante en sortie après un mouvement de translation ou de rotation. Il est également possible d'agrandir une région d'intérêt particulier pour en analyser les détails.

Segmentation

La phase de segmentation consiste à isoler les éléments présents dans l'image (organe, vaisseau, cellule en microscopie, etc.). Différentes techniques sont utilisées. Les méthodes sont habituellement centrées sur la recherche de différences de densité au niveau des contours de l'objet recherché. La *méthode de seuillage* permet de ne garder que les pixels d'intensité comprise entre un seuil haut et un seuil bas.

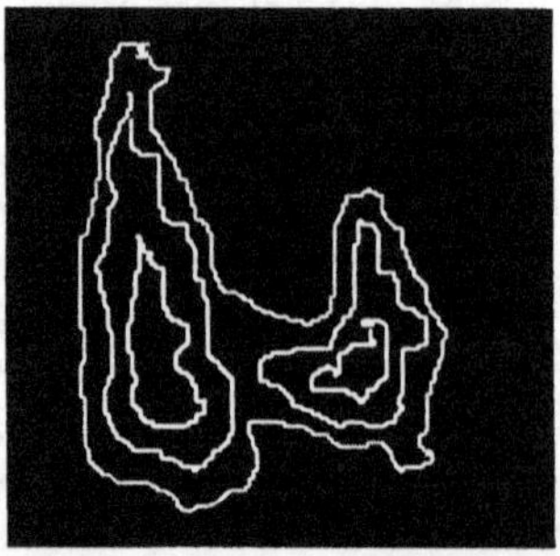

Figure 11.7 – Isocontours d'une glande thyroïde

La *méthode des isocontours* permet de tracer les courbes de niveau d'une image numérisée pour mettre en évidence la structure et la forme de l'organe analysé, comme le montre la figure 11.7 obtenue à partir d'une scintigraphie thyroïdienne. La soustraction de deux images permet d'apprécier des détails difficilement visibles sur l'ensemble de l'image d'origine (cas de l'angiographie numérisée) ou d'analyser des variations dans le temps.

A partir de coupes étagées, telles que celles provenant de la tomodensitométrie ou de l'IRM, des images en trois dimensions des éléments identifiés peuvent être reconstruites. La projection d'ombres sur les surfaces des objets reconstruits permet d'en améliorer la visibilité, comme dans l'exemple de la figure 11.8 obtenue à partir d'images IRM du cœur [Meinzer 1990].

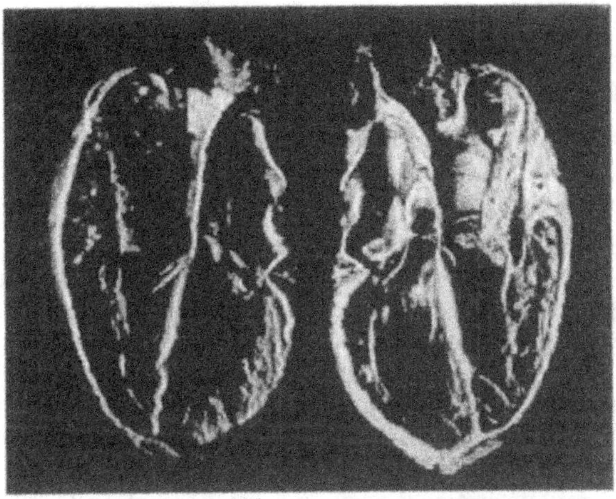

Figure 11.8 – Reconstruction d'une image tridimensionnelle, à partir de coupes obtenues par IRM (Reproduit avec l'aimable autorisation de H.P. Meinzer et U. Engelmann, Heidelberg)

Extraction de paramètres

Il peut s'agir, par exemple, de mesurer une surface, un volume (volume cardiaque, volume d'une tumeur), de quantifier un rétrécissement (sténose vasculaire), d'apprécier une texture (densité osseuse) ou de compter des éléments (comptage de cellules, de calcifications, etc.).

Interprétation des images

L'interprétation automatique des images par ordinateur pose des problèmes de recherche complexes. Elle nécessite des connaissances multiples, en particulier anatomiques et anatomo-pathologiques. Les structures identifiées et paramétrées doivent pouvoir être comparées à des structures connues puis classées. La combinaison d'images obtenues avec différentes modalités d'acquisition d'images et/ou avec des données cliniques ou biologiques est souvent nécessaire pour pouvoir proposer automatiquement un diagnostic.

Exemples d'applications médicales

Quantification du degré d'une sténose vasculaire

Le traitement des sténoses vasculaires a été bouleversé par l'apparition de techniques de dilatation endoluminale, qui permettent d'éviter le recours à des interventions chirurgicales complexes. L'indication thérapeutique et le suivi des malades à distance imposent une quantification précise des lésions artérielles qui peut être réalisée de façon automatique ou semi-automatique.

Identification des chromosomes

L'identification des chromosomes lors de la détermination du caryotype fait appel à des techniques de reconnaissance des formes. Les 23 paires de chromosomes humains peuvent être identifiées à partir de leur taille relative et de la position de leur centromère.

L'image de la préparation cytologique est numérisée et analysée en fonction des variations de densité. Après l'identification de chaque chromosome, l'ordinateur cherche à les grouper par paires. Plusieurs méthodes ont été utilisées dans ces tâches. La méthode de Mendelsohn est basée sur le principe suivant (figure 11.9). L'axe de chaque chromosome est déterminé puis la somme des densités des pixels est calculée suivant une direction perpendiculaire à cet axe. On obtient alors le profil du chromosome et la densité minimum sur ce profil détermine la position du centromère. La longueur du profil et la position du minimum permettent de classer les chromosomes.

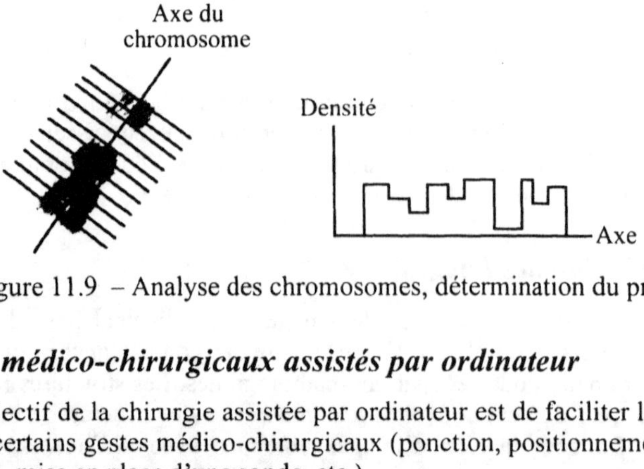

Figure 11.9 – Analyse des chromosomes, détermination du profil

Gestes médico-chirurgicaux assistés par ordinateur

L'objectif de la chirurgie assistée par ordinateur est de faciliter la réalisation de certains gestes médico-chirurgicaux (ponction, positionnement d'une prothèse, mise en place d'une sonde, etc.).

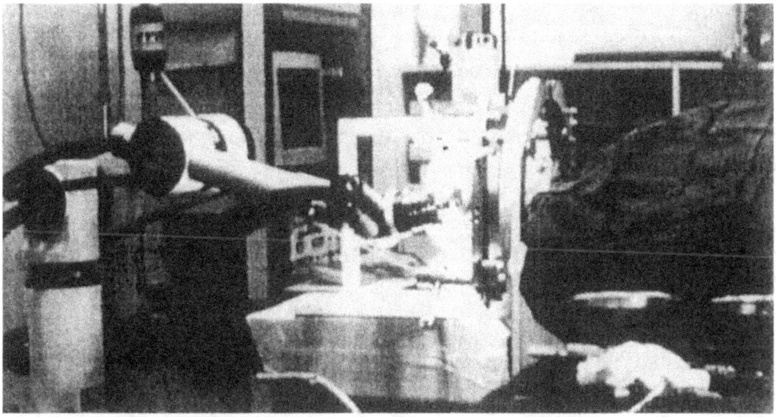

Figure 11.10 – Geste chirurgical assisté par ordinateur (reproduit avec l'aimable autorisation de J. Demongeot et Ph. Cinquin, Grenoble)

Les techniques mises en œuvre s'inscrivent dans une boucle classique en robotique "perception — raisonnement — action" [Cinquin 1996]. L'étape de perception concerne l'acquisition, souvent par plusieurs modalités, des images nécessaires. Le raisonnement permet de constituer un modèle du patient et de simuler l'intervention. Il s'agit ensuite de guider la réalisation du geste médico-chirurgical. L'ordinateur peut fournir une aide passive (l'ordinateur compare ce que fait le chirurgien avec ce qui était prévu et fournit éventuellement des alarmes), semi-active (la stratégie est contrainte par des outils robotisés) ou active (certaines tâches sont directement confiées au robot). La figure 11.10 montre un exemple de guidage robotisé utilisé en chirurgie stéréotaxique et développé par l'équipe de J. Demongeot et Ph. Cinquin au CHU de Grenoble.

Applications de la réalité virtuelle

L'objectif de la réalité virtuelle est de rendre l'artificiel aussi réaliste, sinon plus, que le réel. La simulation de vol est l'une des applications les plus anciennes de la réalité virtuelle, bien connue de tous les pilotes qui peuvent s'exercer pour apprendre le fonctionnement d'un avion sans risque pour les passagers.

Deux techniques principales permettent la représentation d'images en trois dimensions. L'*holographie* consiste à représenter dans un plan unique de lumière modulée toutes les vues possibles d'une scène. Elle nécessite des images d'une extrême résolution qui se prêtent difficilement à la contrefaçon. La perception d'images en relief peut également être obtenue en fournissant à chaque œil, au moyen d'un casque muni de lunettes spéciales ou "visiocasque", une image légèrement décalée correspondant à la vision binoculaire normale. Le traitement rapide des images numérisées permet d'associer aux déplacements de la tête des déplacements simultanés du champ de vision, qui améliorent considérablement le rendu des scènes projetées comme le couplage à des images sonores ou olfactives. Des gants sensibles aux mouvements des doigts (*data gloves*) peuvent servir de périphérique d'entrée et permettre à l'utilisateur de se déplacer dans le monde virtuel.

On imagine aisément l'intérêt potentiel de ces techniques pour l'enseignement de la médecine (anatomie par exemple) ou la simulation d'interventions chirurgicales.

Systèmes de gestion et de transmission des images médicales

Différents types de systèmes intégrant des fonctions complexes voient le jour actuellement. Les solutions technologiques du marché permettent d'intégrer sur un même poste de travail des fonctions d'affichage vidéo et de traitement numérique des données. Elles préfigurent les applications futures du travail médical coopératif (cet aspect est abordé dans le chapitre 8 sur les réseaux de soins).

Dans le cadre plus restreint de ce chapitre sur la gestion des images, nous distinguerons schématiquement deux types de situations :

La téléconsultation et la téléexpertise

L'échange d'information demande une interactivité forte et peut nécessiter l'accès à des informations déjà mémorisées (dossier du patient) et la mémorisation des informations échangées. Dans ce cas, les techniques utilisées intègrent, éventuellement sur un même poste de travail, la transmission de la voix, d'images numérisées mais aussi des techniques de vidéo et visioconférences. L'exemple classique de ce type d'activité faisant appel à la transmission de l'image est la consultation d'expert à expert en anatomopathologie ou radiologie.

Les PACS

Les images sont intégrées dans un système de gestion du dossier «image» du patient. Il s'agit alors d'archivage, de mémorisation et d'accès rapide à des images. Ce type de problème trouve sa solution dans les PACS (*Picture Archiving and Communication Systems*). L'imagerie numérisée s'intègre alors dans le développement des systèmes d'information hospitaliers et des réseaux de soins.

Ces systèmes informatiques permettent d'archiver, de traiter, de communiquer et de visualiser toutes les images médicales produites par une ou plusieurs institutions. Les systèmes d'archivage et de communication d'images ainsi réalisés présentent les avantages suivants :

- ils permettent d'assurer la *conservation des images* digitales, sans risque de perte ou de détérioration de leur contenu ;

- ils autorisent un *accès rapide et facile* à toutes les images pour chaque personne habilitée ;
- ils permettent le *traitement local* (au niveau des centres producteurs et utilisateurs des images).

D'un point de vue économique, ils doivent conduire à des économies sur les coûts de personnels, de matériels et de maintenance [Enning 1994].

Les PACS en cours de développement permettent l'intégration des différentes modalités d'obtention des images (radiographies digitales, angiographies numérisées, scanner, IRM, etc.). Les volumes d'information considérables représentés par les images numérisées nécessitent la mise en place de serveurs d'images adaptés, comme des disques magnétiques de grande capacité pour les images récentes et des juke-box de disques optiques numériques (DON) pour les images plus anciennes (cf. chapitre 1). La transmission des images et des informations associées (type de cliché, incidence, etc.) nécessite le choix de standards de compression et de communication comme le standard ACR/NEMA DICOM.

Deux types de stations sont souvent distingués :

- des *stations de traitement et d'interprétation*, dotées d'écrans de haute résolution, souvent multiples pour la visualisation simultanée de séquences d'images, et de processeurs de traitement spécialisés ;
- des *stations de visualisation* au niveau des unités de soins, disposant de capacité de traitement moindre.

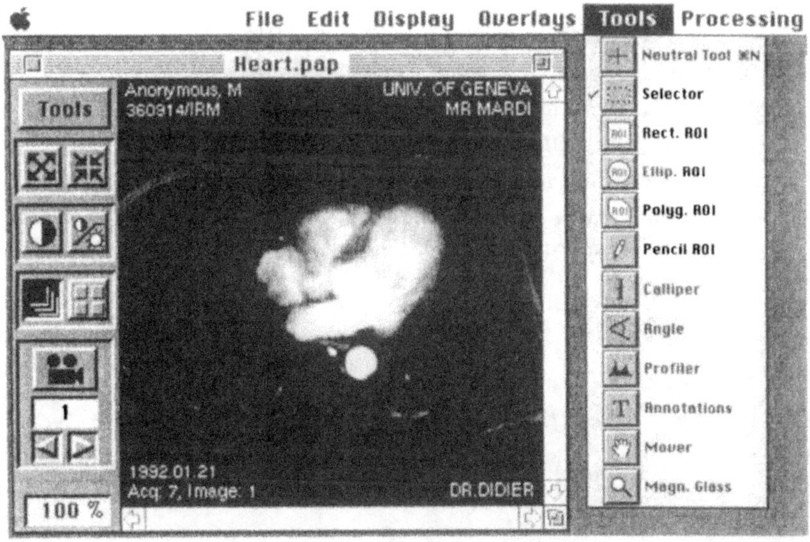

Figure 11.11 – Exemple de consultation d'images dans l'unité de soins avec le logiciel Osiris® (avec l'aimable autorisation de O. Ratib et Coll.)

La figure 11.11 montre un exemple de logiciel de consultation d'images, le logiciel Osiris, développé à l'Hôpital Cantonal Universitaire de Genève [Ligier 1994].

Discussion et conclusion

La numérisation des images médicales ouvre des perspectives intéressantes :

- pour la prise en charge quotidienne des patients, à l'intérieur du cabinet ou du service de radiologie par les traitements que la numérisation permet, et à l'extérieur par la facilité accrue de communication de l'image ;
- pour la recherche et l'amélioration des connaissances médicales ;
- pour l'élaboration d'outils de simulation et de formation.

On peut penser que ce secteur d'activité n'est qu'au début d'un essor considérable. A long terme, c'est l'ensemble des images produites qui pourrait faire l'objet d'une numérisation et de traitements informatiques.

L'intégration de systèmes d'imagerie dans les systèmes d'information hospitaliers et extra-hospitaliers nécessite l'établissement de standards de compression, de stockage et de transmission des images. Elle nécessite également la mise en place d'équipes multidisciplinaires regroupant producteurs d'images (radiologues, biologistes,...), informaticiens et cliniciens.

Questions

- *Citer les avantages de la numérisation des images médicales.*
- *Décrire la chaîne de traitement des images.*
- *Citer quelques traitements pratiqués sur ces images numérisées.*
- *Définir la réalité virtuelle et son intérêt potentiel en médecine.*
- *Définir un système de communication et d'archivage d'images (PACS) et son intérêt dans un système d'information hospitalier ou un réseau de soins.*

12

Systèmes d'aide à la décision médicale

Introduction

La pratique médicale est indissociable de la prise de décisions, habituellement multiples et qui s'enchaînent logiquement pour un même patient. L'informatique peut apporter une aide directe ou indirecte. Les systèmes d'information hospitaliers (cf. chapitre 7) et les systèmes de gestion de dossiers médicaux (cf. chapitre 9) entrent dans le deuxième cadre. L'accès facilité aux données du patient (par ex. aux données de laboratoire), la présentation des données sous forme synthétique (comptes rendus, tableaux de synthèse) facilitent la prise des décisions et évitent des prescriptions inutiles ou dangereuses. Il peut s'agir également de donner accès aux connaissances spécifiques du domaine concerné, comme dans le cas de l'accès à des bases de données bibliographiques ou des banques de connaissances médicales ou juridiques (cf. chapitre 6).

Ce chapitre concerne l'aide plus directe que peut apporter un système informatique pour la prise individuelle de décisions à propos d'un patient. Il s'agit donc d'appliquer des connaissances médicales au problème spécifique du patient concerné et de proposer la ou les solutions présentant le meilleur rapport coût/efficacité. L'approche nécessite, d'une part, d'intégrer dans le système de gestion des soins des mécanismes de raisonnement tels que ceux définis dans le chapitre 4 et, d'autre part, d'en évaluer et d'en valider les retombées pratiques et/ou théoriques. Elle implique une connaissance précise des tâches accomplies par le personnel de soins, de la démarche de soins (cf. chapitre 4), des besoins exprimés et des possibilités actuelles et futures des systèmes d'aide à la décision.

En effet si, sur le plan théorique, les problèmes paraissent souvent identiques, il n'en est pas de même dans la pratique courante. Ainsi, l'aide attendue d'un système dépendra du contexte clinique comme de la nature des utilisateurs. La prise en charge d'une fièvre prolongée sera différente dans un service de médecine interne ou de réanimation. Un étudiant n'aura pas les mêmes attentes qu'un médecin expérimenté.

Caractéristiques des systèmes d'aide à la décision

Nature de l'aide à la décision

Les systèmes d'aide à la décision médicale s'inscrivent dans la problématique générale de l'intervention médicale : prédire (médecine prédictive), prévenir (médecine préventive), guérir (médecine curative) et, si cela n'est pas possible, soulager (assistance médicale). Pour cela, il faut apprécier la situation individuelle du patient (diagnostique et pronostique) et évaluer les stratégies possibles. A partir de cette problématique, on distingue habituellement deux types de systèmes d'aide à la décision :

- *Les systèmes permettant de mieux apprécier l'état d'un patient* (ce qui est vrai). Ils concernent essentiellement la décision diagnostique ou pronostique. Ils visent à diminuer l'incertitude sur la situation actuelle ou future du patient. Ils doivent tenir compte de connaissances médicales multiples (épidémiologiques, sémiologiques, physiopathologiques, anatomiques, etc.).
- *Les systèmes cherchant à proposer la meilleure stratégie* (ce qu'il faut faire). Quels examens complémentaires faut-il réaliser ? quelles règles de vie, quels médicaments ou quelle intervention proposer ? comment informer au mieux le patient de son état ? Ils doivent intégrer des considérations financières et éthiques.

En pratique, les systèmes développés sont le plus souvent *mixtes*. Il est en effet difficile de séparer la thérapeutique du problème du diagnostic et très utile de définir les informations complémentaires utiles (sur le patient ou sur la connaissance).

Mode d'intervention

Systèmes passifs

La plupart des systèmes d'aide à la décision fonctionnent en mode passif. Le médecin doit explicitement faire appel au système. Il décrit le cas du patient et attend un conseil du système. Selon les informations fournies et le type de conseil attendu, on peut considérer deux approches :

- Dans un *système consultant,* l'utilisateur fournit des informations sur l'état du patient; en retour, le système donne un conseil diagnostique ou thérapeutique. MYCIN, développé par E. Shortliffe et coll. à l'université de Stanford, est l'exemple type de système consultant [Shortliffe 1976].
- Dans un *système critique,* l'utilisateur fournit des informations sur l'état du patient et la stratégie (thérapeutique et/ou d'investigation) envisagée par le médecin. Le système critique alors les propositions du praticien. Le système ATTENDING, développé par P. Miller à l'université de

Yale, en est un bon exemple [Miller 1986a]. L'application en anesthésie permet, par exemple, de critiquer pour un patient donné le plan fourni par le spécialiste (anesthésiques choisis, induction, administration, etc.).

Systèmes semi-actifs

Dans un système semi-actif, l'appel au système d'aide à la décision est effectué automatiquement. L'objectif est de fournir des informations et des règles de comportement et de connaissances générales acceptées par tous. Le système joue au minimum le rôle de garde-fou ou de "chien de garde" (*watch-dog system*). On peut classer dans cette catégorie:

- Les *systèmes de rappel* automatiques (*reminders*) qui supervisent l'attitude du soignant [McDonald 1976]. Ils permettent d'éviter des prescriptions d'investigations redondantes, des erreurs de prescription (erreur de posologie, contre-indication médicamenteuse, interaction significative, etc.). Ils facilitent le respect, par l'équipe soignante, de protocoles préétablis, etc.
- Les *systèmes d'alarme* qui permettent d'attirer l'attention sur un changement de la situation du patient. Il peut s'agir de signaler des valeurs anormales (paramètres biologiques ou physiologiques) ou des modifications anormales (élévation ou abaissement brutal d'un paramètre).

Systèmes actifs

Un système actif est un système qui, se déclenchant automatiquement, est capable de fournir un conseil adapté au cas particulier du patient. Il peut prendre automatiquement des décisions, sans intervention du praticien. Il peut s'agir, par exemple, de la prescription d'examens complémentaires (prescription automatique de bilans à partir de protocoles de soins), de thérapeutiques (contrôle automatique d'une perfusion par un système en boucle fermée), de surveillance (contrôle intelligent des paramètres d'un ventilateur, d'un moniteur de dialyse ou d'un pace-maker) ou d'assister un geste chirurgical (cf. chapitre 11).

Nature des connaissances

La décision nécessite d'appliquer, sur un cas clinique, les connaissances spécifiques du domaine (figure12.1). Les informations entrant dans le processus de décision sont au minimum de trois types (cf. chapitre 4) :

- Les *faits d'observation* qui seront soumis au système d'aide à la décision pour réaliser des inférences (cf. chapitre 4).
- Les *connaissances* académiques (le savoir), habituellement contenues dans les livres et les revues spécialisées.
- L'*expérience* acquise dans l'exercice médical. Il peut s'agir de conduites pratiques (par ex. savoir interroger, savoir rassurer), de gestes médicaux (par ex. savoir examiner), le savoir-faire et le savoir-être, mais également de la reconnaissance et de l'utilisation de cas similaires.

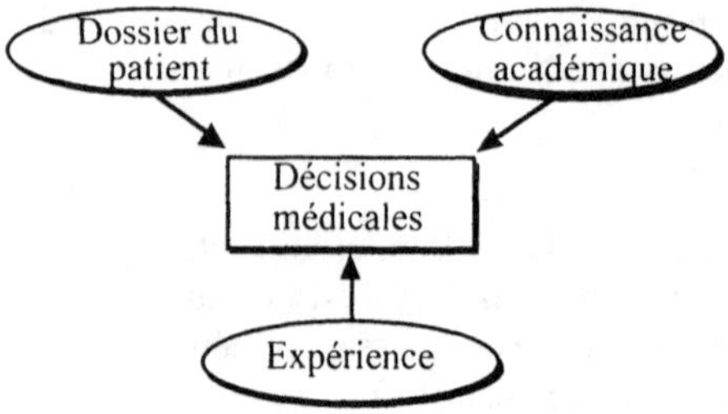

Figure 12.1 – Les bases de la décision

Ces différents types de connaissances se retrouvent liés dans le processus de décision. Les connaissances académiques comme l'expérience conditionnent le recueil et la qualité de l'observation des faits. L'expérience permet de valider et d'améliorer les connaissances académiques. L'enregistrement des observations (les diagnostics posés et les décisions prises) dans des bases de dossiers médicaux est indispensable pour l'apprentissage automatique et la validation de règles de décisions, de même que pour la recherche de cas similaires [Chute 1992].

Bases méthodologiques des systèmes d'aide à la décision

L'aide à la décision bénéficie d'un large éventail de méthodes. Outre les algorithmes simples, on distingue différents types d'approches dans les systèmes d'aide à la décision. Chacune de ces approches peut faire appel à des modalités particulières de raisonnement (figure 12.2).

Approche	Raisonnement	Explications	Apprentissage
Modèles mathématiques	Algorithmique	Non	Non
Statistique/probabiliste	Inductif	Limitées	Automatique par induction
Systèmes experts	Déductif, abductif	Oui	Difficile, supervisé
Réseaux neuronaux	Inductif	Non	Supervisé ou automatique

Figure 12.2 – Les approches de l'aide à la décision

Utilisation de modèles mathématiques

Des modèles mathématiques ont été proposés depuis plusieurs dizaines d'années pour la description de systèmes biologiques ou physiologiques complexes (hémodynamique, effet des radiations ionisantes sur des tissus, pharmacocinétique). Ces modèles peuvent directement servir à la décision médicale, en mode passif (analyse des conséquences de la variation d'un ou plusieurs paramètres) comme en mode actif (contrôle automatique).

Méthodes statistiques

Les méthodes statistiques qui nous intéressent ici, reposent essentiellement sur des méthodes de classification multidimensionnelle. Un patient est affecté à une classe (thérapeutique ou diagnostique) en fonction de la valeur de ses paramètres x_i. Un échantillon d'apprentissage, constitué de cas pour lesquels la décision (diagnostique, pronostique ou thérapeutique) a été établie, permet de trouver les variables discriminantes et d'estimer les valeurs de leurs coefficients a_i. Une fois déterminée l'équation de décision, on peut alors l'appliquer au cas d'un malade particulier.

Des exemples d'outils statistiques sont la régression multiple et l'analyse discriminante. Elles peuvent être utilisées pour la classification diagnostique (par ex. analyse discriminante), pronostique ou thérapeutique (par ex. régression multiple).

A titre d'exemple, considérons un modèle de la forme

$$f(D) = a_1x_1 + a_2x_2 + \ldots + a_nx_n \quad (12.1)$$

pour deux diagnostics médicaux (appendicite et salpingite) et trois signes (défense, douleur de la fosse iliaque droite notée DFID et douleur de la fosse iliaque gauche notée DFIG). En prenant les équations de discrimination suivantes:

$$f(appendicite) = 4 \cdot DEFENSE + 10 \cdot DFID - 10 \cdot DFIG \quad (12.2)$$

$$f(salpingite) = 3 \cdot DEFENSE + 5 \cdot DFID + 5 \cdot DFIG \quad (12.3)$$

pour une patiente présentant à la fois une douleur des fosses iliaques droite et gauche sans signe de défense, on obtiendra:

$f(appendicite) = 0 + 10 - 10 = 0$

$f(salpingite) = 0 + 5 + 5 = 10$

Le diagnostic retenu est celui d'une salpingite.

Systèmes probabilistes

Les systèmes probabilistes sont essentiellement basés sur l'utilisation du théorème de Bayes et la théorie de la décision (cf. chapitre 4 et annexe A). La probabilité *a posteriori* d'observer un diagnostic D_i lorsque le signe S est présent est fonction de la probabilité *a priori* du diagnostic et de la probabilité d'observer le signe lorsque le diagnostic est présent (probabilité conditionnelle) :

$$P\langle D_i|S\rangle = \frac{P(D_i) \cdot P(S|D_i)}{\sum_{j=1}^{n} P(D_j) \cdot P(S|D_j)} \tag{12.4}$$

L'approche bayesienne permet de tenir compte des signes positifs et négatifs. Les performances sont habituellement acceptables. La concordance observée avec des experts est souvent supérieure à 70% et les résultats s'améliorent au fur et à mesure que le nombre de cas de la base d'apprentissage augmente. En l'absence de base de cas, l'estimation des probabilités *a priori* et des probabilités conditionnelles peut être fournie initialement par des experts puis remplacée par des probabilités réelles calculées sur la base de cas.

Les trois limites inhérentes à l'approche bayesienne sont plus difficiles à surmonter: exhaustivité des décisions (somme des probabilités des diagnostics D_i égale à 1), exclusivité des décisions, indépendance des signes. Pour garantir l'exhaustivité, une classe "autre" peut être créée. Mais cette classe, nécessairement hétérogène, ne doit représenter qu'un faible pourcentage de l'ensemble des décisions (contrairement à l'exemple précédent). L'exclusivité des décisions correspond rarement à la réalité (un même malade peut présenter plusieurs diagnostics). Il est cependant toujours possible de créer une classe diagnostique supplémentaire qui serait la combinaison de deux diagnostics. L'indépendance entre les signes est rarement réalisée et le degré de liaison est différent suivant la situation diagnostique. Il importe donc de vérifier ces liaisons à partir de la base de cas et éventuellement, lorsque deux signes apparaissent liés, de ne conserver que le plus significatif. Des techniques mathématiques ont été proposées pour tenir compte de certaines interactions.

Intelligence artificielle et systèmes experts

L'intelligence artificielle (IA) est "l'étude des idées et des techniques permettant de rendre les ordinateurs intelligents" [Winston 1992]. L'objectif est double :

- pragmatique, rendre les ordinateurs plus utiles,
- théorique, mieux comprendre les mécanismes de l'intelligence.

L'intelligence artificielle est au confluent de différentes disciplines : l'informatique, la linguistique, la psychologie cognitive, l'épistémologie. L'une de ses retombées principales a été le développement des systèmes experts, définis comme des programmes informatiques utilisant des connaissances spécialisées et des mécanismes d'inférences pour obtenir, dans un domaine particulier, des niveaux élevés de performances. Les connaissances sont généralement fournies sous forme de règles ou de frames (cf. chapitre 4). La base contenant les connaissances ou base de connaissances est séparée de la base contenant les données du problème à analyser ou base de faits et du système de gestion des inférences ou moteur d'inférences (figure 12.3).

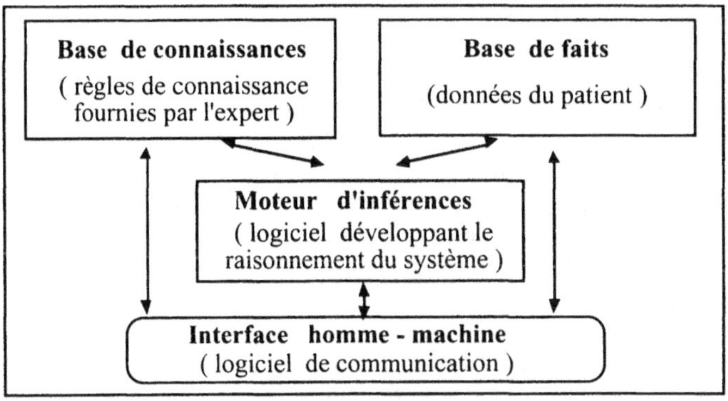

Figure 12.3 – Architecture générale d'un système expert

Les systèmes experts utilisent des logiques classiques ou permettant de prendre en compte l'incertitude et mettent en œuvre des raisonnements heuristiques. MYCIN est la première d'une longue liste d'applications développées dans les années 70 et 80 [Shortliffe 1976, Fieschi 1986, Winston 1992, Miller 1982].

Indications

- L'expertise risque d'être perdue
- L'expertise est rare
- L'expertise est utile dans de nombreuses situations
- L'expertise est utile dans un environnement hostile
- Les conséquences des décisions sont importantes (utilité, efficience, etc.)

Faisabilité

- Tâches cognitives
- Connaissances spécialisées
- Pas de solution algorithmique
- Tâche de complexité modérée
- Connaissances relativement statiques
- Il existe des experts reconnus
- Les experts sont meilleurs que les amateurs

Limites

- La connaissance est multiple
- La connaissance est infinie
- La connaissance est souvent contradictoire ou inconstante
- L'ordinateur est aveugle, il nécessite un intermédiaire
- Il est difficile de sortir des limites des micro-mondes des systèmes experts
- Le raisonnement est limité (déduction, abduction)
- La validation des connaissances est difficile

Figure 12.4 – Indications, faisabilité et limites des systèmes experts (adapté de Waterman 1986)

Les systèmes experts trouvent leur indication principale dans la résolution de problèmes bien individualisés, correspondant à des domaines médicaux spécialisés, pour lesquels l'absence de solution algorithmique et la disponibilité d'experts reconnus rendent possible la constitution et la mise à jour de bases de connaissance (figure 12.4). Ils restent limités par la complexité de constitution puis de maintenance des bases de connaissances. Ces connaissances, habituellement multiples (anatomiques, physiologiques, physiopathologiques, etc.) et souvent inconstantes voire contradictoires peuvent mal se prêter au découpage en règles ou en objets structurés imposé par les systèmes experts. En l'absence d'organe sensoriel, le système expert part d'une information déjà préinterprétée par l'utilisateur. Il lui est difficile d'intégrer une connaissance sur sa connaissance (*métaconnaissance*) et de s'apercevoir qu'il sort de son domaine (son *micro-monde*) d'expertise. Les mécanismes de raisonnement limités (par ex. déduction et abduction) ne correspondent pas nécessairement à ceux utilisés par les spécialistes, plus associatifs et plus intuitifs.

Réseaux neuronaux et systèmes connexionnistes

Alors que les premiers systèmes connexionnistes étaient conçus dès les années 40 et 50, leur essor et l'apparition d'applications pratiques sont beaucoup plus récents (fin des années 80), liés à l'augmentation de puissance des microprocesseurs permettant de simuler leur comportement puis de réseaux de microprocesseurs permettant de réaliser les premières mises en œuvre matérielles (machines connexionnistes).

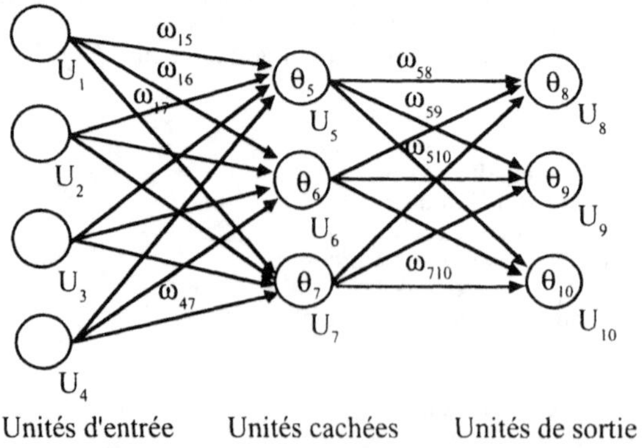

Figure 12.5 – Architecture générale d'un réseau neuronal

L'architecture des systèmes connexionnistes est directement inspirée des structures et du fonctionnement du cerveau, d'où le nom de réseau neuronal habituellement utilisé. La figure 12.5 illustre l'une des architectures possibles d'un tel réseau. Le réseau est constitué de nœuds ou neurones formels U_i reliés entre eux par des arcs. La propagation se fait à partir d'unités d'entrée formant une couche d'entrée pour aboutir, par l'intermédiaire d'une ou plusieurs couches cachées de neurones, à des unités de sortie formant la couche de sortie. Le degré de stimulation d'un neurone est la somme des stimuli (poids de connexions ω_{ij}) des neurones afférents. Si cette somme dépasse un certain seuil θ_i d'activation, le neurone stimule alors les neurones efférents connectés. Le calcul des poids de connexion et des seuils de stimulation est effectué par apprentissage à partir de cas fournis à la couche d'entrée.

Les systèmes neuronaux ont trouvé leurs premières applications pratiques dans le développement de systèmes de reconnaissance de formes (reconnaissance de caractères, vocale, de contours dans une image, etc.). Ils se prêtent bien à des problèmes de classification diagnostique lorsqu'une base de cas suffisante est disponible. La couche d'entrée du réseau peut alors être assimilée aux symptômes et la couche de sortie aux diagnostics.

Mise en place des systèmes d'aide à la décision

Alors que des efforts considérables ont été consacrés au développement de systèmes d'aide à la décision, on est souvent frappé par le petit nombre de systèmes opérationnels en pratique clinique. Les problèmes généraux posés par leur mise en place, qui viennent s'ajouter aux problèmes plus spécifiques d'une approche particulière, sont en effet nombreux et méritent d'être soulignés.

Interface homme-machine

La qualité de l'interface est un facteur important d'acceptabilité. Les médecins sont peu attirés par l'utilisation de terminaux d'ordinateurs. Les interfaces doivent faire l'objet d'une ergonomie particulièrement étudiée permettant d'utiliser le système dans les conditions de travail habituelles. L'utilisation doit être simple et la phase d'apprentissage réduite au maximum (cf. chapitre 2). La saisie des données pour l'utilisation du système d'aide à la décision ne doit en aucun cas être redondante avec la saisie nécessaire à la gestion du dossier du patient. Dans tous les cas se pose le problème de la validation des informations fournies pour permettre au système de développer un raisonnement fiable.

Représentation et acquisition des connaissances

La plupart des systèmes d'aide à la décision nécessitent une base de dossiers médicaux fiable. Cette base permet d'établir les probabilités *a priori* et *a posteriori* des diagnostics, d'enregistrer les décisions et leurs résultats et de valider les connaissances. Elle nécessite une infrastructure logistique difficile à mettre en œuvre: saisie des données en situation, connexion aux systèmes de gestion des plateaux techniques pour éviter la saisie en double de l'information, formation du personnel à l'utilisation des logiciels, etc. (cf. chapitre 9).

Les systèmes à base de connaissances, comme les systèmes experts, nécessitent la disponibilité d'experts reconnus du domaine. La réalisation de logiciels de saisie et de mise à jour des connaissances est difficile. Les experts peuvent avoir des points de vue contradictoires et/ou fluctuants. La base de connaissances doit idéalement être complète (tous les cas possibles doivent être prévus et la connaissance nécessaire doit être disponible) et non contradictoire. Toutes les connaissances ne peuvent être représentées, en particulier les connaissances liées au savoir-faire ou au savoir-être [Degoulet 1995].

Evaluation et validation des systèmes

L'évaluation d'un système d'aide à la décision pose des problèmes méthodologiques qui concernent à la fois la validité de la base de connaissances, le mode de raisonnement (moteur d'inférences) et la validité des solutions proposées [Fieschi 1990]. L'évaluation des propositions du système d'aide à la décision nécessite la connaissance d'une décision de référence. L'absence de solution de référence (*gold standard*) est fréquente en médecine. Les experts ne sont pas toujours d'accord sur la solution à adopter, ce qui complique considérablement l'évaluation du système.

Une évaluation statistique (résultats fournis sous forme de pourcentages obtenus sur un échantillon) n'est pas toujours satisfaisante. En effet, que dire d'un système qui serait en accord avec les experts humains dans 95% des cas et qui serait en désaccord dans les 5% de cas où la vie du patient peut être affectée par une décision inappropriée ? Un système décisionnel doit tenir compte du coût de ses erreurs.

Intégration dans les systèmes d'information

Les systèmes d'information hospitaliers (SIH) ont traditionnellement été développés autour de bases de données de patients pour permettre aux différents services médicaux et administratifs de retrouver ces informations sous une forme adaptée à leurs besoins (cf. chapitre 7). Par le passé, les efforts n'ont pas porté sur l'intégration de la connaissance médicale dans les SIH. Les systèmes d'information hospitaliers classiques étaient donc plus souvent des outils de prise en charge logistique et administrative des patients que des aides à la prise en charge médicale proprement dite. La prise en charge globale du patient nécessite en fait d'intégrer cinq types d'informations:

- les données du patient,
- la connaissance médicale,
- la communication entre les personnels soignants,
- l'information des patients,
- les données pour la gestion et la logistique de l'hôpital.

Dans le futur, les SIH devront couvrir ces différents domaines et tout particulièrement les connaissances médicales théoriques ou pratiques.

Exemples de systèmes d'aide à la décision

Les réalisations, extrêmement nombreuses, concernent toutes les spécialités médicales. Aussi, cette présentation n'est qu'une illustration des principales méthodes utilisées et d'expériences significatives.

Pharmacocinétique et aide au calcul de la posologie

Le concept de pharmacocinétique de population a été introduit par Sheiner et coll. au début des années 70 [Sheiner 1972]. Un modèle pharmacocinétique permet de représenter et de quantifier les différentes phases du métabolisme des médicaments (absorption, diffusion, transformation en métabolites actifs et inactifs, élimination, etc.). Lorsqu'un tel modèle est possible, une estimation de la moyenne et de la distribution des paramètres du modèle est réalisée pour la population cible, susceptible de recevoir le médicament. Lorsqu'un patient pouvant recevoir le traitement se présente, l'incertitude sur la valeur de ses paramètres cinétiques propres correspond à la variabilité interindividuelle de la population cible. La mesure de paramètres biologiques chez le patient permet de réduire l'incertitude sur les paramètres cinétiques. Le modèle peut alors être utilisé pour adapter au mieux la posologie. L'intérêt clinique de l'approche est particulièrement important pour des médicaments à fenêtre thérapeutique étroite (l'intervalle de posologie optimale est étroit et le risque est grand d'inefficacité ou de surdosage) et pour lesquels un modèle pharmacocinétique simple a pu être établi (lithium, certains antibiotiques ou antimitotiques, antiarythmiques, etc.).

Aide au diagnostic des douleurs abdominales aiguës

	Hôpital de Leeds	**Hôpital d'Edimbourg**
(Nombre de cas)	(5000 cas)	(2500 cas)
1er diagnostic exact		
Sans l'aide du système	45%	55%
Avec l'aide du système	63%	77%
Appendicites perforées		
Sans l'aide du système	36%	25%
Avec l'aide du système	<10%	<10%
Laparotomies blanches		
Sans l'aide du système	24%	18%
Avec l'aide du système	10%	10%

Figure 12.6 – Evaluation de l'impact d'un système d'aide à la décision sur la conduite des soins (adapté de de Dombal 1979)

Le système le plus connu est celui développé par de Dombal et coll., qui a pu faire l'objet d'évaluations dans différentes situations de soins [de Dombal 1979]. Les données de la figure 12.6 illustrent bien l'intérêt de l'approche. Dans les deux hôpitaux expérimentaux concernés, l'évaluation montre que le médecin, sans l'aide du système d'aide à la décision, pose moins souvent le bon diagnostic que le médecin assisté du système. Les complications (appendicites perforées) et les gestes chirurgicaux inutiles (laparotomies blanches) sont également moins fréquents lorsque le système est utilisé.

Aide au diagnostic en médecine interne: INTERNIST et QMR

Dans le domaine de l'aide au diagnostic, l'exemple le plus démonstratif est celui du système INTERNIST/CADUCEUS/QMR développé initialement par R. Miller, H. Pople et J. Myers à l'université de Pittsburgh (USA) [Miller 1982, 1986b]. Les travaux à l'origine de ces systèmes ont largement influencé la recherche dans ce domaine. Ce système couvre 80% environ de la médecine interne et utilise une connaissance de 4 500 signes et symptômes et de 600 maladies. Chaque maladie est décrite par 80 signes environ. A chacun des signes pertinents pour une maladie donnée, l'expert a attribué deux nombres:

- un nombre compris entre 1 et 5 qui traduit la fréquence d'association,
- un nombre compris entre 0 et 5 qui traduit la force d'évocation du signe pour la maladie donnée.

Un troisième chiffre, compris entre 1 et 5, est associé à chaque signe. Il traduit la nécessité d'expliquer le signe par le diagnostic final. La valeur 1 caractérise un signe qui peut être relevé chez des gens sains, et dont l'explication ne doit pas être recherchée. La valeur 5 est attribuée à un signe qui doit absolument être expliqué par le diagnostic final.

Le système établit, au vu des signes présentés par le patient, un score qui permet de classer les différentes hypothèses diagnostiques sachant qu'elles ne sont pas toutes exclusives entre elles. Les performances du système, évaluées à partir des cas cliniques du *New England Journal of Medicine*, étaient comparables à celles d'un expert humain. Toutefois, si cette réalisation est exemplaire sur le plan de l'ingénierie de la connaissance, le système est difficilement utilisable en pratique pour de multiples raisons (le temps de consultation du système étant l'une d'entre elles). Une version plus récente du système, appelée QMR (*Quick Manual Reference*), est disponible sur micro-ordinateur.

Aide à la chimiothérapie : ONCOCIN

Dans le domaine de l'aide à la thérapeutique, le système ONCOCIN, développé à la *Stanford Oncology Clinic* et conçu pour aider à la prescription en chimiothérapie anticancéreuse, illustre bien les problèmes posés par la mise en œuvre de protocoles complexes [Hickam 1985, Shortliffe 1986]. Il propose une aide dans l'identification et le choix des protocoles thérapeutiques pouvant être appliqués à un patient, la détermination des doses de chimiothérapie, la conduite et la surveillance des traitements. Le système, développé sur des stations de travail, bénéficie d'une interface particulièrement adaptée à une utilisation en pratique courante.

Intégration dans un système d'information hospitalier: HELP

Le système HELP (*Health Evaluation through Logical Processing*), développé au *Latter Days Saints Hospital* (LDS) de Salt Lake City (Utah USA) [Pryor 1987], est un bon exemple de système d'aide à la décision intégré au système d'information hospitalier. Il fonctionne en mode semi-actif, la mise à jour du dossier des patients déclenchant les modules d'aide à la décision. L'intérêt de cette intégration est présenté au travers de quelques exemples.

Le système d'alerte concerne la détection de valeurs anormales de données de laboratoire ou de posologies inadéquates. Des diagnostics sont proposés dans certains cas (troubles de l'équilibre acido-basique). Ainsi, par exemple, le module d'aide au suivi des maladies infectieuses dispose d'une base de connaissances élaborée par des spécialistes du domaine. Il analyse les données de microbiologie et les compare avec d'autres données disponibles sur le système (résultats cliniques, fichier du patient, chirurgie, pharmacie, radiologie,...), indique les infections, alerte les pharmaciens sur l'administration d'antibiotiques inappropriés, le coût du traitement ou la durée d'administration. Le système déclenche des alertes s'il rencontre une infection nosocomiale, une infection sur un site normalement stérile, une résistance inhabituelle, l'utilisation d'un antibiotique trop cher, une antibiothérapie trop longue ou une infection non traitée ou mal traitée. L'évaluation a permis de montrer qu'après la mise en service de ce programme, le nombre de cas de malades chirurgicaux recevant une antibiothérapie trop tardive était passé de 27% à 14% et le taux d'infections post-opératoires avait baissé de façon significative de 1,9% à 0,9% [Evans 1985]. Il apparaissait également que, dans de nombreux cas, les patients recevaient un traitement antibiotique de couverture plus longtemps que ne le nécessitait leur état clinique.

Le système de contrôle des prescriptions thérapeutiques est organisé suivant le schéma de la figure 12.7. Les prescriptions sont saisies en mode conversationnel et contrôlées immédiatement. Des alertes sont déclenchées au besoin. Le comité hospitalier de la pharmacie, composé de médecins, pharmaciens et pharmacologues, entretient la base de connaissances des critères logiques du contrôle de la prescription. Les allergies et les interactions médicament-médicament, régime-médicament, dose-médicament, maladie-médicament, et dosage de laboratoire-médicament génèrent des alertes. Par exemple, le système suggérera la vérification de la créatinine tous les 3 jours si le patient est traité par un aminoglycoside. Une étude d'évaluation conduite sur 12 mois a montré que 8,4% des malades ont bénéficié d'alertes. Pour 49 patients (1,8%), cette alerte était vitale. L'adhésion des médecins aux recommandations de l'ordinateur est très forte. Elle a augmenté continuellement, passant de 71% en 1978 à 99% en 1988.

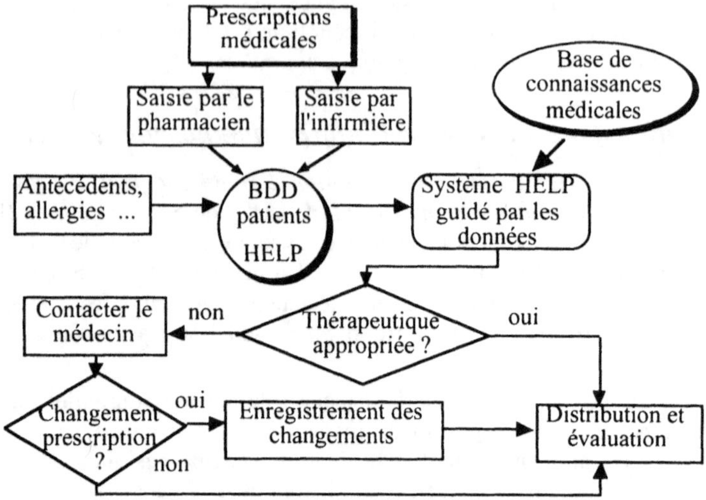

Figure 12.7 – Contrôle de la prescription dans le système HELP (adapté de Gardner 1990b)

Chaque demande de produit sanguin est acheminée par le réseau informatique. Elle doit être justifiée par le prescripteur. L'ordinateur vérifie le bien-fondé de la demande en fonction des données du patient et suivant des règles précises [Lepage 1991].

Aide à la recherche et à la décision en biologie moléculaire

Les méthodes du génie génétique se développent depuis une vingtaine d'années et rendent les gènes des organismes vivants, simples ou complexes, directement accessibles à l'analyse. Elles amènent un bouleversement sur le plan biologique et médical. Sur le plan biologique, elles ouvrent des perspectives pour la compréhension de l'évolution des organismes et l'adaptation du génome à l'environnement. Sur le plan médical, elles permettent de progresser dans le domaine de la compréhension des maladies, de l'amélioration du diagnostic du traitement et de la prévention.

Ces progrès ne peuvent se réaliser sans l'informatique qui intervient sur toute la chaîne de traitement du DNA [Hunter 1993, Smith 1994]. Ainsi :

- Le *séquençage* d'un gène est effectué de manière fractionnée sur de petits segments de 300 bases environ. L'alignement de multiples fragments est une tâche irréalisable manuellement. Des logiciels informatiques apportent une aide au séquençage et permettent de limiter les risques d'erreurs.
- L'aide à la *recherche de séquences* particulières bénéficie de l'existence de bases de connaissances informatisées. Ainsi par exemple, en microbiologie, la reconnaissance de bactéries par digestion enzymatique après amplification par *Polymerase Chain Reaction* (PCR) utilise des logi-

ciels qui, à partir des séquences de souches à discriminer et des points de coupures de chacun par les enzymes candidats, déterminent les enzymes ou les combinaisons d'enzymes qui génèrent des cartes de restriction discriminant plusieurs souches.

- La *comparaison de séquences* avec des séquences déjà connues nécessite l'accès aux différentes banques de données. Le système BISANCE, développé en France, permet par exemple de comparer une séquence à une banque protéique NBRF et à deux banques nucléiques internationales GenBank et EMBL (*European Molecular Biology Laboratory*). Il est accessible par télématique.

Toutes les étapes de cette chaîne demandent la gestion de grandes bases de données qui mémorisent des dizaines de milliers de fragments du génome constamment mises à jour, et des outils de traitement faisant appel à des algorithmes mathématiques qui exigent des moyens de calcul puissants.

Discussion et conclusion

L'intérêt et les limites des systèmes d'aide à la décision doivent s'envisager sur plusieurs plans. Il faut analyser, en particulier, les fonctions du système, le type de consultation, sa base méthodologique, différents facteurs d'acceptabilité tels que la qualité du dialogue homme–machine et le degré d'intégration dans un système d'information.

Dans les systèmes consultants, les plus fréquents aujourd'hui, le médecin évalue lui-même s'il a besoin d'aide, et dans ce cas, doit identifier le système susceptible de l'aider. Ce type de consultation n'est pas le plus facile ni le plus efficace. L'intégration des systèmes consultants dans des systèmes d'information plus vastes et leur couplage aux bases de données de patients permettront de leur donner un rôle plus actif.

Dans les applications d'aide à la pratique médicale, on ne peut, en général, isoler une aide au diagnostic des actions médicales constituant le processus d'identification d'un état pathologique. Un système qui propose une aide au diagnostic tendant à identifier, avec le plus de précision possible, un état morbide n'est pas réaliste. En pratique, le processus de l'affinement diagnostique s'arrête lorsque l'action thérapeutique est identique, quel que soit le résultat de l'affinement. Il s'agit donc de développer des systèmes d'aide à la sélection de stratégies d'investigations et à la demande rationnelle d'examens complémentaires. Ces systèmes doivent alors être évalués sur le plan des stratégies qu'ils suggèrent et non sur celui du résultat diagnostique.

Sur le plan méthodologique, il faut souligner la grande difficulté que présente l'évaluation des performances d'un système d'aide à la décision. La validation est une phase très lourde et très complexe de l'élaboration d'un tel système. Les critères d'évaluation sont multiples, parfois difficiles à quantifier et les biais d'évaluation sont fréquents. Le développement de procédures de validation rigoureuses permettra de mieux apprécier l'adéquation d'un système aux fonctions définies dans son cahier des charges.

La façon dont sont perçus les systèmes d'aide à la décision par la communauté médicale et le rôle qu'ils sont appelés à jouer sont deux facteurs d'acceptabilité qui méritent d'être soulignés. Un système d'aide à la décision ne doit en aucun cas être perçu comme une entrave à la liberté de prescription à laquelle les médecins sont très attachés. Toutefois, la prescription appropriée est un devoir du médecin et c'est sans doute dans des domaines de connaissances bien identifiés et partagés par tous qu'il convient en premier de développer des applications d'aide à la décision médicale. Ainsi, le conseil sera encore moins ressenti par les professionnels comme une contrainte ou une limitation de leur activité.

Questions

- *Citer et décrire les principales méthodes d'aide à la décision en médecine. Intérêt, indications et limites de ces principales méthodes.*
- *Décrire les principales modalités d'intervention d'un système d'aide à la décision médicale.*
- *Définitions et objectifs de l'intelligence artificielle en médecine.*
- *Définitions et objectifs d'un système expert médical.*
- *Indications, faisabilité et limites des systèmes experts.*
- *Quelles sont les principales modalités de raisonnement utilisées dans les systèmes d'aide à la décision ? Donner des exemples en médecine.*
- *Citer quelques exemples de systèmes d'aide à la décision en médecine et en biologie.*

13

Enseignement assisté par ordinateur

Introduction

L'exercice de la médecine demande une aptitude à la prise de décisions, basée sur des connaissances continuellement remises à jour et dont le volume ne peut que s'accroître. L'enseignement médical a donc pour objet de former les futurs médecins à cet exercice. Il doit aussi préparer les étudiants à mieux maîtriser les technologies de gestion et de traitement de l'information médicale qui, en elles-mêmes, participent à la constitution, la communication et la validation du savoir. Utilisé en autoformation ou accompagnant une formation classique, l'enseignement assisté par ordinateur (EAO) peut compléter utilement l'enseignement traditionnel. La diversité des outils développés témoigne des situations que les enseignants ont identifiées puis reconstituées pour favoriser les processus d'acquisition et d'utilisation des connaissances. Dans tous les cas, le matériel pédagogique correspondant à une session doit être structuré et mis sous une forme utilisable par les logiciels d'enseignement.

La nécessité d'une démarche pédagogique globale

Les recherches sur l'enseignement assisté par ordinateur et ses réalisations fournissent une contribution théorique et pratique à l'enseignement. Elles font largement appel à l'épistémologie, la psychologie, la linguistique et aux sciences cognitives en général. Elles permettent d'identifier les techniques pédagogiques utiles. L'approche conduit à analyser et évaluer différentes stratégies d'enseignement de façon à sélectionner et/ou combiner les plus performantes.

Suivant le schéma de Harmon et King [Harmon 1985] (figure 13.1), on peut distinguer deux types principaux de connaissances, les connaissances académiques et les connaissances d'expérience. Leur acquisition peut, suivant les méthodes pédagogiques mises en œuvre, être favorisée et amplifiée. Ainsi, l'enseignement traditionnel, par sa forme et ses objectifs, facilite schématiquement l'acquisition des théories et des principes généraux. L'appren-

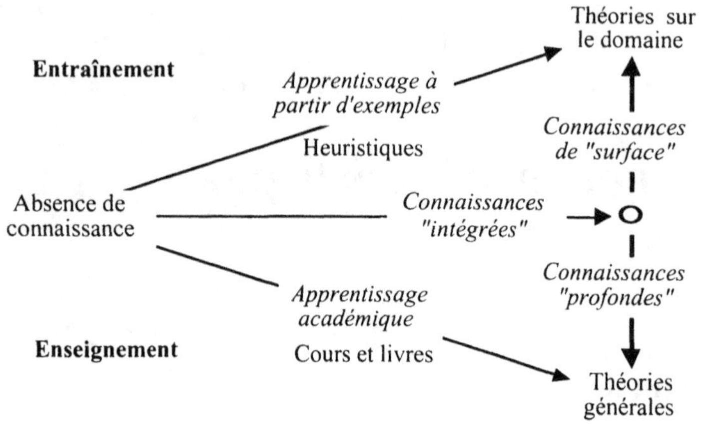

Figure 13.1 – Les connaissances et l'enseignement,
(adapté de Harmon et King 1985)

tissage des heuristiques s'opère mieux à partir d'expériences pratiques (entraînement), qui prennent toute leur valeur lors de l'exercice réel de la médecine.

De façon générale, la formation médicale s'adresse à une population d'adultes, dont la démarche pédagogique est fondamentalement différente de celle d'enfants ou adolescents. Les éléments qui la caractérisent sont les suivants :

- Le moteur est l'apprenant alors que l'enfant a une attitude plus passive.
- L'organisation intellectuelle d'un adulte est difficile à bousculer alors que celle de l'enfant est malléable. L'enseignant d'adultes doit plus se considérer comme un animateur que comme un formateur.
- L'adulte est un acteur et non un public. Il se forme et n'est pas formé. Il aimera assister à une conférence d'un spécialiste mais aura tendance à se détourner d'un enseignement magistral reprenant un enseignement théorique mieux fait dans un livre.
- L'adulte raisonne en terme d'utilité pour sa pratique. La motivation par les examens diminue ainsi au fur et à mesure que l'exercice professionnel prend de l'importance.

Il importe donc, d'une part, de faciliter la rupture entre éducation primaire et éducation universitaire, en permettant aux jeunes étudiants d'accéder au plus vite à un abord adulte de la formation, puis, d'autre part, une fois les études terminées, d'aider le médecin à s'adapter aux changements rapides des techniques et connaissances médicales. Or il se trouve que la formation médicale traditionnelle et le contrôle des connaissances associé mettent de façon excessive l'accent sur l'importance de la mémoire, orientent l'effort des étudiants dans ce sens et leur donnent un rôle passif dans l'acquisition des connaissances. Alors que la durée des études change peu, le volume et le contenu des programmes ne font qu'augmenter. Au contraire, les processus d'apprentissage et de prise de décisions (comment accéder, acquérir et utiliser la connaissance pour optimiser les décisions médicales) ne font pas l'objet de l'attention qu'ils méritent. La plupart des programmes éducatifs privilégient la formation initiale classique alors que l'évolution rapide des connaissances et des pratiques médicales justifie des programmes de formation continue et une validation permanente des connaissances des médecins.

L'un des objectifs majeurs de l'enseignement de la médecine est donc d'apprendre à apprendre. Cette approche suppose un effort pédagogique dans les domaines suivants :

- Aider l'apprenant (étudiant puis médecin en exercice) à définir ses *objectifs individuels* et donc ses besoins de formation, puis à en planifier les étapes [Lemaitre 1989].
- Individualiser les rapports avec l'apprenant et *adapter l'enseignement au niveau de chacun.*
- Augmenter la part du *travail individuel* (mise à jour des connaissances, exercices pratiques, auto-contrôle).
- Augmenter les efforts de *réflexion personnelle* (réflexion sur le processus de formation, étude critique de situations décisionnelles, validation des connaissances, etc.).

La place de l'enseignement assisté par ordinateur

Dans ce contexte, les nombreux programmes d'EAO ou *didacticiels* réalisés montrent qu'il est possible d'étendre l'éventail des moyens pédagogiques et d'éviter certains inconvénients des enseignements traditionnels. Les avantages théoriques des didacticiels par rapport à la formation traditionnelle sont les suivants :

- Les didacticiels permettent une plus grande autonomie et individualisation du choix de l'apprenant. Celui-ci a la possibilité de se former au rythme qui lui convient, en fonction de sa disponibilité, sur le sujet qui l'intéresse ou qu'il doit approfondir.
- L'acquisition des connaissances se fait de façon interactive. Les didacticiels permettent un retour immédiat et informatif sur toute question ou action entreprise par l'apprenant et demandent sa participation active.
- L'aspect ludique de certains didacticiels peut être une incitation à la formation.
- La combinaison de différentes techniques multimédias favorise le processus de mémorisation. Ainsi la présentation de séquences vidéo combinant textes écrits et parlés, graphiques et images met en jeu les différentes formes de mémoire. La répétition, à volonté, des mêmes séquences est également un facteur de mémorisation.
- L'informatique autorise la simulation de situations expérimentales irréalisables en clinique ou présentant un danger pour le patient (par ex. simulation d'interventions chirurgicales).

- Le processus d'apprentissage peut être couplé au processus de contrôle des connaissances de l'apprenant, lui permettant à tout moment de tester ses performances. Les erreurs peuvent être corrigées immédiatement, sans attendre la sanction des examens ou de l'exercice médical.
- Certains élèves craignent de s'exprimer en public (par ex. en séances de travaux dirigés) et en particulier de commettre des erreurs. Ils se sentiront moins inhibés devant un ordinateur.
- L'exploitation statistique de l'utilisation de didacticiels peut servir à les évaluer, à les améliorer et/ou les adapter en fonction des caractéristiques des apprenants.

Les didacticiels ne permettent malheureusement pas de simuler dans toute leur complexité et leur subtilité les relations enseignant-enseigné, étudiant-patient ou médecin-malade. Aussi, un projet de formation global et équilibré doit intégrer ces outils en précisant le rôle de chaque acteur et mettre en place des procédures d'évaluation de leurs apports pédagogiques réels.

Méthodes et réalisations

Les didacticiels peuvent intervenir sur les différentes phases de la démarche pédagogique : exposition des connaissances, répétition, contrôle, utilisation en simulation ou en situation.

Enseignement tutoriel

L'objectif d'un enseignement tutoriel est de remplacer et/ou de compléter l'enseignement académique traditionnel, tel qu'il peut être fait au travers de cours magistraux et de supports d'enseignement traditionnels (livres, polycopiés, films, etc.).

Enseignement programmé et langages auteurs

Dans un logiciel d'enseignement programmé, les connaissances à transmettre sont décomposées en unités qu'un programme enchaîne dans un ordre donné, comme dans l'exemple de la figure 13.2. Tout est prévu à l'avance. L'acquisition des connaissances est vérifiée par des questions posées à l'étudiant. Si la réponse est correcte, la progression se poursuit.

Afin d'éviter à l'auteur l'apprentissage de langages de programmation classiques (BASIC ou PASCAL par exemple), dans lesquels certaines fonctions sont fastidieuses à réaliser, de nombreux langages spécialisés ont été réalisés. Ils portent habituellement le nom de *langages auteurs*.

Les applications réalisées sont multiples. Elles tirent avantage de l'expérience des enseignants et l'encapsulent dans des programmes susceptibles de la reproduire. Le système PLATO (*Programmed Logic for Automated Teaching Operations*), développé dans les années 70 à l'Université de l'Illinois, constitue la réalisation la plus importante en médecine. Il est basé sur un lan-

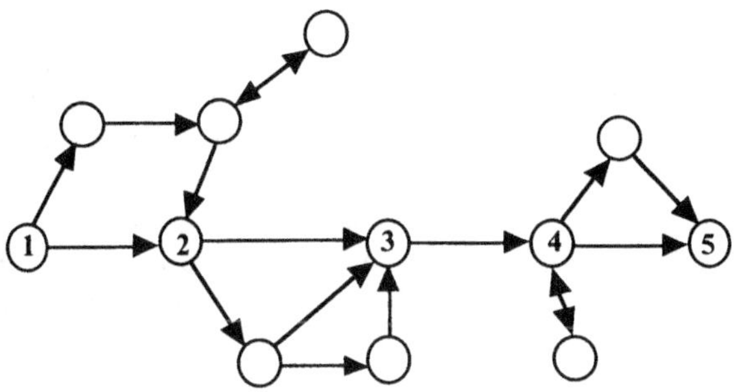

Figure 13.2 – Schéma d'organisation des logiciels d'enseignement programmé

gage auteur très complet. Il a permis, depuis le début des années 70, la création de modules correspondant à plusieurs milliers d'heures d'enseignement.

Les systèmes les plus récents font largement appel aux techniques de l'hypertexte et de l'hypermédia. L'étudiant n'est plus astreint à suivre une organisation figée de l'enseignement ou la structure linéaire et rigide d'un livre. La connaissance est accessible de multiples façons et peut être présentée de manières variées, incluant graphiques, images et sons. Un exemple particulièrement significatif est le système ADAM® développé aux Etats-Unis pour l'enseignement de l'anatomie (figure 13.3).

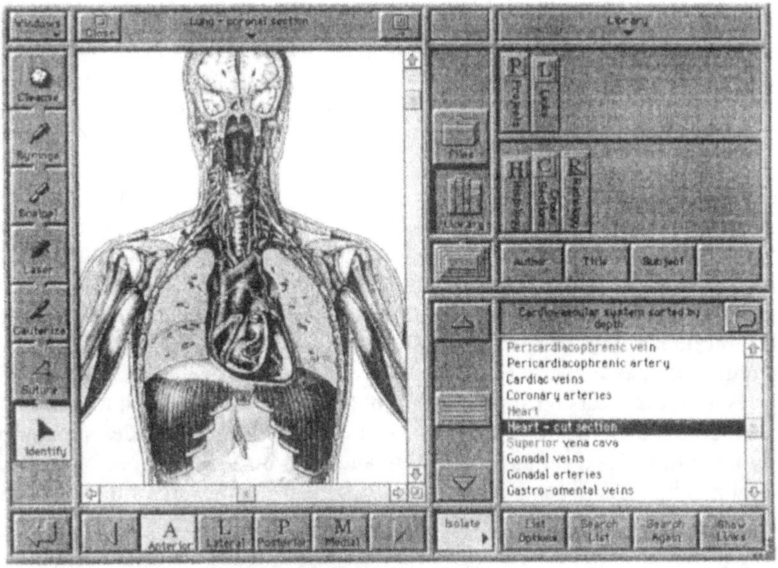

Figure 13.3 – Un écran du programme tutoriel ADAM® (avec l'aimable autorisation de ADAM inc.)

L'augmentation rapide de capacité et la diminution des coûts des supports de stockage des fichiers multimédias (CD-ROM et plus récemment DVD-ROM) sont des facteurs favorisant la diffusion et la mise à jour des enseignements tutoriels. Parallèlement, de nombreux supports pédagogiques sont réécrits avec les outils de l'Internet (HTML, langage de programmation JAVA) et mis à disposition de la communauté sur le Web.

Les évaluations semblent montrer que les connaissances acquises par ces méthodes sont au moins comparables à la mémorisation obtenue par des cours traditionnels et que le temps nécessaire à l'apprentissage peut être réduit.

Contrôle des connaissances

Les procédés de contrôle des connaissances font partie des méthodes d'enseignement car l'interrogation et la répétition permettent de fixer les connaissances. A côté des questions rédactionnelles classiques, les modalités docimologiques adoptées dans de nombreuses universités ont naturellement conduit à l'élaboration de systèmes d'évaluation des connaissances utilisant des bases de questions à choix limités. Ce processus simplifié de contrôle des connaissances se prête aisément à l'informatisation. La réponse à une question peut être un élément d'une liste (question à choix unique), plusieurs éléments d'une liste (question à choix multiples ou QCM), une séquence ordonnée de réponses ou des compléments à un texte ou un graphique. L'intérêt pédagogique de logiciels de gestion de questions d'examen, pris isolément, et l'apport de l'informatique sont faibles. Ils constituent toutefois des auxiliaires utiles dans la préparation des épreuves de concours, en particulier si les erreurs de l'étudiant génèrent le rappel automatique des éléments de connaissance correspondants. Ils prennent, bien sûr, toute leur valeur s'ils sont couplés à un enseignement programmé assurant la présentation et la répétition des connaissances.

Modélisation et simulation

La mise en œuvre de connaissances anatomiques ou physiopathologiques permet d'acquérir des stratégies de résolution de problèmes utiles dans la pratique médicale. Il peut s'agir d'aider à l'établissement d'un diagnostic, d'un traitement ou de suivre l'évolution d'un patient au cours du temps. Les simulations peuvent être statiques ou dynamiques. Dans les simulations statiques, l'étudiant est confronté à un problème prédéfini qu'il doit identifier. Ce problème n'évolue pas au cours de la simulation. Dans le cas des simulations dynamiques, l'état du patient évolue au cours du temps et en fonction des actions entreprises par l'étudiant. L'apprenant dispose alors d'un véritable système d'entraînement.

Modélisation et simulation de phénomènes biologiques

La modélisation de processus physiologiques est très utile pour faire percevoir et comprendre les relations entre les actions et leurs conséquences.

Elle permet, à partir de modèles connus, d'observer les réponses à des modifications de paramètres et l'évolution du système. Les simulations du système cardio-vasculaire, de la physiologie de la respiration ou des désordres électrolytiques par exemple sont précieuses pour faire comprendre les mécanismes complexes mis en jeu. Les possibilités graphiques offertes par la technologie actuelle sont particulièrement utiles.

Simulation de cas cliniques

Les simulations cliniques sont utilisées dans des exercices de recherche diagnostique ou thérapeutique permettant de tester la compétence clinique de l'étudiant, d'acquérir des heuristiques de génération d'hypothèses et une expérience dans le pronostic et la mise en œuvre d'un traitement.

Le système CBX (*Computer-Based Examination*), développé par le *National Board of Medical Examiners* aux Etats-Unis, est un bon exemple de ce type d'application [Clyman 1990]. Il fait appel à une simulation de situations cliniques et enregistre les actions préconisées ainsi que les temps de réponse du médecin en formation. Ces informations sont ensuite évaluées par un groupe d'experts. L'utilisation de vidéodisques permet de présenter différentes images médicales (radiographies, coupes anatomopathologiques) ainsi que des tracés de signaux physiologiques.

Le programme HeartLab développé à la *Harvard Medical School* sur ordinateur Apple Macintosh, permet d'enseigner les bases de l'auscultation cardiaque et d'apprendre à distinguer les bruits du cœur normaux et pathologiques [Bergeron 1989]. La figure 13.4 représente un écran proposé par ce système. En plaçant le stéthoscope en différents points du schéma du thorax présenté sur l'écran de l'ordinateur, l'étudiant entend les bruits perceptibles en ces points selon la position du patient et les temps de la respiration (inspiration ou expiration). Ce programme est utilisé dans une centaine d'institutions d'enseignement médical aux Etats-Unis.

Le projet TIME, développé à la *National Library of Medicine* à Bethesda, est basé sur des cas de patients simulés, enregistrés sur vidéodisque [Harless 1986]. Chaque disque contient diverses scènes montrant le malade à l'hôpital et son histoire clinique (technique cinématographique du flash back), l'examen clinique ou les résultats des investigations. Les scènes sont présentées à la demande de l'étudiant. Celui-ci peut interroger son patient grâce à un module de reconnaissance de la parole, demander des examens complémentaires, des radiographies et visualiser les résultats. La simulation, très réaliste, permet une rétroaction immédiate. Suivant les décisions prises par l'étudiant, l'état du patient s'aggrave ou s'améliore. L'utilisation intensive des technologies multimédias telles que le vidéodisque, la reconnaissance de la voix, le son ou les écrans tactiles rend le système plus attractif. Les simulations de cas d'urgences médicales sont réalistes, crédibles et demandent des prises de décisions en temps réel.

Le système ILIAD, développé sur matériel Apple Macintosh à l'université d'Utah, est un système de simulation de cas de médecine interne [Warner 1988, Bouhaddou 1995]. Il tient compte, dans sa stratégie décisionnelle,

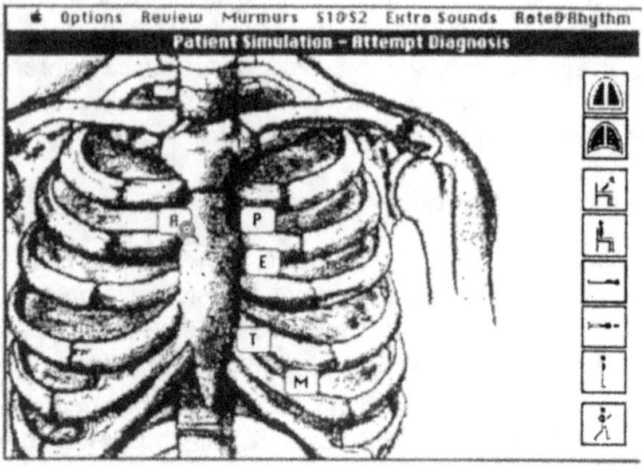

Figure 13.4 – Un écran de la simulation de cas dans HeartLab (reproduit avec l'aimable autorisation de Bergeron et coll., Harvard Medical School, Boston, Massachusetts)

des probabilités a priori des différentes maladies, de la valeur prédictive des signes observés et du coût des investigations proposées et/ou réalisées.

Enseignement en situation

L'objectif de l'approche est de faciliter lors de la pratique médicale (au chevet du malade ou dans le cabinet médical) l'accès à des systèmes de formation et d'aide à la décision. De tels assistants intelligents, conçus pour fournir un conseil à un médecin dans une situation clinique donnée, pourraient avoir un impact pédagogique plus important que des outils spécialement conçus pour l'enseignement, en même temps qu'ils pourraient participer à l'amélioration de la qualité des soins. L'implication psychologique de l'apprenant, désireux de bien soigner son patient, est un facteur puissant de motivation pour la formation et la mémorisation. La formation devient une formation ciblée et continue.

Dans un premier temps, il peut s'agir simplement de faciliter l'accès aux connaissances du domaine. L'intérêt de présenter des connaissances contextuelles au bon moment et au bon endroit a été démontré dans différents systèmes de gestion de l'unité de soins ou d'information hospitaliers comme HELP (accès à des banques d'informations et/ou connaissances sur les investigations, les procédures, les thérapeutiques, etc.). Ce "couplage" automatique des connaissances (*knowledge coupling*) incite le médecin, d'une part, à consacrer toute son énergie à l'amélioration de la relation médecin–malade et à la constitution d'un dossier médical fiable et, d'autre part, à faire confiance à l'ordinateur pour ce qui concerne l'accès aux connaissances livresques [Weed 1991].

L'intégration dans les systèmes de gestion clinique de systèmes d'aide à la décision à vocation pédagogique est plus ambitieuse, puisque le système intégré pourra directement participer à la prise de décisions de l'apprenant. La réalisation de systèmes experts "critiques", capables d'analyser puis de discuter le bien-fondé des propositions de l'utilisateur, est complémentaire de l'approche décisionnelle traditionnelle.

Le développement rapide des technologies de l'Internet facilite la mise en place de ce type d'outils, puisqu'il devient aisé de placer dans des applications traditionnelles des pointeurs sur des bases de connaissances ou des systèmes d'aide à la décision.

Systèmes d'EAO intelligents

La frontière entre les systèmes tutoriels, les outils de simulation clinique ou d'aide à la décision utilisés à des fins pédagogiques, n'est pas étanche, bien au contraire. Le modèle éducatif habituel, à la base des principales applications d'EAO, est celui de la commande cybernétique et du contrôle. Si l'on considère l'éducation comme un "processus de communication et de coopération", ce paradigme doit être remis en cause et les limites de l'approche classique de l'EAO deviennent évidentes. Les systèmes tutoriels classiques sont peu adaptables et ne réagissent pas systématiquement aux réactions de l'apprenant. Ils ont un pouvoir explicatif limité. Les didacticiels doivent être basés sur des modèles cognitifs plus complexes et mettre en œuvre une véritable stratégie pédagogique, permettant à l'apprenant de prendre des initiatives et tenant compte de son niveau de connaissances.

L'un des premiers prototypes d'EAO intelligent est le système GUIDON NEOMYCIN, développé à l'Université de Stanford [Clancey 1987]. Ce système utilisait la base de connaissances du système expert MYCIN (cf. chapitre 4) et les règles de stratégie qui lui sont propres, pour enseigner les règles diagnostiques et thérapeutiques des méningites.

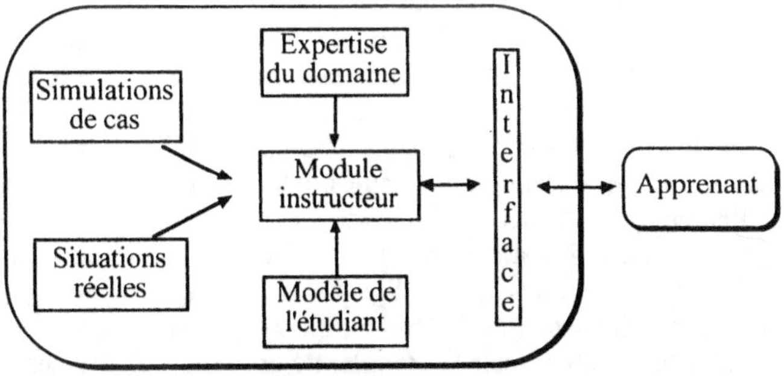

Figure 13.5 – Schéma général de l'architecture d'un système d'enseignement intelligemment assisté par ordinateur (EIAO)

La figure 13.5 représente schématiquement l'architecture d'un système d'enseignement intelligemment assisté par ordinateur (EIAO), qui regrouperait les différentes possibilités pédagogiques décrites précédemment. A l'aide de la base de connaissances du domaine, le module instructeur développe un raisonnement qui lui permet d'évaluer celui de l'apprenant, de le guider grâce à une stratégie pédagogique adaptée au modèle de l'apprenant. Le dialogue apprenant-système d'EAO est effectué au moyen d'une interface conviviale et adaptée. Les explications sont adaptées au niveau de chacun.

Le diagnostic des erreurs commises par l'apprenant permet des interventions du système plus pertinentes et plus efficaces. Il s'agit d'aider l'apprenant à utiliser la connaissance nécessaire et ignorer la connaissance non pertinente. La figure 13.6 donne un exemple d'un modèle de diagnostic des erreurs à partir des connaissances mises en jeu dans une décision.

Ce que l'on fait :	Prise en compte de la connaissance correcte et de la connaissance non pertinente		Erreurs dues à des biais	Erreurs dues à un manque d'expérience
	Connaissance non pertinente	**Connaissance correcte**	**Connaissance non prise en compte**	**Connaissance manquante**
Ce qu'il faudrait faire :	Ignorer la connaissance non pertinente	Utiliser la connaissance nécessaire		

Figure 13.6 – Diagnostic des erreurs et connaissances mises en jeu dans une décision [Silvermann 1991]

Discussion et conclusion

Les technologies du traitement de l'information constituent des atouts importants pour améliorer la qualité de la formation médicale. Les micro-ordinateurs ont largement contribué à la diffusion de l'EAO en amenant directement ou indirectement, par un réseau de communication, l'information sur le bureau du médecin. Les techniques d'hypertexte et les systèmes hypermédias facilitent l'apprentissage en stimulant différents mécanismes de mémorisation du cerveau humain (visuels, auditifs) et rendent l'interaction avec l'ordinateur plus attractive. Les vidéodisques interactifs permettent de placer l'étudiant dans des situations plus réalistes que ne le permettaient les technologies plus anciennes. L'intelligence artificielle a démontré l'importance d'une approche basée sur la structuration de la connaissance. Elle offre une aide importante pour saisir la complexité et la multiplicité des mécanismes de raisonnement et délimite mieux aujourd'hui ce que les ordinateurs peuvent faire et ce qu'il ne feront pas. Les modèles d'expertise, du tuteur et de l'apprenant, peuvent être intégrés aux outils d'EAO et les rendre plus utiles et plus adaptés.

Ces perspectives technologiques ne doivent cependant pas conduire à des conclusions trop optimistes tant les barrières inhérentes au développement de tout programme d'enseignement (informatisé ou non) sont nombreuses et méritent d'être soulignées :

- Le transfert de connaissances est un processus lent et fortement consommateur de ressources humaines.
- Les enseignants, dont la carrière dépend principalement de leurs travaux de recherche, sont peu attirés par le développement d'outils pédagogiques.
- Les mentalités ne sont pas toujours prêtes au partage des supports pédagogiques. Et, même si ce partage se fait, il n'existe pas actuellement d'outils standardisés de développement de didacticiels qui permettent de regrouper des composants dans des ensembles plus vastes.
- Les Facultés de Médecine ne disposent pas toujours des équipements informatiques adaptés et en nombre suffisant. Dans l'idéal, c'est chaque étudiant qui devrait pouvoir disposer à domicile de son propre micro-ordinateur.

Les bénéfices des techniques d'EAO doivent également être recherchés plus méthodiquement et quantifiés. Il est donc nécessaire d'évaluer les systèmes existants et leurs possibilités pédagogiques, qu'il ne faut pas confondre avec la satisfaction des utilisateurs. Les trop rares études réalisées tendent cependant à prouver que l'on peut apprendre plus vite (gains de 30 à 50% du temps) et retenir plus longtemps ce que l'on a appris en utilisant des didacticiels. La baisse constante des coûts des matériels informatiques, comme le développement des stations multimédias et des réseaux de télécommunication permettront de repousser les limites actuelles de la diffusion et de la mise à jour de ces systèmes.

Questions

- *Donner les avantages et les inconvénients de l'EAO par rapport à l'enseignement traditionnel.*
- *Identifier les différents types de systèmes d'EAO et préciser leur place dans un schéma pédagogique d'ensemble.*
- *Citer les principales barrières au développement des systèmes d'EAO.*
- *Discuter les possibilités pédagogiques nouvelles ouvertes par le développement des autoroutes de l'information et de l'Internet.*

14

Analyse et contrôle de l'activité médicale

Introduction

Dans la plupart des pays, les dépenses de santé ne cessent d'augmenter. Contribuent à cette évolution le développement de nouvelles techniques médicales, l'élargissement du cadre des actions de santé, le vieillissement de la population, l'accroissement du niveau de vie et une meilleure information du public agissant sur les besoins comme sur la demande. Parallèlement, l'utilisation de thérapeutiques inappropriées ou de techniques d'investigations inutiles ou dangereuses est difficile à contrôler et source de disparités importantes des pratiques médicales. L'augmentation des dépenses n'est donc pas synonyme d'une meilleure qualité des soins et la réorganisation du système de santé n'est pas une garantie de l'amélioration des performances sanitaires. Cette situation impose donc une régulation et une répartition optimale des ressources, comme le choix de critères permettant de concilier l'exercice d'une médecine de qualité, telle que l'exige l'éthique médicale, avec les impératifs de l'économie.

Ce chapitre donne quelques définitions et principes généraux guidant l'évaluation quantitative et qualitative des pratiques de santé.

Maîtrise des dépenses de santé

Les données purement administratives ne peuvent, à elles seules, rendre compte de l'activité médicale et permettre une maîtrise des dépenses de santé conjuguant une juste répartition des ressources et le maintien voire l'amélioration, pour l'ensemble de la population, de la qualité des services et des soins. Une telle maîtrise suppose une bonne connaissance du processus de formation des coûts sanitaires, qui est directement lié à la nature des problèmes médicaux à prendre en charge, puis des résultats observés, qui doivent être rapportés aux décisions médicales prises. Elle implique la connaissance la plus fine possible de la situation de départ et l'estimation raisonnée des besoins et des objectifs de santé. Il s'agit alors d'apprécier la formation des coûts, en les rapportant aux pathologies traitées ainsi qu'aux résultats exprimés en terme d'amélioration de l'état de santé et/ou de la qualité de la vie.

En France, la réforme du financement des hôpitaux (décret du 11 août 1983) a introduit la dotation globale. Celle-ci est essentiellement déterminée par le volume des charges de fonctionnement prévu pour l'année. De ce fait, la pertinence des indicateurs utilisés par les établissements et la rigueur adoptée dans le mode de calcul des charges jouent un rôle important au cours des négociations des budgets avec les organismes de tutelle. Afin de disposer d'indicateurs plus riches, la Direction des Hôpitaux a rompu en 1982 avec les pratiques antérieures en lançant la réforme du *Programme de Médicalisation des Systèmes d'Information* (PMSI). Celle-ci s'appuie, dans une première phase, sur une méthode de description de la production, les groupes homogènes de malades [Fetter 1980, Frutiger 1991], qui devra nécessairement être complétée par des mesures de qualité.

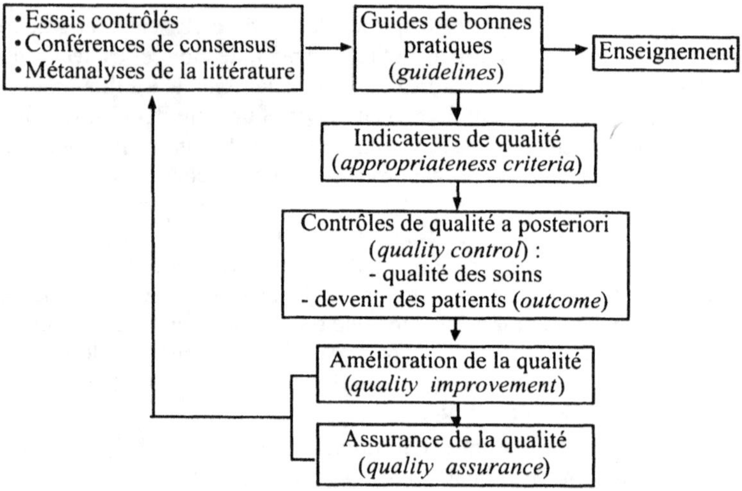

Figure 14.1 – Démarche de l'Evidence-Based Medicine aux USA

Aux Etats-Unis, la politique fédérale d'évaluation a abouti à la démarche intitulée "*Evidence-Based Medicine*" qui intègre, comme le montre la figure 14.1, la détermination de règles de bonne pratique et de contrôle de la qualité [Sackett 1997]. Cette démarche est développée par deux agences fédérales: l'*Agency for Health Care Policy* (AHCPR) et la *Health Care Financing Administration* (HCFA). Les guides de pratique clinique (*Clinical Practice Guidelines)* sont élaborés sous le contrôle de comités d'experts. Intervenant pour améliorer la qualité des soins, ils sont enseignés dans le cursus des études médicales et utilisés pour apprécier la conformité des soins aux règles de conduite et les résultats observés (*outcome*). La *Joint Commission on the Accreditation of Hospital Organizations (*JCAHO), commission mixte composée de représentants des médecins, chirurgiens et hôpitaux américains, assure l'habilitation des institutions de soins sur la base de leur programme d'assurance qualité.

Evaluation, contrôle et qualité

Le mot évaluation répond à des définitions multiples et peut porter sur des champs d'application très variés. Les administrateurs, les économistes, les médecins prennent ce mot dans des acceptions souvent éloignées qui peuvent conduire à des interprétations fausses ou perverses et engendrer la confusion. De plus, le champ de l'évaluation est étendu et ce concept est souvent confondu avec celui de contrôle ou de qualité qu'il convient donc de distinguer.

	Evaluation	**Contrôle**
Objectif	Recherche de la non-qualité	Recherche des abus et des fraudes
Référentiel	Recommandations médicales	Réglementaire : • Administratif • Médical (*Références Médicales Opposables* ou RMO)
Champ	Echantillon représentatif de professionnels	Professionnels repérés par des mesures d'activité, par exemple avec le RIAP (*Relevé Individuel d'Activité des Praticiens*)
Principe	L'honnêteté ne garantit pas la performance	Le soupçon de fraudes et d'abus
Mesures	• Respect des procédures et des indications • Satisfaction des patients • Coût de la non-qualité	Conformité des activités à la réglementation médicale (RMO) et administrative (facturation, nomenclature, conventions)
Actions	En cas de non-qualité: • Actions systématiques (formation, organisation des soins) • Actions comportementales (sur les producteurs, sur les patients et la population)	En cas d'infraction: • Pénalités • Saisine des juridictions compétentes

Figure 14.2 – Différences entre évaluation des soins et contrôle des soins (d'après Béraud 1995)

Les figures 14.2 et 14.3, empruntées à C. Béraud [Béraud 1995], résument de manière synthétique les caractéristiques de ces concepts en fonction de leurs objectifs, de leurs référentiels, des champs d'application et d'action, des personnels impliqués et des enjeux :

"L'évaluation des pratiques médicales, sous sa forme la plus élaborée d'audit médical, est un outil qui révèle la non-qualité en mesurant l'écart entre la pratique et les recommandations médicales. La qualité est un objectif qui permet d'éviter l'apparition de la non-qualité. La qualité ne se corrige pas, elle se construit et une fois construite, il est possible de la garantir par l'assurance qualité." [Béraud 1995].

	Evaluation des pratiques médicales	**Qualité des soins**
Objectif	Corriger	Prévenir
Activité	Temporaire	Permanente
Personnels	Les médecins	Tous
Cible	Ponctuelle	Globale
Enjeu	Indication et réalisation des procédures de soins	Organisation des procédures de soins

Figure 14.3 – Evaluation des pratiques médicales et qualité des soins [Béraud 1995]

Méthodes et principes de l'analyse de l'activité

Un modèle général

L'analyse médico-économique de l'activité médicale passe par une modélisation de l'intervention médicale. Le schéma de la figure 14.4, appliqué au contexte hospitalier, permet de situer la problématique. Un hôpital y est considéré comme un ensemble de ressources destinées à produire des soins. Le résultat doit être une amélioration de l'état de santé global des patients. Différents indicateurs permettent d'en estimer le fonctionnement :

- L'efficience (ou encore *rendement)* (*Efficiency*) peut être analysé en comparant les ressources mises en œuvre (entrées du système de soins), exprimées en termes de moyens matériels, humains ou de gestion, et l'activité (sorties du système) exprimée en termes d'interventions de soins pratiquées (consultations, hospitalisations, investigations, etc.).
- L'*efficacité* (*Effectiveness*) permet de relier l'activité et le produit de cette activité, exprimée en termes de problèmes médicaux pris en charge (diagnostics médicaux, groupes homogènes de malades, éventail des cas, etc.).
- L'*utilisation des ressources* (*Ressource utilization*) permet de corréler les ressources avec l'activité et/ou la production.
- L'*évaluation de la qualité* (*Quality assessment*) permet de relier l'activité ou la production de l'hôpital avec les résultats de cette activité ou production. Un examen a-t-il permis de faire le bon diagnostic ? L'intervention médicale a-t-elle amélioré l'état de santé des patients ?

Ce schéma général peut être adapté aux différentes structures de soins (hospitalisation publique ou privée, cabinets médicaux, centres de médecine préventive, etc.).

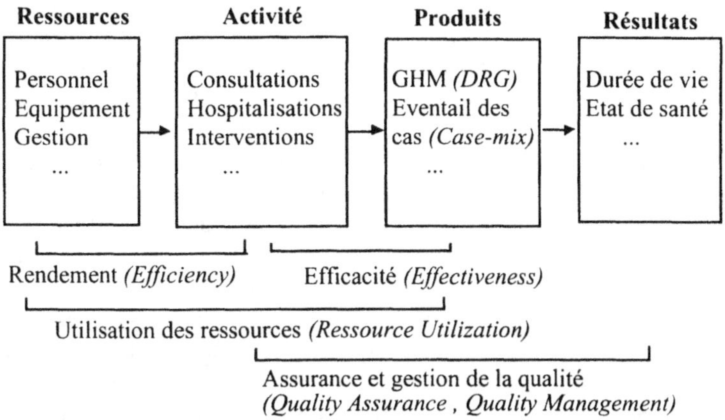

Figure 14.4 – Schéma général de l'évaluation médico-économique

Etudes de coûts

Le calcul des charges et des coûts de production fait appel à plusieurs notions :

- Un *produit* est un bien ou un service, normalement destiné à être vendu. Dans le domaine de la santé, la prise en charge d'un problème médico-chirurgical peut être assimilée à un produit.
- Les *charges de structure* ou *charges fixes* sont liées à l'existence de l'entreprise.
- Les *charges opérationnelles*, ou variables, sont liées au volume de production.
- Les *coûts directs* sont ceux qui peuvent être attribués à la production des services (matériels, personnels, fonctionnement). Ils sont constitués de charges de structure ou opérationnelles.
- Les *coûts indirects* ne peuvent être rattachés directement à la production des services et nécessitent un calcul intermédiaire (charges administratives par exemple).
- Les *coûts marginaux* sont définis comme l'augmentation du coût total associé à la production d'une unité supplémentaire. Par exemple, on peut définir le coût marginal correspondant à un cas supplémentaire d'une pathologie donnée ou un examen radiographique supplémentaire à réaliser.
- Le *coût moyen* est défini comme le coût total divisé par le nombre d'unités de service produit.

Dans le cadre des évaluations économiques, on distingue généralement trois types d'analyses :

- Les analyses *coût–bénéfice* comparent deux (ou plusieurs) procédures en évaluant leurs coûts et leurs résultats exprimés en unités monétaires. Elles nécessitent une valorisation de la vie humaine (estimation des gains et pertes liés à une prolongation de la vie ou de l'état de santé). Elles se proposent de répondre à la question : l'objectif de la procédure est-il acceptable ?
- Les analyses *coût–efficacité* comparent deux (ou plusieurs) procédures en évaluant leurs coûts en unités monétaires (ex. francs ou dollars) et leurs résultats en unités physiques (nombre d'années de vie gagnées ou de maladies évitées). Ces analyses se proposent d'évaluer le rendement d'une opération prévue pour atteindre un objectif donné.
- Les analyses *coût–utilité* comparent deux (ou plusieurs) procédures en évaluant leurs coûts en unités monétaires et leurs résultats exprimés de façon qualitative comme l'amélioration de la qualité de la vie.

Les notions de coût ou de bénéfice sont particulièrement difficiles à définir pour des technologies nouvelles dont les implications concernent à la fois le court, le moyen et le long terme et impliquent de multiples catégories d'acteurs. Ainsi, par exemple, si les bénéfices d'un système d'information hospitalier sont évidents, ils sont difficiles à isoler et quantifier. Les gains de productivité peuvent résulter de la mise en place du système comme des procédures associées de réorganisation de l'hôpital.

Deux approches de la gestion médicalisée

Démarche normative

Elle part de l'analyse de situations médicales bien définies, cherche à déterminer des critères de "bonne pratique" et publie ces critères sous forme de standards. Elle suppose que de tels standards puissent être déterminés pratiquement et diffusés largement dans la communauté médicale. L'approche des conférences de consensus relève de cette démarche.

Démarche explicative

Elle part de l'analyse de données médico-économiques pour rechercher des liaisons (statistiques) entre différents facteurs, suggérer des liens de causalité et éventuellement proposer des stratégies d'intervention. Les différentes étapes sont les suivantes :

- définition des facteurs à expliquer, appelés variables dépendantes, tels que la durée ou le coût des séjours hospitaliers ;
- recherche de facteurs explicatifs, appelés variables indépendantes, tels que le diagnostic médical principal et les diagnostics secondaires, la gravité des cas, l'âge, le sexe, les actes chirurgicaux, le devenir du patient en fin de séjour ;
- évaluation (statistique) du pouvoir explicatif des variables indépendantes ;

- évaluation comparative de pratiques par rapport à la moyenne et étude des écarts ;
- suggestion éventuelle de nouvelles hypothèses explicatives ;
- suggestion de stratégies d'intervention.

La démarche explicative suppose la possibilité, par analyse statistique, de définir des profils de pratique et d'analyser des écarts par rapport à un comportement moyen.

Analyse de l'activité médicale à l'hôpital

Indicateurs de ressources

Les ressources concernent les personnels (nombre et qualités des agents), les matériels (nature, technicité, etc.) et les structures d'organisations (services administratifs et médico-techniques). En France, les structures médico-techniques sont organisées hiérarchiquement en services ou centres de responsabilités (CR) qui peuvent être regroupés en structures de département. Un centre de responsabilité peut être subdivisé en centres d'activités (CA), eux-mêmes subdivisés en unités fonctionnelles (UF), plus petite entité médico-administrative hospitalière. A chaque unité fonctionnelle sont attribués des ressources humaines, des moyens techniques (matériel de soins intensifs ou appareil de radiologie par exemple) et/ou des lits d'hospitalisation.

Indicateurs d'activité

L'activité globale peut être exprimée par le nombre d'entrées, de séjours hospitaliers (courts, moyens et longs séjours), le nombre de journées d'hospitalisation, le nombre de consultations et les actes médicaux pratiqués. La codification des diagnostics et des actes pose souvent des problèmes car les différentes nomenclatures utilisées ne sont pas parfaitement adaptées à cet usage (cf. chapitre 5). Toutefois, à partir de ces indicateurs d'activité, et d'indicateurs de ressources, il est possible de calculer des indicateurs globaux d'utilisation des ressources. Ils concernent essentiellement :

- la durée moyenne des séjours et leur répartition,
- l'utilisation des ressources et des structures comme la charge de travail, le taux d'occupation des lits ou d'utilisation des locaux de consultation ou encore le taux d'utilisation des plateaux d'investigations (par ex. radiologie).

Indicateurs de production

Les indicateurs de production évaluent l'activité de l'hôpital en tenant compte des diagnostics pris en charge sans faire intervenir les résultats en termes de santé (efficacité et utilité des procédures) pour les patients.

Groupes homogènes de malades

Les groupes homogènes de malades (GHM) sont une adaptation du système américain des *Diagnosis Related Groups* (DRG), élaboré par l'équipe de R. Fetter à l'université de Yale [Fetter 1980]. Dans ce modèle, le produit de l'hôpital est défini par des groupes de séjours hospitaliers présentant une similitude clinique relative et consommant un niveau global de ressources équivalent. Cette description ne permet pas de traduire l'activité hospitalière en termes de qualité des soins pratiqués. Sa construction, empirique, a été guidée par les impératifs suivants :

- La classification devait être opérationnelle, c'est-à-dire que le nombre de groupes homogènes de malades constitués ne devait pas être trop important afin de rester un outil de gestion utilisable. 470 groupes ont été retenus.
- Le nombre d'informations décrivant chaque patient hospitalisé devait être faible afin de permettre un recueil exhaustif, en routine, dans tous les services hospitaliers et d'assurer sa généralisation (10 à 15). De plus, les informations devaient être faciles à recueillir, non ambiguës et fiables.
- Chaque groupe devait être cliniquement cohérent. Le système de groupage a fait l'objet d'une validation par des cliniciens.
- Chaque groupe devait contenir des patients correspondant à un même type de consommation de ressources.
- La durée de séjour a été choisie comme mesure approchée d'utilisation de ressources en raison de sa simplicité et de sa disponibilité.
- Afin d'associer des cliniciens à cette construction, la méthode choisie devait être interactive. Elle n'est donc pas le résultat d'un simple programme de classification statistique.

La construction des GHM a été réalisée en utilisant d'une manière interactive le programme AID ou *Automatic Interaction Detector*. L'algorithme de classification permet de constituer des groupes dont les variances calculées de la variable dépendante choisie présentent les deux propriétés suivantes :

- variance intra-groupe la plus faible possible
- variance inter-groupe maximale.

Pour chaque séjour à classer, décrit par des variables dites indépendantes, l'algorithme recherche et sélectionne celle qui explique la plus grande part de variance afin de constituer des groupes répondant aux deux propriétés ci dessus. Cette opération est répétée avec de nouvelles variables pour réaliser de nouvelles partitions.

	Catégories	Chirurgie	Médecine	Total
1	Affections du système nerveux	8	26	34
2	Affections de l'œil	7	6	13
3	Affections des oreilles, du nez, de la gorge, de la bouche et des dents	17	14	31
4	Affections de l'appareil respiratoire	3	25	28
5	Affections de l'appareil circulatoire	18	25	43
6	Affections du tube digestif	24	16	40
7	Affections du système hépato-biliaire et du pancréas	11	7	18
8	Affections et traumatismes de l'appareil musculo-squelettique et du tissu conjonctif	27	22	49
9	Affections de la peau, des tissus sous-cutanés et des seins	14	14	28
10	Affections endocriniennes, métaboliques et nutritionnelles	9	8	17
11	Affections des reins et des voies urinaires	12	18	30
12	Affections de l'appareil génital masculin	12	7	19
13	Affections de l'appareil génital féminin	13	4	17
14	Grossesses pathologiques, accouchements et affections du post-partum	5	10	15
15	Nouveau-nés, prématurés et affections de la période périnatale	0	7	7
16	Affections du sang, des organes hémato-poïétiques	3	5	8
17	Affections myéloprolifératives et tumeurs de siège imprécis ou diffus	6	9	15
18	Maladies infectieuses et parasitaires	1	8	9
19	Maladies et troubles mentaux	1	8	9
20	Troubles mentaux organiques liés à l'absorption de drogues ou induits par celles-ci	0	5	5
21	Traumatismes, allergies et empoisonnements	5	12	17
22	Brûlures	2	3	5
23	Facteurs influant sur l'état de santé et autres motifs de recours aux services de santé	1	6	7
24	Séances et séjours de moins de 24 heures	22	29	51
	Total	**221**	**294**	**515**

Figure 14.5 – Les catégories majeures de diagnostics et leurs nombres de GHM

A chaque étape, la pertinence des groupes obtenus a été jugée sur le plan clinique par un groupe d'experts. Ceux-ci ont pu retenir la partition proposée ou réaliser une partition manuelle en fonction de critères non statistiques renforçant l'homogénéité des groupes sur le plan médical.

La classification en GHM admise en France introduit des modifications mineures par rapport au système américain (figure 14.5).

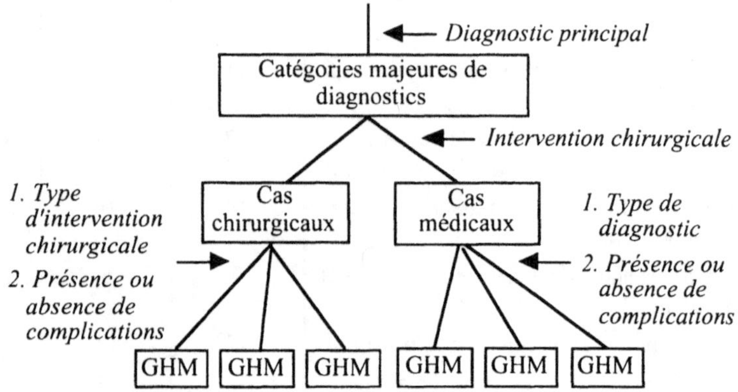

Figure 14.6 – Principe de la classification en GHM

La figure 14.6 présente le schéma général de la construction de la classification et la figure 14.7 montre un exemple simplifié des critères de segmentation permettant de construire les GHM.

<table>
<tr><th colspan="4"></th><th>GHM</th></tr>
<tr><td colspan="4">Interventions majeures sur le foie, le pancréas ou les veines porte ou cave</td><td>n° 267</td></tr>
<tr><td colspan="4">Interventions mineures sur le foie, le pancréas ou les veines porte ou cave</td><td>n° 268</td></tr>
<tr><td rowspan="6">Interventions sur les voies biliaires (V.B.)</td><td rowspan="4">Cholécystectomies totales</td><td rowspan="2">Avec exploration de la V.B.P.</td><td>Age > 69 ans et/ou C.M.A.</td><td>n° 271</td></tr>
<tr><td>Age < 70 ans sans C.M.A.</td><td>n° 272</td></tr>
<tr><td rowspan="2">Sans exploration de la V.B.P.</td><td>Age > 69 ans et/ou C.M.A.</td><td>n° 273</td></tr>
<tr><td>Age < 70 ans sans C.M.A.</td><td>n° 274</td></tr>
<tr><td colspan="2" rowspan="2">Autres que cholécystectomies totales</td><td>Age > 69 ans et/ou C.M.A.</td><td>n° 269</td></tr>
<tr><td>Age < 70 ans sans C.M.A.</td><td>n° 270</td></tr>
<tr><td colspan="2" rowspan="2">Interventions diagnostiques sur le système hépato-biliaire et pancréatique</td><td colspan="2">Pour des affections malignes</td><td>n° 275</td></tr>
<tr><td colspan="2">Pour des affections non malignes</td><td>n° 276</td></tr>
<tr><td colspan="4">Autres interventions sur le système hépato-biliaire et pancréatique</td><td>n° 277</td></tr>
</table>

C.M.A. = complication(s) ou comorbidité(s) associée(s)

Figure 14.7 – Exemples de construction de GHM concernant les affections du système hépato-biliaire et du pancréas

Eventail des cas

La répartition des groupes de malades constitue l'éventail des cas (*Case Mix* des Anglo-Saxons). Elle permet d'avoir une estimation grossière de l'activité hospitalière, car il existe souvent une grande diversité entre les cas médicaux classés dans un même GHM. Cette diversité des cas, au sein d'une même structure ou entre des structures hospitalières différentes, peut être masquée par l'effet du groupage.

Index de sévérité

Ces constatations ont conduit au développement de techniques complémentaires pour mieux prendre en compte la situation clinique, et en particulier la gravité des cas.

- Le CSI (*Computerized Severity Index*), développé par Suzan Horn, fonde la notion de risque sur les difficultés de traitement pour le diagnostic principal et les diagnostics secondaires. Un score de 1 à 4 est attribué par examen du dossier médical [Horn 1983].
- Le DS (*Disease Staging*), développé par Joseph Gonella, fonde la notion de risque sur la probabilité de décès par complication pour le diagnostic déclaré. Un classement de 1 à 4 est établi par recherche dans le dossier médical de signes de gravité. Son défaut principal est dû à sa codification purement clinique ne dépendant pas des ressources mises en œuvre pour la prise en charge [Calore 1987].
- Les groupes MEDIS II (*Medical Illness Severity Grouping System II*), développés par la société Mediqual, fondent la notion de risque sur la probabilité de défaillance d'un organe essentiel. Un score est calculé 48h et 5 jours après l'hospitalisation par recherche dans le dossier médical de signes cliniques prédéterminés et validés (*Key Clinical Findings*) [Aronow 1988].
- Les PMC (*Patient Management Categories*) sont au nombre de 840. Ces classes sont principalement basées sur une approche statistique et constituent une alternative aux DRG. Elles sont fondées sur la détermination des chemins cliniques empruntés selon la conduite diagnostique et/ou thérapeutique au cours du séjour hospitalier.
- La version la plus récente des DRG, les aDRG (*Adjacent DRG*), développée par l'équipe de Yale, propose une réponse aux critiques de prise en compte insuffisante de la gravité des cas. En particulier, elle a identifié des associations particulières de diagnostics principaux et diagnostics secondaires. C'est un groupe de diagnostics qui devient déterminant pour l'affectation dans un GHM [Freeman 1995].
- Le score APACHE est très utilisé en réanimation. Il permet de classer les malades selon la gravité de leur état 24 heures après l'admission [Knaus 1985].

La figure 14.8 présente quelques caractéristiques de quatre de ces systèmes d'évaluation de la sévérité. Il faut toutefois remarquer que la génération actuelle des mesures de gravité ne fournit pas une solution pleinement satisfaisante. De nombreuses méthodes tiennent compte de problèmes physiologiques ou médicaux précis sans intégrer le poids des maladies chroniques concomitantes et la prise en compte du problème du patient dans son ensemble.

Méthode	**CSI**	**DS**	**MEDIS II**	**PMC**
Coût de recueil des données	Important	Faible	Important	Faible
Classement des patients	A tout moment	A la sortie	A tout moment	A la sortie
Nombre de groupes	10 000	400	67	840
Nombre de stades de gravité	4	4	4	1

Figure 14.8 – Comparaison de quelques systèmes de mesure de gravité (d'après Aronow, 1988)

La chaîne de traitement des résumés de séjour

Le programme de médicalisation du système d'information (PMSI) a pour but de généraliser le recueil des informations du *Résumé Standardisé de Sortie* (RSS) (figure 14.9) pour chaque séjour hospitalier d'un patient dans les hôpitaux français. Il permet de réaliser le classement en GHM, d'analyser l'activité et le *Case Mix* de l'hôpital. Il reprend et adapte au système français la démarche mise en œuvre avec les DRG aux Etats-Unis.

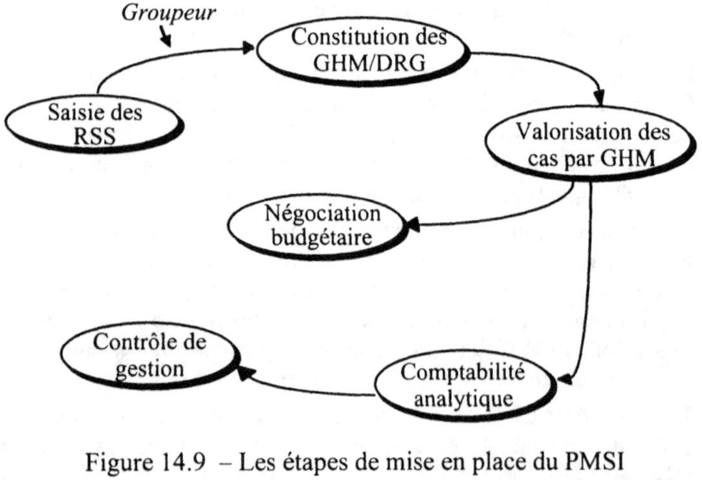

Figure 14.9 – Les étapes de mise en place du PMSI

Les variables descriptives du séjour sont relatives à quatre entités : le malade, la maladie, les pratiques médicales et la structure de soins. Ces informations sont recueillies par unité médicale pour constituer le RUM

1	Numéro matricule de l'entité juridique
2	Version de format du RUM
3	Numéro de RSS
4	Date de naissance
5	Sexe
6	Numéro de l'unité médicale
7	Date d'entrée dans l'unité
8	Mode d'entrée dans l'unité
9	Provenance (si mutation ou transfert)
10	Date de sortie de l'unité
11	Mode de sortie de l'unité
12	Destination (si mutation ou transfert)
13	Séjour total de moins de 24 heures
14	Hospitalisation dans les 30 jours précédents
15	Code postal de résidence
16	Poids à la naissance (s'il s'agit d'un nouveau-né)
17	Nombre de séances
18	Diagnostic principal
19	Nombre de diagnostics associés (n_d) dans ce RUM
20	Nombres d'actes (n_a) dans ce RUM
21	Zone réservée
22	Diagnostics associés (1 à n_d)
23	Actes (1 à n_a)

Figure 14.10 – Les informations du résumé d'unité médicale (RUM)

(*Résumé d'Unité Médicale*). Le RSS est donc une suite de *n* RUM dont chacun respecte le format de la figure 14.10. Cette suite de RUM couvre la totalité du séjour hospitalier.

L'unité médicale est définie comme l'unité fonctionnelle, le service (centre de responsabilité) ou le centre d'activité (ensemble d'unités fonctionnelles). La codification des diagnostics principaux et secondaires est effectuée à partir de la classification internationale des maladies éditée par l'OMS (10ème révision) [OMS 1993]. Pour codifier les actes, le ministère de la Santé a établi un code des actes par nature (cf. chapitre 8). Le nombre de séances concerne les soins itératifs (dialyse, chimiothérapie, etc.).

Deux organisations principales ont été expérimentées pour le recueil des informations du RSS :

- *Codification centralisée des RSS.* Un groupe de personnes formées à la codification centralise les dossiers des patients, procède à leur codification et introduit ces informations en machine.
- *Codification décentralisée.* Les services médicaux codifient eux-mêmes, avec la participation active des médecins traitants, les informations nécessaires au RSS.

La deuxième méthode semble la plus souhaitable. En effet, sur le plan du principe de mise en place d'un système d'information utile et efficace, il est souhaitable que l'information produite par un service soit traitée par le producteur d'information. L'implication des médecins traitants dans le codage de leur activité est un facteur de dialogue très important qui prépare l'analyse pertinente et la meilleure compréhension des résultats, puis la participation au pilotage de l'hôpital. A l'opposé, le codage centralisé place le processus d'évaluation de l'activité en dérivation sur l'activité propre du service. La codification dans des disciplines très spécialisées est de meilleure qualité si elle est réalisée par des experts.

En théorie, la codification centralisée permet d'obtenir un codage plus homogène. Cet avantage est certainement surestimé. En effet, cette méthode ignore qu'il peut ne pas y avoir de consensus entre experts sur un problème médical donné et passe sous silence la difficulté qu'ils ont à définir des règles de codage claires, assurant réellement l'homogénéité. De plus, la réalité montre tous les jours des problèmes médicaux difficiles à décrire : tel patient présentant une lithiase des voies biliaires avec pancréatite aiguë sera décrit comme un problème de lithiase aggravé par une réaction pancréatique ou comme un drame abdominal de pancréatite aiguë d'origine lithiasique. Suivant le cas, le codage doit être différent et il est vraisemblable que seul le médecin traitant est à même de choisir celui qui est adapté à la situation.

Après saisie des RSS, un logiciel groupeur permet l'affectation des séjours dans les groupes homogènes de malades ainsi que l'édition de différentes statistiques. L'analyse des GHM peut être réalisée de manière statistique et clinique. L'analyse de la distribution des durées de séjour peut être réalisée pour tous les GHM. Elle permet la mise en évidence de sous-groupes à durées de séjour très différentes à l'intérieur d'un GHM et la recherche de raisons médicales (ou organisationnelles) expliquant les écarts constatés. De façon plus globale, l'analyse des GHM doit permettre de comparer l'activité d'hôpitaux différents compte tenu du *Case Mix* de chacun.

A chaque GHM est affecté un indicateur de mobilisation de ressource, l'Indice Synthétique d'Activité (ISA). Dans chaque région sanitaire, le point ISA est valorisé en divisant le budget de la région par le nombre total de points ISA produit par les structures de soins. Le nombre total de points ISA d'un hôpital permet donc de calculer son budget théorique (cf. figure 14.11).

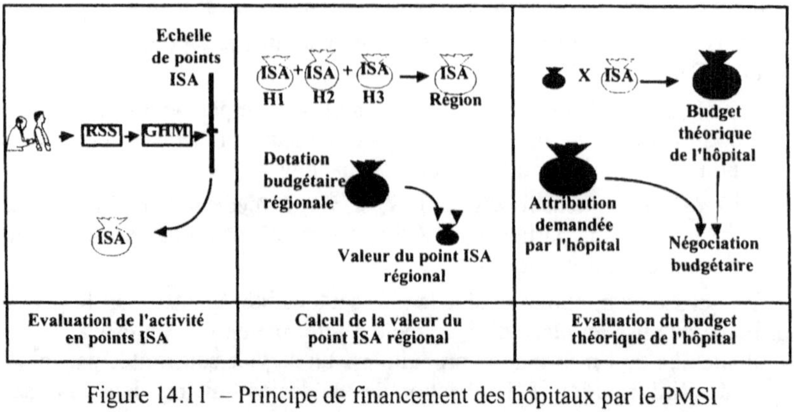

Figure 14.11 – Principe de financement des hôpitaux par le PMSI

Indicateurs de qualité

La dimension économique introduite dans les systèmes d'information médicaux doit être équilibrée par la recherche d'une médecine de qualité répondant aux critères de l'éthique médicale. Plusieurs étapes sont nécessaires à la mise en place d'un système de contrôle et d'assurance de la qualité :

- La définition d'objectifs de qualité.
- L'identification des domaines d'évaluation.
- La définition des facteurs à étudier et des indicateurs.
- La mise en place des procédures de recueil des données et d'exploitation des résultats.
- La définition de seuils d'intervention et/ou d'actions à entreprendre.
- La vérification de l'efficacité des mesures prises et du maintien des bénéfices observés.
- La communication et la diffusion des résultats.

La définition des objectifs doit tenir compte des différents acteurs impliqués (patients, médecins, personnels de soins, gestionnaires, etc.). A titre d'exemple, les objectifs de qualité énoncés par l'*American Medical Association* sont présentés dans la figure 14.12.

1) Produire une amélioration optimale dans la santé du patient
2) Mettre l'accent sur la promotion de la santé et la prévention des maladies
3) Fonctionner en temps voulu, c'est-à-dire au bon moment
4) Rechercher la coopération informée du patient et sa participation dans le processus de soins et les décisions le concernant
5) Etre basé sur les principes acceptés de la science médicale
6) Avoir la conscience attentive de l'intérêt du patient
7) Faire une utilisation efficace de la technologie
8) Etre suffisamment documenté pour permettre la continuité des soins et l'évaluation des pairs
9) Prendre en compte les buts et les valeurs du patient

Figure 14.12 – Les objectifs de qualité de l'*American Medical Association*

Les indicateurs de qualité sont multiples et dépendent étroitement du domaine d'évaluation concerné. Il peut s'agir d'indicateurs de santé "positive" (amélioration de l'état de santé, de la qualité de la vie, prévention des complications, prévention des effets secondaires des médicaments, etc.) comme de la suppression des effets ou conséquences de pathologies (correction d'un facteur de risque, réduction d'un handicap, traitement d'une affection invalidante). Les indicateurs doivent être aussi objectifs que possible. Ce peut être relativement facile pour un paramètre quantitatif comme le niveau de pression artérielle ou la glycémie mais beaucoup plus difficile pour des paramètres subjectifs comme l'état de bien-être.

Discussion et conclusion

La mesure et l'analyse de l'activité médicale peuvent être élaborées à partir d'une chaîne de traitement de l'information prenant en compte les ressources, l'activité, les produits et résultats. L'évaluation, basée sur des critères où prédominent les arguments économiques, doit être considérée comme une aide au jugement et ne doit pas s'y substituer. Il apparaît important d'intégrer la notion de qualité dès la mise en place de procédures d'évaluation sous peine de voir le système de santé se dégrader et évoluer sous la seule influence de critères économiques, qui peuvent être en contradiction avec l'éthique médicale. De plus, les demandeurs et auteurs des études d'évaluation doivent, comme le suggère Berwick, être très attentifs aux modalités de mise en place et d'utilisation des indicateurs sélectionnés [Berwick 1989]. La mise en place de systèmes de recueil continu, basés sur des objectifs de qualité et permettant d'aboutir à un contrôle continu de la qualité, peut être plus motivante pour des équipes de soins, et dans certains cas plus utile que la recherche de "déviants" par rapport à des pratiques médicales "moyennes" calculées sur des échantillons hétérogènes.

La crédibilité et l'acceptabilité des résultats de toute étude d'évaluation sont deux qualités nécessitant la mise en place d'équipes multidisciplinaires. Economistes, méthodologistes, praticiens des spécialités intéressées doivent être impliqués pour que les résultats aient un impact et influencent les choix et les pratiques futures.

Questions

- *Définir les concepts d'évaluation, de contrôle et de qualité des soins.*
- *Citer les grands domaines d'évaluation de la qualité des soins (ressources, activité, production des soins, qualité des résultats).*
- *Quel est le principe d'un guide de bonne pratique ? Que peut-on en attendre ?*
- *Expliquer la différence entre utilité, efficacité, efficience et donner des exemples.*
- *Définir les principaux types de coûts.*
- *Expliquer le principe des groupes de diagnostics homogènes (GHM) ou Diagnosis Related Group (DRG). En discuter les limites.*
- *Expliquer le principe de l'évaluation de l'activité hospitalière par l'éventail des cas (Case Mix).*
- *Donner les principes et la mise en œuvre des résumés standardisés de sortie (RSS).*
- *Citer quelques exemples d'indicateurs de qualité des soins.*

15

Sécurité et protection des données

Introduction

Les technologies de traitement de l'information génèrent de nouveaux risques pour la confidentialité et la protection des données médicales. Ainsi, par exemple, le développement des réseaux informatiques facilite la communication entre les acteurs du système de santé mais, en même temps, accroît le risque d'accès illicite à des données confidentielles. Une mauvaise qualité de transmission d'images dans le cadre de la télémédecine peut être à l'origine d'erreurs d'interprétation. Ces risques nécessitent la mise en œuvre de mesures techniques et organisationnelles adaptées, et tout particulièrement dès qu'il s'agit de traiter des données nominatives.

Identification des risques

La collecte, le stockage et la consultation des informations sur ordinateur offrent des possibilités que ne permettait pas la gestion des dossiers médicaux traditionnels sur support papier. L'accès à des informations individuelles ou collectives est grandement facilité. Il peut être non justifié médicalement, voire délictueux. Il existe, d'autre part, des risques intrinsèques liés à l'emploi des machines et des supports de mémorisation. Si les pannes sont de plus en plus rares, elles n'ont pour autant pas disparues. Il est alors possible de perdre de l'information ou de reconstituer des fichiers avec des données non valides et donc de prendre des décisions médicales erronées. Les risques, nombreux, concernent aussi bien les machines que les données ou les programmes, comme le montrent les exemples suivants :

- accès illicite aux salles d'ordinateurs,
- vol des équipements facilité par leur miniaturisation (micro-ordinateurs),
- utilisation illicite des moyens de communications de données, dont le risque augmente avec la mise en place des réseaux de réseaux comme l'Internet (cf. chapitre 1),
- modification illicite des programmes,

- consultation (avec ou sans recopie) illégale des données, dont le risque augmente avec l'utilisation des micro-ordinateurs comme postes de travail et des réseaux,
- utilisation de programmes ou de fonctions non autorisés,
- mauvaise utilisation de programmes,
- pannes matérielles,
- erreurs de programmes, notamment lors des changements de version,
- pannes survenant lors de la mise à jour des données,
- attribution des données d'un patient à une autre personne (mauvaise identification, homonymes, etc.),...

Ces risques sont représentés schématiquement sur la figure 15.1

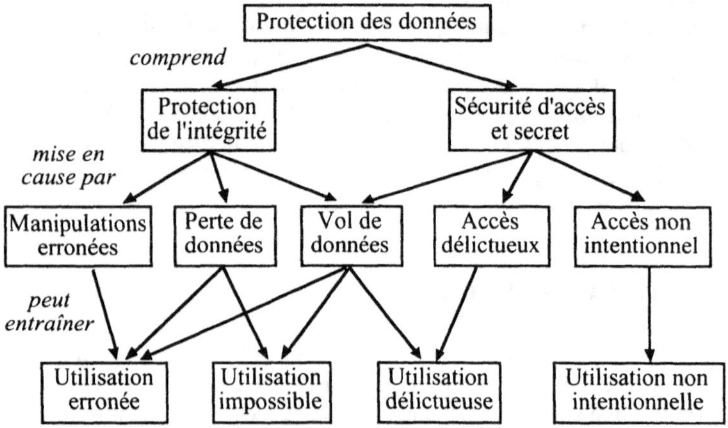

Figure 15.1 – La protection des données et les risques de mauvaise utilisation (adapté de Griesser 1977)

Protection des données nominatives

La protection des données revêt deux aspects, celui de l'intégrité et celui de la sécurité (figure 15.1).

- *L'intégrité* signifie que les données doivent être valides et accessibles à tout moment. L'intégrité des données peut être mise en cause par des manipulations erronées mais également par la perte de données accidentelle ou délictueuse. Les virus informatiques, la destruction de supports de stockage et d'autres formes de sabotage des ordinateurs posent de réels problèmes pour l'intégrité de bases de données concernant des patients.

- *La sécurité* signifie que les données doivent être protégées contre des accès non autorisés (intentionnels ou non), allant à l'encontre du respect de leur confidentialité et de l'intérêt du patient.

Bases déontologiques et mesures légales

Les problèmes posés par l'informatisation des données médicales ont fait l'objet d'une attention accrue ces dernières années. Si les bases éthiques sont sensiblement identiques au niveau international, on peut noter une grande diversité de dispositions légales suivant les pays.

Les principes internationaux

La position de la *World Medical Association* [WMA 1985] est très ouverte: elle reconnaît les avantages résultant de l'utilisation des ordinateurs dans le domaine de la santé et émet quelques recommandations pour réglementer de manière très large l'utilisation de ces données médicales à des fins légitimes.

La conférence internationale des ordres médicaux [CIOM 1987] a adopté une attitude similaire dans les principes qu'elle a édictés pour inspirer les nouveaux codes de déontologie médicale.

La Convention du Conseil de l'Europe du 28 janvier 1981 stipule que : "les données à caractère personnel relatives à la santé ou à la vie sexuelle, ne peuvent être traitées automatiquement à moins que le droit interne ne prévoie des garanties appropriées." Cette Convention est entrée en vigueur en novembre 1985. Elle impose à tous les pays l'ayant signée une protection juridique des données médicales sensibles.

La directive du Parlement Européen et du Conseil du 24 octobre 1995 complète la convention de 1981 et représente un pas supplémentaire vers l'harmonisation des différentes législations européennes.

La situation en France

Différents textes régissent les problèmes du secret professionnel, médical et de la confidentialité des données. Ils précisent les droits d'un patient, ses moyens de défense et plus généralement les règles de la protection des données individuelles.

Secret professionnel

Le secret professionnel est régi par le Code de déontologie médicale (CDM) [CDM 1995], le Code de la santé publique (CSP) [CSP 1995], la Loi informatique, fichiers et libertés (IFL) [IFL 1978] et ses manquements par le Code pénal (CP) [CP 1995].

Le Code de déontologie stipule que "Le secret professionnel, institué dans l'intérêt des malades, s'impose à tout médecin dans les conditions établies par la loi. Le secret couvre tout ce qui est venu à la connaissance du médecin dans l'exercice de sa profession, c'est-à-dire non seulement ce qui lui a été confié, mais aussi ce qu'il a vu, entendu ou compris" [CDM 1995, art. 4].

Il est également précisé que: "Le médecin doit protéger contre toute indiscrétion les documents médicaux concernant les personnes qu'il a soignées ou examinées, quels que soient le contenu et le support de ces documents. Il en va de même des informations médicales dont il peut être le détenteur. Le médecin doit faire en sorte, lorsqu'il utilise son expérience ou ses documents à des fins de publication scientifique ou d'enseignement, que l'identification des personnes ne soit pas possible. A défaut, leur accord doit être obtenu." [CDM 1995, art. 73].

Ce respect du secret s'étend à l'ensemble des professionnels de la santé, pharmaciens, personnels infirmiers, secrétaires, informaticiens, qui peuvent être amenés à accéder à des données nominatives.

Les manquements au respect du secret peuvent être sévèrement punis. L'article 226-13 du nouveau Code pénal stipule que : "La révélation d'une information à caractère secret par une personne qui en est dépositaire soit par état soit par profession, soit en raison d'une fonction ou d'une mission temporaire, est punie d'un an d'emprisonnement et de 100 000 F d'amendes" [CP 1995, art. 226-13].

Loi "Informatique, fichiers et libertés"

La plupart des pays occidentaux ont été amenés à formaliser les principes de la protection des données nominatives. En France, la protection des informations personnelles et la définition des droits des patients ont acquis une base légale solide depuis l'adoption par l'Assemblée nationale de la loi du 6 Janvier 1978, intitulée *Informatique, fichiers et libertés* [IFL 1978]. Cette loi qui contient des dispositions générales sur le développement, l'utilisation et la protection des fichiers informatiques a été modifiée en Juillet 1994. Elle doit être intégrée aux articles existants du Code de déontologie médicale [CDM 1995] et du Code pénal sur la violation du secret professionnel [CP 1995, art. 226-13], avec les recommandations du Conseil de l'Europe du 3 Janvier 1981 et la directive du 24 octobre 1995 du Parlement Européen et du Conseil (figure 15.2) [Allaert 1996].

L'article premier de la loi du 6 janvier 1978 affirme que l'informatique "au service du citoyen" ne doit porter atteinte "ni à l'identité humaine, ni aux droits de l'homme, ni à la vie privée, ni aux libertés individuelles ou publiques" [IFL 1978, art. 1].

Cette loi précise que chaque individu doit être informé de la constitution d'un dossier informatisé contenant des informations personnelles et que ce dossier ne peut se faire sans son consentement explicite. De plus, toute personne dispose d'un droit d'accès aux informations le concernant. Il a le droit de s'opposer à un tel enregistrement ou d'obtenir les corrections qu'il juge nécessaires [IFL 1978, art. 22, 26, 34–40, 45]. Pour les données médicales, ce droit s'exerce par l'intermédiaire d'un médecin désigné par le patient.

La Commission Nationale de l'Informatique et des Libertés (CNIL), autorité administrative indépendante, est chargée de veiller à l'application de la

[IFL, 1978] - Loi No 78-17 du 6 janvier 1978 relative à l'informatique, aux fichiers et aux libertés. *Journal Officiel de la République Française*. pp. 227-231. Décret d'application No 78-774 du 17 juillet 1978, pp. 2 906–7.

[CP, art 226-13] - *Code pénal.* Dalloz, Paris. 1995-96 pp. 87–8.

[Conseil de l'Europe du 23 Janvier 1981] - Recommandation No (81)1 du comité des ministres aux Etats membres relative à la réglementation applicable aux banques de données médicales automatisées. 23 Janvier 1981.

[Loi du 27 Janvier 1993] - Loi réglementant la transmission des données médicales nominatives au responsable du Département de l'Information Médicale dans le cadre du PMSI. *Journal Officiel de la République Française*, Paris, 27 Janvier 1993.

[CDM, art. 4, 12, 45, 46, 71, 72, 73 et 104, Septembre 1995] - Code de déontologie médicale (décret No 95-1000 du 6 Septembre 1995).

[Directive du Parlement Européen et du Conseil du 24 octobre 1995] - Directive 95/46/CE relative à la protection des personnes physiques à l'égard du traitement des données à caractère personnel et à la libre circulation de ces données.

Figure 15.2 – Bases légales et déontologiques de la protection des données nominatives

loi. Elle exerce d'abord son contrôle lors des formalités obligatoires que tout créateur de traitement informatique de données nominatives doit accomplir. Elle peut aussi procéder à des vérifications, des contrôles, des avertissements et dénoncer des infractions à la justice.

Déclaration des fichiers nominatifs

Tout fichier contenant des informations nominatives (médicales ou non médicales) doit être déclaré à la Commission nationale de l'informatique et des libertés (CNIL).

Par *données nominatives*, on entend des données décrivant une personne parfaitement identifiée. Il peut s'agir aussi bien de données concernant la vie sociale, professionnelle ou l'état de santé d'un individu. Sont donc réputées nominatives toutes données permettant directement ou indirectement d'identifier une personne.

Le déclarant doit spécifier :

- les objectifs exacts du fichier,
- l'organisme conservant les données,
- le ou les organismes producteurs des données,
- l'organisme contrôlant le droit d'accès,
- les principales fonctions de la base de données,
- les mesures utilisées pour protéger les informations,
- les catégories d'informations traitées et les différents utilisateurs,
- toute connexion ou intention de connexion avec d'autres banques de données [IFL 1978, art. 14–24].

Aucun fichier informatique (médical ou non), ne peut contenir des informations sur la race, la religion, les opinions politiques ou philosophiques, l'appartenance à un syndicat, sauf après autorisation extraordinaire de la CNIL et avis favorable du Conseil d'Etat [IFL 1978, art.31].

Dans le domaine de la santé cependant, les limitations portées sur l'inclusion des informations sur la religion ou la race sont souvent considérées comme une gêne à l'activité médicale (opposition religieuse à des transfusions sanguines par exemple) ou à la recherche épidémiologique (influence de l'origine ethnique sur la morbidité par exemple) et des dérogations ont habituellement été accordées. La CNIL a toute autorité pour refuser la constitution d'un fichier informatisé ou obtenir sa destruction partielle ou totale. Toute modification dans les objectifs, la nature des informations traitées ou les procédures utilisées doit être notifiée à la CNIL. Le manquement à l'une de ces déclarations, de même que des déclarations fausses ou incomplètes, sont considérés comme des délits pouvant conduire à des amendes élevées et/ou des peines d'emprisonnement [IFL 1978, art. 41–44].

Propriété du dossier médical et accès aux données nominatives

Dans un hôpital, le propriétaire du dossier médical n'est pas le patient, ni son ou ses médecins, mais l'hôpital représenté par son directeur [CSP 1995, art. R.710-2]. Ce dernier est responsable des déclarations faites à la CNIL. Cependant, le directeur, bien que responsable des archives (automatisées ou non), n'a pas accès au contenu médical des dossiers. Ceci s'applique tout particulièrement aux informations médicales nécessaires à la mise en place du programme de médicalisation du système d'information (PMSI) [CSP 1995, art. R710-5]. La mise en correspondance avec des informations économiques ne peut être effectuée que sur des fichiers anonymes.

Lorsqu'un patient est transféré d'un centre médical *A* vers un centre *B*, le transfert électronique ne peut cependant être effectué automatiquement, mais seulement avec l'accord du patient et de son ou ses médecins en *A*. De façon similaire, le centre *A* ne peut obtenir des informations sur l'évolution d'un de ses patients transféré en *B*, sans la permission explicite du centre *B* et le consentement du patient.

Le secret médical n'est pas opposable au malade, qui a le droit de connaître les données le concernant. L'accès au dossier médical ne peut être obtenu que par l'intermédiaire du médecin responsable du dossier [IFL 1978, art. 40].

Le médecin a cependant le droit de soustraire à la connaissance du patient des informations qui pourraient lui être nuisibles (un diagnostic grave ou un pronostic fatal par exemple). "... dans l'intérêt du malade et pour des raisons légitimes que le praticien apprécie en conscience, un malade peut être tenu dans l'ignorance d'un diagnostic ou d'un pronostic graves, sauf dans les cas où l'affection dont il est atteint expose les tiers à un risque de contamination. Un pronostic fatal ne doit être révélé qu'avec circonspection, mais les proches doivent en être prévenus, sauf exception ou si le malade a préalablement interdit cette révélation ou désigné les tiers auxquels elle doit être faite." [CDM 1995, art. 35]. Cette règle qui se base sur le concept de l'intérêt supérieur du malade est assez souvent appliquée dans les pays latins, par opposition à la tradition anglo-saxonne où l'on communique beaucoup plus facilement aux patients l'information sur des maladies graves.

Au nom de l'intérêt supérieur de la population, le secret de certains diagnostics (maladies infectieuses à déclaration obligatoire, accidents du travail, maladies professionnelles, etc.) peut être livré à des administrations ou des organismes de Sécurité sociale (remboursement à 100% de certains frais médicaux). Ces dérogations ne s'appliquent bien sûr pas aux compagnies d'assurance-vie qui peuvent avoir des intérêts contradictoires à ceux des patients.

Cette réglementation stricte a considérablement gêné la mise en place de bases de données médicales constituées à des fins de recherche épidémiologique ou d'amélioration de la connaissance en santé publique (les registres des maladies par exemple). En effet, les responsables de ces données ne participaient pas toujours aux soins des patients et avaient connaissance de données couvertes par le secret médical. La loi du 1er juillet 1994 et son décret d'application du 9 mai 1995 ont modifié la loi du 6 Janvier 1978 pour faciliter ce type de recherche.

Mesures matérielles, logicielles et organisationnelles

Les responsables de fichiers doivent prendre les mesures nécessaires pour assurer la protection des fichiers et la sécurité des données. Ces mesures peuvent être de nature matérielle, logicielle ou organisationnelle.

Protection physique des fichiers

Les mesures élémentaires de protection physique sont schématisées par la figure 15.3

- Protection des salles informatiques
- Regroupement des matériels dans les salles protégées
- Recopie régulière des fichiers (sauvegardes)
- Conservation des sauvegardes dans des locaux indépendants

Figure 15.3 – Exemples de mesures physiques de protection des données

Identification et authentification des utilisateurs

Tous les utilisateurs d'un système informatique doivent être identifiés de façon unique. Cette *identification* peut se faire par l'intermédiaire d'un clavier ou d'un autre moyen comme une carte d'identification (magnétique, optique, à puce électronique, etc.).

La procédure d'identification doit être complétée par une procédure d'*authentification* par laquelle l'utilisateur prouve qu'il correspond bien à l'identité annoncée. Cette authentification est faite le plus souvent au moyen de mots de passe. Seul l'utilisateur doit être à même de connaître et de changer son mot de passe. Plusieurs tentatives d'accès illégal doivent bloquer automatiquement l'utilisation du compte d'un utilisateur.

Définition des droits d'accès et d'utilisation

La définition des droits d'accès et d'utilisation peut se faire au moyen de *profils d'utilisateurs*. Ces profils doivent tenir compte de la profession de l'utilisateur (médecins, personnels infirmiers, etc.), des catégories de données auxquelles il peut accéder et des catégories de fonctions ou programmes informatiques qu'il peut utiliser (figure 15.4).

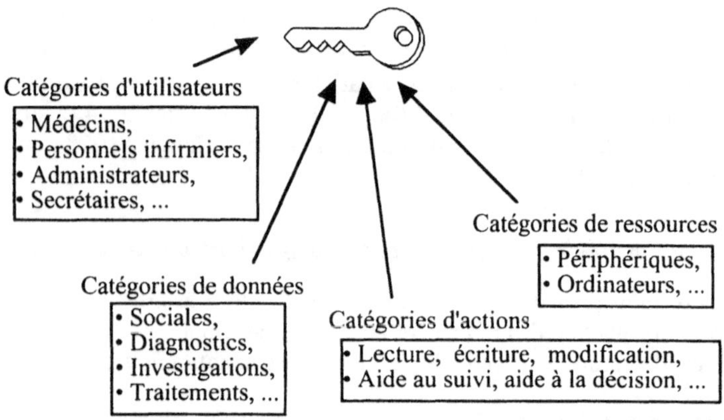

Figure 15.4 – Profils d'utilisateurs

Ainsi, le personnel administratif ne pourra pas accéder aux données médicales. Certaines données médicales ou possibilités de modification de la thérapeutique ne seront accessibles qu'à certains médecins, etc. Cette hiérarchisation des catégories d'utilisateurs, des données et des actions peut être complétée par une catégorisation des ressources (terminaux, imprimantes, ordinateurs, etc.) et de leur localisation. Un utilisateur peut ne se voir donner l'accès qu'à certains types de périphériques, à certaines heures, en certains endroits, etc.

Cryptage

Le principe de l'encryptage est de coder les informations devant être stockées de telle sorte que seul un utilisateur disposant du droit de décryptage peut lire les informations (figure 15.5). L'informaticien responsable d'une base de données n'est plus à même d'en lire le contenu. Le cryptage peut être effectué par logiciel ou par matériel (communication d'informations sensibles sur un réseau par exemple).

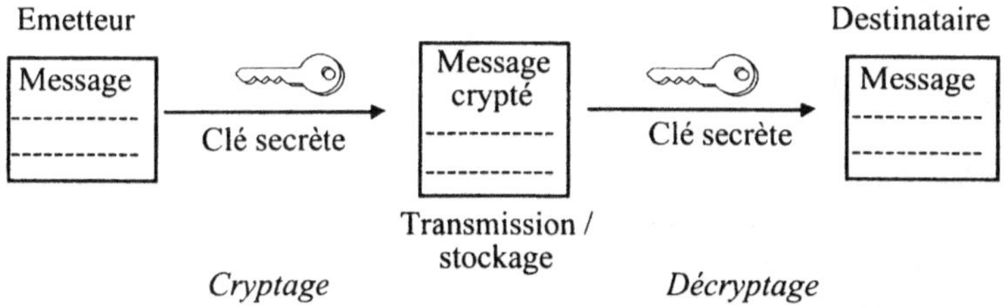

Figure 15.5 – Principe du cryptage d'un message

Programmes de surveillance

Les différentes opérations effectuées sur des fichiers nominatifs peuvent être enregistrées dans un journal de transactions. En plus du caractère dissuasif de ce type de surveillance, il devient possible de surveiller les accès réalisés et éventuellement de remonter jusqu'à la source d'une intrusion illicite dans un système informatique. Ceci est particulièrement important dans le cadre de réseaux accessibles à partir de centaines de périphériques, du réseau téléphonique ou des réseaux publics (Internet) [Rind 1997].

Mesures organisationnelles

Outre la formation et l'information des personnels sur les problèmes de sécurité et de confidentialité, elles comprennent la mise au point de procédures d'accès et la mise en place d'un personnel spécialisé chargé de définir les règles de sécurité de l'établissement.

Discussion et conclusion

Le législateur et les professions de santé se sont, à juste titre, efforcés de maîtriser certains risques concernant la protection des libertés individuelles. Toutefois, la responsabilité des développeurs de logiciels dans le domaine de la santé doit être analysée et codifiée. En effet, si l'évaluation d'une thérapeutique ou d'un appareillage médical bénéficie, dans tous les pays, d'une procédure mise en place par l'administration pour déterminer son intérêt, son efficacité ou ses dangers, il n'en est pas de même des logiciels utilisés dans le domaine de la santé. De plus, la responsabilité du médecin ou de l'infirmière utilisant un système informatique n'est pas toujours clairement précisée. Par exemple, si un problème technique sur le réseau local de l'hôpital (ou dans un programme) conduit à fournir une mauvaise information au médecin, sa responsabilité est-elle engagée? Quelle est celle du constructeur ou du développeur du logiciel ? Quelle serait la responsabilité du professionnel de santé qui serait induit en erreur par l'utilisation d'un système d'information ? Ces questions se posent pour les systèmes de gestion des dossiers de malades et plus généralement pour des systèmes informatiques intégrant des programmes d'aide à la décision.

Questions

- *Citer quelques techniques permettant d'assurer l'intégrité des données en cas de panne du matériel ou d'erreur de logiciel.*
- *Citer quelques techniques physiques et logiques permettant d'assurer la confidentialité des données.*
- *Enoncer les grandes lignes de la réglementation concernant la protection des individus.*
- *Décrire la procédure légale qui doit être mise en œuvre pour la constitution d'un fichier informatique nominatif.*
- *Citer les problèmes particuliers posés par la mise en place des réseaux et le développement des autoroutes de l'information.*

Annexe A

Rappels de probabilités

Introduction

La théorie des probabilités permet de modéliser les processus incertains. Elle constitue une base intéressante pour proposer des outils d'aide à la décision médicale.

On affecte aux propositions incertaines des paramètres numériques qui traduisent le degré de croyance qu'on leur accorde. Ces paramètres sont combinés et manipulés suivant la théorie des probabilités et obéissent donc aux trois axiomes suivants :

$$0 \leq P(A) \leq 1 \tag{A.1}$$

$$P(\text{certain}) = 1 \tag{A.2}$$

$$P(A \vee B) = P(A) + P(B) - P(A \wedge B) \tag{A.3}$$

dans lequel $P(A \wedge B)$ exprime la probabilité d'observer simultanément A et B. $P(A \wedge B)$ est égale à 0 si A et B sont mutuellement exclusifs.

Probabilités conditionnelles

Les expressions de base du formalisme bayésien sont des énoncés sur les probabilités conditionnelles. $P(A|B)$ exprime la probabilité pour qu'un événement A se produise si l'événement B s'est déjà produit. Elle est égale à :

$$P(A|B) = \frac{P(A \wedge B)}{P(B)} \tag{A.4}$$

$P(A|B) = P(A)$ si A et B sont indépendants, c'est-à-dire si la survenue de A n'a pas d'influence sur la survenue de B et vice versa.

De l'équation A.4 et de l'égalité $P(A \wedge B) = P(B \wedge A)$ on peut tirer l'égalité A.5 :

$$P(A|B) \cdot P(B) = P(B|A) \cdot P(A) \tag{A.5}$$

Formule de Bayes

La formule de Bayes permet d'exprimer la probabilité d'avoir une maladie (notée M) lorsqu'un signe (noté S) est présent. De l'égalité D.5 on déduit la probabilité conditionnelle de M si S :

$$P(M|S) = \frac{P(S|M) \cdot P(M)}{P(S)} \tag{D.6}$$

dans laquelle $P(M)$ exprime la probabilité dite a priori de M.

Si l'on note $\overline{M}$ l'absence de la maladie, $P(S|\overline{M})$ désigne la probabilité de trouver le signe S en l'absence de maladie. On peut exprimer $P(S)$ en fonction des probabilités conditionnelles $P(S|M)$ et $P(S|\overline{M})$, c'est-à-dire :

$$P(S) = P(S|M) \cdot P(M) + P(S|\overline{M}) \cdot P(\overline{M}) \tag{D.7}$$

d'où l'on déduit la formule de Bayes :

$$P(M|S) = \frac{P(S|M) \cdot P(M)}{P(S|M) \cdot P(M) + P(S|\overline{M}) \cdot P(\overline{M})} \tag{D.8}$$

qui s'écrit plus généralement:

$$P(A_i|B) = \frac{P(B|A_i) \times P(A_i)}{\sum_i (P(B|A_i) \times P(A_i))} \tag{D.9}$$

Risque relatif et odds ratio

Le rapport de la probabilité d'observer un événement E sur la probabilité de ne pas l'observer est appelé cote ou *odds*.

$$\text{Odds}_E = \frac{P(E)}{1 - P(E)} \tag{D.10}$$

Le risque de survenue d'un événement E pendant une période t donnée est appelée *incidence* de E. L'incidence d'un événement peut être associée à l'existence d'un facteur F endogène (comme la présence d'un marqueur génétique) ou exogène (comme l'exposition à un environnement physique ou l'administration d'un médicament). Un tel facteur est appelé *facteur de risque*.

Pour un événement E et un facteur F, la comparaison de l'incidence de E chez les sujets exposés, soit $P(E|F)$, et les sujets non exposés, soit $P(E|\overline{F})$, peut être exprimée sous plusieurs formes :

- le *risque attribuable* (RA) au facteur F est défini comme la différence (ou Δ) entre l'incidence chez les sujets exposés et les sujets non exposés :

$$\Delta R = \text{RA} = P(E|F) - P(E|\bar{F}) \qquad \text{(D.11)}$$

- Le *risque relatif* (RR) est défini comme le rapport de ces deux probabilités :

$$\text{RR} = \frac{P(E|F)}{P(E|\bar{F})} \qquad \text{(D.12)}$$

- Le *rapport de cotes* ou *odds ratio* associé au facteur F (OR_F) est le rapport entre les cotes chez les sujets exposés et non exposés :

$$\text{OR}_F = \frac{\dfrac{P(E|F)}{1 - P(E|F)}}{\dfrac{P(E|\bar{F})}{1 - P(E|\bar{F})}} \qquad \text{(D.13)}$$

Des équations D.12 et D.13 on peut déduire :

$$\text{RR} = \frac{\text{OR}_F}{1 + P(E|\bar{F}) \cdot (\text{OR}_F - 1)} \qquad \text{(D.14)}$$

La probabilité de survenue de l'événement E en l'absence du facteur F $P(E|\bar{F})$ est appelée *risque de base.*

Si le facteur F est une intervention thérapeutique, compte tenu du risque de base, le nombre nécessaire de patients à traiter (NNT) pour éviter la survenue d'un événement E est égal à :

$$\text{NNT} = \frac{1}{P(E|\bar{F}) - P(E|F)} \qquad \text{(D.15)}$$

Le NNT peut s'écrire en fonction du risque de base et du RR :

$$\text{NNT} = \frac{1}{P(E|\bar{F}) \cdot (1 - RR)} \qquad \text{(D.16)}$$

Ainsi par exemple, si la probabilité de décès en 5 ans est de 10% en l'absence de traitement, et la probabilité de 8% chez les malades traités, la réduction absolue du risque sera de 2%, la réduction du risque relatif de 20% et le nombre de sujets devant être traités pour éviter un décès de 50.

Annexe B

Rappels de logique

Introduction

En logique, les mathématiciens ont développé des langages formels dont la logique des propositions et la logique des prédicats sont deux exemples. La logique permet de dériver, à partir d'un ensemble d'expressions du langage symbolique et grâce à des règles d'inférence, de nouvelles expressions de ce langage. Deux aspects de la logique, la syntaxe et la sémantique sont à distinguer :

- La *syntaxe* définit, à partir d'un ensemble de symboles et de règles d'écriture ou de réécriture, les expressions (ou formules) appartenant au langage formel.
- La *sémantique* permet de se placer dans un cadre interprétatif de ces formules pour évaluer les conditions dans lesquelles elles sont vraies ou fausses (vrai et faux sont les valeurs de vérité de la logique classique).

Logique des propositions

Une *proposition* est une déclaration, un jugement, l'expression d'une pensée. Dans la logique propositionnelle, une proposition peut être interprétée selon les valeurs booléennes *vrai* V ou *faux* F, à l'exclusion de toute autre valeur. Les propositions peuvent être symbolisées par des lettres. Ainsi parlera-t-on des propositions a, b, $\ldots p$, $q \ldots$

Exemple:
Proposition a : Le diabète est une maladie chronique
Proposition b : Le diabète est une maladie fréquente

Dans ces deux exemples, a et b représentent des *propositions élémentaires* ou formules atomiques. Une *proposition composée* ou complexe ou formule est construite à partir d'un nombre n de propositions atomiques reliées entre elles par des *connecteurs*. Les formules sont des expressions du langage des propositions syntaxiquement correctes. Ainsi, la phrase "le diabète est une maladie chronique et fréquente" pourra se représenter par la formule : $a \wedge b$.

Les quatre connecteurs principaux sont les suivants :

- ET (*conjonction*), notée $\wedge$,
- OU (*disjonction*), notée $\vee$,
- SI... ALORS... (*implication*), notée $\supset$ ou $\rightarrow$,
- SI ET SEULEMENT SI (*équivalence*), noté $\equiv$ ou $\leftrightarrow$

Ces connecteurs sont définis par la table de vérité de la figure E–1. On peut remarquer que la relation d'implication $p \supset q$ n'est fausse que dans un seule situation : p est vrai et q est fausse.

p	q	$p \vee q$	$p \wedge q$	$p \supset q$	$p \equiv q$
F	F	F	F	V	V
F	V	V	F	V	F
V	F	V	F	F	F
V	V	V	V	V	V

Figure E–1 Table de vérité des connecteurs OU ($\vee$), ET ($\wedge$), SI...ALORS... ($\supset$) et...SI ET SEULEMENT SI... ($\equiv$)

La négation d'une proposition p est notée $\neg$p. La valeur de vérité de $\neg$p est F quand p est interprétée à V et V quand p est interprétée à F.

Identité	$p \equiv p$
	$p \supset p$
Non contradiction	$\neg(p \wedge \neg p)$
Commutativité	$(p \wedge q) \equiv (q \wedge p)$
	$(p \vee q) \equiv (q \vee p)$
Distributivité	$p \wedge (q \vee r) \equiv (p \wedge q) \vee (p \wedge r)$
	$p \vee (q \wedge r) \equiv (p \vee q) \wedge (p \vee r)$
Associativité	$p \wedge (q \wedge r) \equiv (p \wedge q) \wedge r$
	$p \vee (q \vee r) \equiv (p \vee q) \vee r$
Dualité ou lois de de Morgan	$\neg(p \wedge q) \equiv (\neg p \vee \neg q)$
	$\neg(p \vee q) \equiv (\neg p \wedge \neg q)$
Double négation	$\neg(\neg p) \equiv p$
Implication	$(p \supset q) \equiv (\neg p \vee q)$
Equivalence	$(p \equiv q) \equiv ((p \wedge q) \vee (\neg p \wedge \neg q))$

Figure E–2 Quelques propriétés des connecteurs (adapté de Copi et Cohen, 1994)

Les connecteurs possèdent de nombreuses propriétés dont les plus classiques sont présentées dans la figure E–2. Elles permettent de réécrire les formules sous des formes équivalentes.

Si f est une formule et a, b, c sont les atomes dont les occurrences forment f, une interprétation de f est une assignation des valeurs de vérité a, b, c. S'il y a n atomes dans une formule, il y a 2^n interprétations possibles pour cette formule. Une formule fausse sous toutes ses interprétations est une formule inconsistante, on dit que c'est une *contradiction*. Une formule vraie sous toutes ses interprétations est une formule valide. On dit aussi que c'est une *tautologie*.

Si $f_1, f_2, \ldots, f_n, c$ sont des formules, c est une *conséquence logique* des f_i si et seulement si, pour toutes les interprétations dans lesquelles $f_1, f_2, \ldots, f_n$ sont vraies, c est aussi vraie. Dans ce cas :

- la formule $(f_1 \wedge f_2 \wedge \ldots \wedge f_n) \supset c$ est une tautologie,

- la formule $(f_1 \wedge f_2 \wedge \ldots \wedge f_n) \wedge \neg c$ est inconsistante.

Pour pouvoir déduire la valeur de vérité de nouvelles formules à partir d'un ensemble de propositions, il faut disposer de règles d'inférence. Différentes règles d'inférence utilisées dans les systèmes d'aide à la décision sont représentées dans la figure E–3. Dans ce tableau, le symbole $\therefore$ doit se lire comme "déduit formellement".

Modus ponens	$((p \supset q) \wedge p) \therefore q$
Modus tollens	$((p \supset q) \wedge \neg q) \therefore \neg p$
Implication transitive (ou syllogisme hypothétique)	$((p \supset q) \wedge (q \supset r)) \therefore (p \supset r)$
Syllogisme disjonctif	$((p \vee q) \wedge \neg p) \therefore q$
Réduction à l'absurde	$((p \supset q) \wedge (p \supset \neg q)) \therefore \neg p$
Simplification	$(p \wedge q) \therefore p$
Addition	$p \therefore (p \vee q)$

Figure E–3 Quelques règles d'inférence

Ainsi, la règle d'inférence du *modus ponens* (du latin *pono* : affirmer) s'exprime de la manière suivante :

> Si la proposition p est vraie et si $p \supset q$, alors on peut déduire formellement que la proposition q est vraie.

La règle d'inférence du modus tollens (du latin *tollo* : nier) s'exprime de la manière suivante :

> Si la proposition q est fausse et si $p \supset q$, alors on peut déduire formellement que la proposition p est fausse.

Logique des prédicats

Encore appelée logique du premier ordre, elle est une extension de la logique propositionnelle. Elle permet d'introduire la notion de variable, les quantificateurs et les fonctions. Si, outre les connecteurs, les symboles constituant l'alphabet de la logique propositionnelle sont réduits aux propositions elles-mêmes, l'alphabet du langage du premier ordre est plus complexe. Il comprend des constantes, des variables, des connecteurs, des quantificateurs, des symboles relationnels (prédicats) et des symboles fonctionnels.

Une *variable* est un sous-ensemble de symboles autorisés du domaine qui prend ses valeurs sur l'ensemble des constantes. Les variables sont habituellement représentées par les lettres minuscules x, y ou z.

Les *quantificateurs* permettent de préciser la manière dont la formule doit être évaluée en indiquant des conditions particulières sur les variables. On définit deux quantificateurs :

- le *quantificateur universel* (quel que soit), noté $\forall$
- et le *quantificateur existentiel* (il existe), noté $\exists$.

Une *fonction* est une application de l'ensemble des constantes dans lui-même (par ex. $f(x)$).

Un *prédicat* est une application d'un ensemble de constantes dans l'ensemble $\{V, F\}$, c'est-à-dire une fonction propositionnelle d'un domaine vers une valeur de vérité. Si le domaine comprend n variables avec $n = 0, 1, 2, \ldots$, la fonction est appelée un prédicat à n places (par ex. $P(x, y)$). Une proposition est un prédicat pour lequel $n = 0$. Les prédicats permettent d'attribuer des propriétés (attributs) à des objets. Dans la phrase "Pierre est malade", Pierre est le terme sujet et malade le terme prédicat. Le prédicat $M(x)$ qui peut représenter symboliquement la fonction $malade(x)$, n'est pas vrai ou faux. La valeur de vérité dépend de chaque instance de x. La formule $\forall x P(x)$ permet d'indiquer que $P(x)$ est vrai pour toute instance de x. La formule $\exists x P(x)$ permet d'indiquer qu'il existe au moins une instance de x pour laquelle $P(x)$ est vrai.

Exemples :

- Pierre, 1, 2, Laennec sont des constantes
- x, glycémie, adresse sont des variables
- poids-idéal (x) est une fonction
- Père (Pierre) est un prédicat à une variable instanciée à la valeur "Pierre"
- Frère (x, Pierre) est un prédicat à deux variables dont la première est libre et la deuxième est instanciée à "Pierre"
- $\forall x P(x)$ est une formule du premier ordre quantifiée universellement (par ex. $\forall x \mathrm{Mortel}(x)$: tout x est mortel).

Les notions d'interprétation des formules et de conséquence logique présentées en logique propositionnelle s'étendent à la logique du premier ordre. Le langage de programmation PROLOG, très utilisé en intelligence artificielle, est basé sur la logique du premier ordre.

Annexe C

Quelques références utiles

Associations en informatique médicale

En France

AIM

L'association pour les Applications de l'Informatique en Médecine (AIM) a été créée en 1968. Cette association a constitué différents groupes de travail sur des thèmes touchant à l'informatique en médecine. Elle organise un à deux congrès par an. Les actes des principaux colloques sont publiés depuis 1989 dans la collection "Informatique et Santé" chez Springer-Verlag (France).

Adresse du président en exercice :

Prof. François Kohler
Laboratoire SPI-EAO
Faculté de Médecine de Nancy
BP 184
France, 54505 Vandœuvre Cedex
E-mail: aim@hbroussais.fr
URL : http://www.hbroussais.fr/aim

En Europe

EFMI

Les associations d'informatique médicale des pays européens sont regroupées dans une fédération : l'*European Federation for Medical Informatics*. L'EFMI organise un colloque tous les ans (sauf l'année du congrès mondial MEDINFO, organisé par l'IMIA).

Adresse du président en exercice :

Prof. Jean Raoul Scherrer
Département d'informatique médicale
Hôpital cantonal de Genève
1211 Genève 14, Suisse

E-mail: scherrer@cih.hcuge.ch

Aux Etats-Unis

AMIA

L'*American Medical Informatics Association* est l'association qui organise le colloque SCAMC chaque année.

Adresse :

AMIA Office:
Gail E. Mutnik, M.P.A.
4915 St. Elmo Avenue, Suite 302
Bethesda, MD 20814 USA

E-mail: mail@mail.amia.org
URL : http://amia2.amia.org/

Dans le monde

IMIA

L'*International Medical Informatics Association* est l'association mondiale qui regroupe les représentants des associations des différents pays. Elle organise le congrès MEDINFO tous les trois ans.

Adresse du président en exercice :

Prof. Otto Rienhoff
University of Göttingen
Institute for Medical Informatics
Robert Koch Strasse 40
D-37075 Göttingen, Germany

E-mail: haegar@med.uni-goettingen.de
URL : http://www.imia.org

Principaux colloques internationaux

MEDINFO

L'IMIA organise, tous les trois ans, le congrès mondial d'informatique médicale (MEDINFO). Les actes ont été publiés par Elsevier North Holland (Amsterdam) jusqu'en 1992, par l'IMIA en 1995 et sont publiés par IOS Press à partir de 1998.

Symposiums annuels de l'AMIA

L'AMIA organise chaque année un symposium d'automne, *AMIA Fall Symposium*, anciennement dénommé SCAMC (*Symposium on Computer*

Application in Medical Care), dont les actes ont été publiés, jusqu'en 1993, par l'IEEE à Washington et sont publiés, depuis 1994, comme un supplément du JAMIA (*Journal of the American Medical Informatics Association).*

Congrès de l'EFMI

L'EFMI organise un colloque *Medical Informatics Europe* (MIE) tous les ans, sauf l'année de MEDINFO. Les actes ont été publiés, jusqu'en 1995, par Springer-Verlag (Berlin) et sont publiés par IOS Press, Amsterdam, depuis 1996.

Publications spécialisées

- *Computers and Biomedical Research* (San Diego : Academic Press)
- *Computers in Biology and Medicine* (Oxford : Pergamon Press)
- *Computer Programmes in Biomedicine* (Amsterdam : Elsevier)
- *IEEE Engineering in Medicine and Biology Magazine* (New York : IEEE)
- *IEEE Transactions on Biomedical Engineering* (New York : IEEE)
- *International Journal of Medical Informatics* (Limerick : Elsevier), précédemment *International Journal of Biomedical Computing.*
- *Journal of Medical Systems* (New York : Plenum Press)
- *Journal of the American Medical Informatics Association* (Philadelphia : Hanley & Belfus)
- *MD Computing* (New York : Springer)
- *Medical Informatics* (London : Taylor & Francis)
- *Methods of Information in Medicine* (Stuttgart : Schattauer)
- *Yearbook of Medical Informatics* (Stuttgart : Schattauer) Sélection annuelle d'articles en informatique médicale.

Internet

Catalogues et bibliothèques électroniques

Catalogues structurés d'accès à différents services Internet et bibliothèques électroniques incluant les domaines de la biologie et de la santé.

URL : http://galaxy.einet.net/galaxy.html

URL : http://www-sci.lib.uci.edu/HSG/HSGuide.html

URL : http://golgi.harvard.edu/

URL : http://www.ohsu.edu/cliniweb/wwwvl/

URL : http://www.med-library.com/

URL : http://www.chu-rouen.fr/ssm/watch.html

Une liste très complète d'adresses est disponible dans l'annuaire de l'Internet médical francophone [Darmoni 1997].

Banques de données et de connaissances

NLM

La *National Library of Medicine* met à jour plus de 40 bases bibliographiques et banques de données dont MEDLINE (cf. chapitre 6).

URL : http://www.nlm.nih.gov

EMBL

La banque de nucléotides développée par l'EMBL (*European Molecular Biology Laboratory*) à Heidelberg et Cambridge (*European Bioinformatics Institute*).

URL : http://www.embl-heidelberg.de

URL : http://www.ebi.ac.uk

GenBank

Base de données de séquences génétiques développée par le NCBI (*National Center for Biotechnology Information*), une division de la NLM (*National Library of Medicine*) et du NIH (*National Institute of Health*).

URL : http://www.ncbi.nlm.nih.gov

COCHRANE

Base de données regroupant les résultats de plusieurs milliers d'essais thérapeutiques.

URL : http://hiru.mcmaster.ca/cochrane

Recommandations et guides de pratique clinique

INFOBANQUE

Guide de pratiques cliniques de l'Association Médicale Canadienne

URL : http://www.cma.ca/cpgs/index.html

RMO

Les Références Médicales Opposables présentées par les Unions Professionnelles des Médecins Libéraux

URL : http:/www.upml.fr/rmo.htm

RPC

Recommandations de pratique clinique de la Société Nationale de Gastro-entérologie

URL : http:/www.snfge.asso.fr/

SOR

"Standards, Options et Recommandations en cancérologie" présenté par la Fédération Nationale des Centres de Lutte Contre le Cancer

URL : http:/www.fnclcc.fr

Informatique hospitalière et télémédecine

Informatique de Santé dans le Monde

URL : http://www.imbi.uni-freiburg.de/medinf/mi_list.htm

L'informatique hospitalière en France

URL : http://www.sante.fr/infohop.htm

Cartographie de la télémédecine en France

URL : http://www.sante.fr/cfrance.htm

GIE Sesam-Vitale (carte patient)

URL : http://www.sesam-vitale.fr/

Bibliographie

[Allaert 1996] Allaert FA et Dusserre L. Dossier médical informatisé : déontologie et législation. *Revue du Praticien* 1996 ; 46 : 333–7.

[AMA 1995] *Physicians' Current Procedural Terminology : CPT 96*. Chicago (IL) : American Medical Association, 1995.

[Aronow 1988] Aronow DB. Severity of Illness Measurement : Applications in quality assurance and utilization review. *Medical Care Review* 1988 ; 45(2) : 339–66.

[Arsac 1983] Arsac J. *Les bases de la programmation*. Paris : Dunod, 1983.

[Baud 1992] Baud RH, Rassinoux AM, and Scherrer JR. Natural language processing and semantical representation of medical texts. *Methods Inf Med* 1992; 31(2) : 117–25.

[Bentsen 1976] Bentsen BG. The accuracy of recording patient problems in family practice. *Journal of Medical Education* 1976 ; 51 : 311.

[Bergeron 1989] Bergeron B, Greenes RA. Skill-building simulations in cardiology : HeartLab and EKGLab. *Comp Meth Prog Biomed* 1989 ; 30 : 111–25.

[Béraud 1995] Béraud Cl. La régulation du système de soins. *Courrier de l'Evaluation en Santé* 1995 ; 4 : 2–24.

[Berwick 1989] Berwick DM. Continuous improvement as an ideal in health care. *New Engl J Med* 1989 ; 53–6.

[Beuscart 1996] Beuscart R, Ghosn N, Haye MP. Cartes à microprocesseur et dossier médical portable. *Revue du Praticien* 1996 ; 46 : 314–8.

[Bouhaddou 1995] Bouhaddou O and Warner H. An interactive patient information and education system (Medical HouseCall) based on a physician expert system (Iliad). *Medinfo* (Canada), 1995; 8 Pt 2: 1181–5

[Brunswick 1952] Brunswick E. The Conceptual framework of psychology. In *International Encyclopedia of Unified Science* (Vol. 1, n°10). Chicago: University of Chicago Press, 1952.

[Calore 1987] Calore K, Iezzoni L. Disease staging and PMCs : can they improve DRGs ? *Medical Care* 1987 ; 25(8).

[Cattel 1994] Cattel RGG. *Object Data Management.* (Revised edition). Reading, Massachusetts : Addison Wesley, 1994.

[CDAM 1985] CDAM. *Catalogue des Actes Médicaux*, Bulletin Officiel n° 85/9bis, Ministère des Affaires Sociales et de la Solidarité, 1985.

[CDM 1995] *Code de déontologie médicale* (Décret No 95-1000 du 6 Septembre 1995).

[Chatellier 1996] Chatellier G, Zaplétal E, Lemaitre D, Ménard J, Degoulet P. The number needed to treat : a clinically useful nomogram in its proper context. *Br Med J* 1996 ; 312 : 426–9.

[Chute 1992] Chute CG. Clinical data retrieval and analysis. I've seen a case like that before. *Ann N Y Acad Sci* 1992; 670: 133–40.

[Cimino 1994] Cimino JJ, Clayton PD, Hripcsak G, and Johnson SB. Knowledge-based approaches to the maintenance of a large controlled medical terminology. *JAMIA* 1994; 1(1): 35–50.

[CIOM 1987] *Conférence Internationale des Ordres et des Organismes d'Attributions Similaires. Principes d'éthique médicale européenne.* Paris. 1987.

[Cinquin 1996] Cinquin P. Imagerie médicale et interventions assistées par ordinateur. *Revue du Praticien*, 1996 ; 46 : 319–23.

[Clancey 1987] Clancey WJ. *Knowledge-based tutoring: the GUIDON program.* Cambridge, MA : MIT Press 1987.

[Clayton 1989] Clayton PD, Pryor AT, Wigertz OB, and Hripcsak G. Issues and structures for sharing medical knowledge among decision-making systems: the 1989 Arden Homestead retreat. *Proc Annu Symp Comput Appl Med Care* 1989; pp. 116–21.

[Clyman 1990] Clyman SG and Orr NA. Status report on the NBME's computer-based testing. *Acad Med* 1990, 65(4) : 235–41.

[Codd 1990] Codd EF. *The Relational Model for Database Management.* Version 2. Reading, Massachusetts : Addison Wesley, 1990.

[Copi 1994] Copi IM, Cohen C. *Introduction to Logic.* New York : Macmillan Publishing Company, 1994.

[Côté 1993] Côté RA, Rothwell DJ, Beckett RS, Palotay JL, Brochu L (eds). *SNOMED International* (4 volumes). Northfield : College of American Pathologists (325 Waukegan Road, Northfield, IL 60093-2650), 1993.

[CP 1995] - *Code pénal.* Paris : Dalloz, 1995–1996.

[CSP 1995] *Code de la santé publique. Code de la famille et de l'aide sociale.* Paris : Dalloz, 1995.

[Darmoni 1997] Darmoni SJ, Thirion B. *Annuaire de l'Internet médical francophone.* Paris : Editions Médicales Spécialisées, 1997.

[Date 1995] Date CJ. *An Introduction to Database Systems.* Sixth edition. Reading, Massachusetts : Addison Wesley, 1995.

[Davis 1991] Davis S, Davidson B. *2020 vision*. New York : Simon & Schuster 1991.

[de Dombal 1979] de Dombal FT. Computers and the surgeon : a matter of Decision. *Surg Ann* 1979 ; 11 : 33–57.

[De Moor 1995] De Moor G. European standards development in healthcare informatics : actual and future challenges. *Int J Biomed Comput* 1995; 39: 81–5.

[Degoulet 1989] Degoulet P and Jean FC. Pragmatic database modelling. In : B. Barber, D. Cao, D. Qin, G. Wagner (eds). *Proceedings MEDINFO 89*. Amsterdam : North-Holland. 1989; pp.1127–31.

[Degoulet 1990] Degoulet P, Chatellier G, Devriès C, Lavril M, Ménard J. Computer assisted techniques for evaluation and treatment of hypertensive patients. *Am J Hypertension* 1990 ; 3 :156–63.

[Degoulet 1991] Degoulet P, Fieschi M. *Traitement de l'information médicale : méthodes et applications hospitalières*. Paris : Masson, 1991.

[Degoulet 1995] Degoulet P, Fieschi M, and Chatellier G. Decision support systems from the standpoint of knowledge representation. *Meth Inform Med* 1995; 34 : 202–8.

[Dick 1991] Dick RS and Steen EB (eds). *The Computerized-Based Patient Record. An Essential Technology for Health Care – Institute of Medicine*. Washington, DC : National Academy Press, 1991.

[Dorenfest 1995] Dorenfest S. *Health Care Information Systems. State of the Art 1995*. Chicago : Dorenfest S & Associates 1995.

[Ducrot 1989] Ducrot H, Leclerc F, Medernach C, Plotkine M, Trinchet JC, Vincens O. La banque d'informations automatisées sur les médicaments (BIAM). *Informatique et Santé* (Paris : Springer-Verlag) 1989 ; 2 : 201–7.

[Enning 1994] Enning CJ, van Gennip EM, van den Broeck R, Rechid R, Wein B, and Bakker AR. PACER : a software tool for PACS decision makers. *Med Inf* 1994, 19(2) : 179–87.

[Evans 1985] Evans RS, Gardner RM, Bush AR. Development of a Computerized Infectious Disease Monitor (CIDM). *Comput Biomed Res* 1985 ; 18 : 103–13.

[Fetter 1980] Fetter RB, Shin Y, Freeman JL, Averill RF, Thompson JD. Case mix definition by diagnosis-related groups. *Med Care* 1980 ; 18 (2 Suppl) piii, 1–53.

[Fieschi 1986] Fieschi M. *Intelligence artificielle en médecine : des systèmes experts*. Paris : Masson, 1986.

[Fieschi 1990] Fieschi M. Towards validation of expert systems as medical decision aids. *Int J Biomed Comput* 1990; 26 : 93–108.

[Freeman 1995] Freeman JL, Fetter RB, Park H et al. Diagnosis-related group refinement with diagnosis- and procedure-specific comorbidities and complications. *Med Care* 1995 ; 33(8) : 806–27.

[Frutiger 1991] Frutiger P, Fessler JM. *La gestion hospitalière médicalisée.* Paris : ESF éditeur, 1991.

[Gardner 1990a] Gardner R. Patient monitoring systems. In : *Medical Informatics. Computer applications in health care.* Shortliffe EH, Perreault LE, Wiederhold G, Fagan LM (eds). Reading, Massachusetts : Addison-Wesley 1990 ; pp. 366–99.

[Gardner 1990b] Gardner RM, Hulse RK, Larsen KG. Assessing the Effectiveness of a Computerized Pharmacy System. *Proc Annu Symp Comput Appl Med Care* (14th SCAMC*)* 1990 ; 668–72.

[Gonzalez 1992] Gonzalez RC, Woods RE. *Digital Image Processing*. Reading, Massachusetts : Addison-Wesley ; 1992.

[Grémy 1987] Grémy F. *Informatique Médicale.* Paris : Flammarion. 1987 ; pp. 49–70.

[Griesser 1977] Griesser GG. Scope and purpose. In : *Realization of data protection in health information systems.* Griesser (ed). Amsterdam : North-Holland. 1977 ; pp. 1–6.

[Hakansson 1989] Hakansson H. *Corporate technological behavior : co-operation and networks*. London : Routledge, 1989.

[Harless 1986] Harless WG, Zier MA, and Duncan RC. A voice-activated, interactive videodisc case study for use in the medical school classroom. *J Med Educ* 1986, 61(11) : 913–5.

[Harmon 1985] Harmon P, King D. *Expert systems : Artificial Intelligence in Business*. New York : John Wiley, 1985.

[HCIMO 1988] HCIMO : A*daptation Hospitalière de la Classification Internationale des Maladies et des Opérations.* Centre d'informatique médicale de l'Université Catholique de Louvain (10 avenue Hippocrate, boîte 3718, B-1200 Bruxelles), 1988.

[Hickam 1985] Hickam DH, Shortliffe EH, Bischoff MB, Scott AC, and Jacobs CD. The treatment advice of a computer-based cancer chemotherapy protocol advisor. *Ann Intern Med* 1985, 103 ; 6 (Pt 1) : 928–36.

[Horn 1983] Horn SD, Sharley PD, Bertram DA. Measuring severity of illness : homogeneous case mix groups. *Medical Care* 1983 ; 21 : 210–8.

[Hripcsak 1994] Hripcsak G, Ludemann P, Pryor TA, Wigertz OB, and Clayton PD. Rationale for the Arden Syntax. *Comput Biomed Res* 1994; 27(4) : 291-324.

[Hunter 1993] Hunter L (ed). *Artificial intelligence and molecular biology.* Menlo Park, CA : AAAI Press, 1993.

[ICD 9 CM 1994] *ICD.9.CM – International Classification of Diseases, 9th Revision, Clinical Modification, Fourth Revision.* Los Angeles : Practice Management Information Corporation, 1994.

[ICHPPC 1983] ICHPPC-2-Defined. Classification Committee of WONCA. *International Classification of Health Problems in Primary Care* 3rd ed. Oxford : OUP, 1983.

[IFL 1978] Loi No 78-17 du 6 janvier 1978 relative à l'informatique, aux fichiers et aux libertés. *Journal Officiel de la République Française.* pp. 227-231. Décret d'application No 78-774 du 17 juillet 1978, pp. 2 906–7.

[ISIS4 1995] ISIS4 Collaborative Group. International Study of Infarct Survival 4 (ISIS4) : a randomized factorial trial assessing early oral captopril, oral mononitrate and intravenous magnesium sulfate in 58050 patients with suspected acute myocardial infarction. *Lancet* 1995; 345 : 669–85.

[Knaus 1985] Knaus WA, Draper EA, Wagner DP, Zimmerman JE. APACHE II : a severity of disease classification system. *Critical Care Medicine* 1985 ; 13(10) : 818–29.

[Kohane 1996] Kohane IS, van Wingerde FJ, Fackler JC, Cimino C, Szolovits P. W3-EMR : Building national electronic medical record systems via the World Wide Web. *J Am Med Inform Assoc* 1996; 3 : 191–207.

[Laquey 1995] Laquey T. *The European Internet Companion.* Reading, Massachusetts : Addison-Wesley 1995.

[Launois 1986] Launois RJ, Truchet D. Vers une implantation des réseaux de soins coordonnés. Objectifs économiques et problèmes juridiques. *Journal d'Economie Médicale* 1986 ; 4(3-4) : 155–189.

[Laurière 1987] Laurière JL. *Intelligence Artificielle : résolution de problèmes par l'homme et la machine.* Paris : Eyrolles, 1987.

[Lemaitre 1989] Lemaitre P, Maquère F. *Savoir apprendre.* Paris : Chotard, 1989.

[Lenoir 1981] Lenoir P, Roger MJ, Frangerel C, and Chales G. Réalisation développement et maintenance de la banque de données ADM. *Med Informatics* 1981; 6 : 51–6.

[Lepage 1991] Lepage EF, Gardner RM, Laub RM, and Jacobson JT. Assessing the effectiveness of a computerized blood order "consultation" system. *Proc Annu Symp Comput Appl Med Care* (15th SCAMC) 1991; pp. 33-7.

[Ligier 1994] Ligier Y, Ratib O, Logean M, and Girard C. Osiris : a medical image-manipulation system. *MD Computing* 1994; 11(4) : 212–8.

[Lindberg 1993] Lindberg DAB, Humphreys BL, McCray AT. The Unified Medical Language System. *Meth Inform Med* 1993 ; 32 : 281–91.

[McCray 1989] McCray AT. The UMLS Semantic Network. *Proc Annu Symp Comput Appl Med Care* (13th SCAMC) 1989 ; 503–7.

[McCray 1994] McCray AT. Lexical methods for managing variation in biomedical terminologies. *Proc Annu Symp Comput Appl Med Care* (18th SCAMC) 1994 ; 235–9.

[McDonald 1976] McDonald CJ. Protocol-based computers reminders, the quality of care and the non-perfectability of man. *N Engl J Med* 1976; 295 : 1351–5.

[Meinzer 1990] Meinzer HP, Engelmann U, Scheppelmann D, Schäfer R. Volume visualization of 3D tomographies. In : *3D Imaging in Medicine*. Höhne KH et al. (eds). NATO ASI Series, Vol. F60. Berlin : Springer-Verlag, 1990 ; pp. 253–61.

[MeSH 1995] MESH. *Medical Subject Headings*. Bethesda, Maryland : National Library of Medicine, 1995.

[Miller 1982] Miller RA, Pople H, Myers J. INTERNIST-1 : An experimental computer-based diagnostic consultant for general internal medicine. *N Engl J Med* 1982; 307 : 468–76.

[Miller 1986a] Miller P. *Expert Critiquing Systems : Practice-Based Medical Consultation by Computer.* New York : Springer-Verlag, 1986.

[Miller 1986b] Miller RA, McNeil MA, Challinor SM, Masarie FE, Myers JD. The Internist-1/Quick Medical Reference project–status report. *West J Med* 1986 ; 145(6) : 816–22.

[Minsky 1975] Minsky M. A Framework for Representing Knowledge. In : P. Winston (ed). *The psychology of computer vision*. New York : McGraw-Hill, 1975 ; pp. 211–77.

[MRI 1988] Ministère de l'Industrie, des P & T et du Tourisme. *RACINES, schéma directeur de l'informatique*. Vol 1. Manuel des dirigeants. Vol. 2. Manuel de réalisation. Paris : La Documentation française, 1988.

[Nakao 1983] Nakao MA, Axelrod S. Number are better than words : Verbal specifications of frequency have no place in medicine. *Am J Med* 1983 ; 74 : 1061–5.

[Nanci 1992] Nanci D, Espinasse B, Cohen B, Heckenroth H. *Ingénierie des systèmes d'information avec Merise*. Paris : Sybex, 1992.

[NHS 1995] *The Read Codes – Version 3.* NHS Center for Coding and Classification (Woodgate, LE11 2TG, UK).

[OCHP 1978] OXMIS. Oxford Community Health Project. *OXMIS Problems Codes for Primary Care*. Oxford : OXMIS Publications, 1978.

[OMS 1977] OMS. *Classification internationale des Maladies*. Neuvième révision. Genève : Organisation Mondiale de la Santé, 1977.

[OMS 1993] OMS. *Classification statistique internationale des maladies et des problèmes de santé connexes*. Dixième révision. Genève : Organisation Mondiale de la Santé, 1993.

[Pauker 1976] Pauker SG, Gorry GA, Kassirer JP, Schwartz WB. Towards the simulation of clinical cognition. Taking a present illness by computer. *Am J Med* 1976 ; 60 : 981–96.

[Philbrick 1980] Philbrick JT, Horwitz RI, Feinstein AR. Methodologic problems of exercise testing for coronary disease : groups, analysis, and bias. *Am J Cardiol* 1980 ; 46 : 807–12.

[Pryor 1987] Pryor TA, Clayton PD, Haug PJ, Wigertz O. Design of a know ledge driven HIS. *Proc Annu Symp Comput Appl Med Care* (11th SCAMC) 1987 ; 60–3.

[RCGP 1984] RCGP (Royal College of General Practitioners). New Classification of Diseases and Problems. *J R Coll Gen Pract* 1984 ; 34 : 125–7.

[Rector 1994] Rector AL. The GALEN project. *Comp Methods Programs Biomed.* 1994 ; 45(1-2) : 75–8.

[Rind 1997] Rind DM, Kohane IS, Szolovits P, Safran C, Chueh HC, Barnett GO. Maintaining the confidentiality of medical records shared over the Internet and the World Wide Web. *Ann intern Med* 1997; 127 : 138–41.

[Sackett 1997] Sackett DL, Richardson WS, Rosenberg W, Haynes RB. *Evidence-based medicine. How to Practice & Teach EBM.* New York : Churchill Livingstone 1997.

[Safran 1989] Safran CD, Porter D, Lightfoot J, Rury CD, Underhill LH, Bleich HL, Slack WV. ClinQuery : a system for on-line searching of data in a teaching hospital. *Ann Int Med* 1989 ; 111 : 751–6.

[Scherrer 1990] Scherrer JR, Baud R, Hochstrasser D, Ratib O. An integrated hospital information system. *Medical Computing* 1990 ; 7 : 81–9.

[Schwartz 1986] Schwartz S, Griffin T. *Medical Thinking : The Psychology of Medical Judgment and Decision Making.* New-York : Springer Verlag, 1986.

[Sheiner 1972] Sheiner LB, Rosenberg B, Melmon KL. Modelling of individual pharmacokinetics for computer-aided drug dosage. *Computer Biomed Res* 1972 ; 5 : 441–59.

[Shortliffe 1976] Shortliffe EH. *Computer-Based Medical Consultation : MYCIN.* New York : American Elsevier, 1976.

[Shortliffe 1986] Shortliffe EH. Medical expert systems--knowledge tools for physicians. *West J Med* 1986; 145(6) : 830–9.

[Shortliffe 1990] Shortliffe EH, Perreault LE, Wiederhold G, Fagan LM (eds). *Medical Informatics. Computer applications in health care.* Reading, Massachusetts : Addison-Wesley, 1990.

[Silvermann 1991] Silvermann B. *Modeling and critiquing Human error : A Knowledge Based Human-Computer Collaboration Approach.* Book draft, Student Coop G. Washington University, 1991.

[Sprague 1992] Sprague D. How will multimedia change system storage. *Byte* 1992 ; 17(3) : 165–6.

[Tapscott 1993] Tapscott D, Caston A. *Paradigm shift. The new promise of information technology*. New York : McGraw-Hill 1993.

[UMLS 1996] *UMLS Knowledge Source.* 7th Experimental Edition. Bethesda (MD) : NLM/NIH (8600 Rockville Pike, Bethesda 20864, USA), January 1996.

[Valleron 1993] Valleron AJ, Garnerin P. Computerised surveillance of communicable diseases in France. *Commun Dis Rep CDR Rev* 1993 ; 3(6) : R82–7.

[Van Bemmel 1992] van Bemmel JH, Kors JA, and van Herpen G. Combination of diagnostic classifications from ECG and VCG computer interpretations. *J Electrocardiol* 1992, 25 Suppl : 126–30.

[Van de Velde 1992] Van de Velde R. *Hospital Information Systems. The next generation.* Berlin : Springer-Verlag, 1992.

[Warner 1988] Warner HR, Haug P, Bouhaddou O, Lincoln M, Warner H, Sorenson D, Williamson JW, and Fan C. ILIAD as an expert consultant to teach differential diagnosis. *Proc Annu Symp Comput Appl Med Care* (12th SCAMC) 1988; pp. 371–6.

[Waterman 1986] Waterman DA. *A Guide to Expert Systems.* Reading, Massachusetts : Addison-Wesley, 1986.

[Weed 1969] Weed LL. *Medical Records, Medical Education and Patient Care*. Chicago : Year Book Med Publ, 1969

[Weed 1991] Weed LL. *Knowledge coupling. New premises and new tools for medical care and education*. New York : Springer-Verlag, 1991.

[Weinstein 1980] Weinstein MC, Fineberg HV. *Clinical Decision Analysis*. WB Saunders Company, 1980.

[Willems 1991] Willems JL, Abreu-Lima C, Arnaud P et al. The diagnostic performance of computer programs for the interpretation of electrocardiograms. *N Engl J Med* 1991 ; 325 : 1767–73.

[Winston 1992] Winston PH. *Artificial Intelligence*. Third Edition. Reading, Massachusetts : Addison-Wesley, 1992.

[WMA 1985] *Statement on the Use of Computers in Medicine. Handbook of Declarations*. World Medical Association. S.l., 1985.

[Woolf 1990] Woolf SH, Kamerow DB. Testing for uncommon conditions. The heroic search for positive test results. *Arch Intern Med* 1990 ; 150 : 2451–8.

[Zweigenbaum 1995] Zweigenbaum P, Bachimont B, Bouaud J, Charlet J, and Boisvieux JF. A multi-lingual architecture for building a normalised conceptual representation for medical language. *Proc Annu Symp Comput Appl Med Care* (19th SCAMC) 1995 : pp. 357–61.

Glossaire

Agent. (*Agent*). Programme qui semble agir de manière autonome et raisonnée (agent intelligent) pour effectuer une tâche précise. Les agents sont utilisés sur le Web pour la recherche ou l'indexation automatique d'éléments.

ANSI. (*American National Standards Institute*). Organisation développant des standards industriels qui a notamment donné des recommandations pour des langages comme COBOL, C, FORTRAN ou MUMPS.

API. (*Application Program Interface*). Interface (conventions d'appel) permettant de décrire comment un programme d'application peut faire appel au système d'exploitation et aux services de son environnement.

Applet. (*Applet*) Petite application effectuant une tâche spécifique. Les applets JAVA permettent d'ajouter du dynamisme et de l'interactivité aux pages du Web.

ASCII. (*American Standard Code for Information Interchange*). Système international de codage des caractères sur 7 bits (code ISO-7).

Backup. Voir sauvegarde.

BASIC. (*Beginner's All-Purpose Symbolic Instruction Code*). Langage de programmation interprété développé en 1964. Reconnu pour sa simplicité.

Baud. (*Baud*). Nombre de fois par seconde qu'un canal de transmission de données change d'état. Dans la pratique, un baud est égal à un caractère ou symbole par seconde.

Benchmark. Mesure standardisée utilisée pour tester les performances de divers équipements.

Bit. (*Binary Digit*). Plus petite unité d'information traitable par un ordinateur. Un bit ne peut prendre que les valeurs 0 ou 1.

Bitmap. (*Bit map*). Technique permettant d'assurer une correspondance entre un pixel d'une image et un nombre fixe de bits en mémoire. Utilisé pour l'affichage des écrans. Voir également police bitmap.

Bps. (*Bits per secon*d). Unité de vitesse de transmission.

Bus. (*Bus*). Ensemble de conducteurs permettant le transfert des informations entre les différents organes d'un ordinateur.

Byte. Unité d'information de 8 bits (1 octet).

C. Langage de programmation conçu en 1972 par Dennis Ritchie des laboratoires Bell – AT&T. Son développement a été très lié à celui du système d'exploitation UNIX.

C++. Extension orienté objet du langage C développée par Bjarne Stroustrup des laboratoires Bell – AT&T.

CAO. (*Computer-Aided Design* ou CAD). Conception Assistée par Ordinateur.

CASE. (*Computer Aided Software Engineering*). Environnement d'aide au développement de logiciels.

CCITT. (Comité Consultatif International Télégraphique et Téléphonique). Organisme international chargé d'étudier et d'élaborer des avis en matière de télécommunications.

CEN. (Comité Européen de Normalisation). Organisme européen chargé de la définition des standards. Le comité technique 251 (CEN TC251) est chargé tout particulièrement des standards dans le domaine de l'informatique de santé.

Champ. (*Field*). La plus petite unité de données dans une base de données. Les champs sont regroupés pour former des enregistrements (*records*).

CISC. (*Complex Instruction Set Computer*). Se dit d'un ordinateur traditionnel utilisant un jeu d'instructions étendu (souvent supérieur à 100).

Compilateur. (*Compiler*). Programme assurant le transcodage d'un programme écrit en langage évolué (par ex. C, C++, Fortran) en un code exécutable par un ordinateur. Les programmes compilés fonctionnent plus rapidement que les programmes interprétés.

Compression de données. (*Data compression*). Technique permettant de réduire le nombre de bits nécessaires au stockage des données avec le moins de perte possible d'information.

CPU. (*Central Processing Unit*). Il est avec la mémoire et l'unité d'échange l'un des trois constituants de base d'un ordinateur.

Didacticiel. (*Courseware*). Logiciel réalisant une fonction d'enseignement.

EAO. (*Computer-Assisted Instruction* ou CAI). Enseignement assisté par ordinateur.

Ethernet. Protocole de communication à 10 mégabits par seconde dans un réseau local, maintenant étendu à 100 mégabits. Utilise un protocole à accès multiple et détection de porteuse (CSMA/CD pour *Carrier Sense Multiple Access/ Collision Detection*).

Firmware. Logiciel système placé en mémoire morte.

Fonte. En typographie, ensemble de données représentant des caractères, ensemble de caractères.

FORTRAN. (*FORmula TRANslation*). Langage de programmation évolué. Développé par la société IBM au milieu des années 1950 pour le calcul scientifique.

GIF. (*Graphics Interchange Format*). Format graphique pour les images bit-map. Fréquemment utilisé sur le Web.

HTML. (*HyperText Markup Language*). Langage de description de pages utilisé par le Web dans le réseau Internet.

HTTP. (*HyperText Transfer Protocol*). Protocole de transfert de pages Web sur le réseau Internet.

Icône. (*Icon*). Représentation sous forme d'un pictogramme d'un objet ou d'une fonction dans une interface graphique.

IDE. (*Integrated Drive Electronics*). Standard de communication entre des disques durs et leur contrôleur.

Indexation. (*Indexing*). Caractérisation de chaque document, dans une base de données de type bibliographique, avec des termes précis (mots clés) pouvant servir à retrouver le document ultérieurement.

Internet. Réseau de réseaux d'ordinateurs interconnectés à l'échelon de la planète. Utilise le protocole de communication TCP/IP.

Interpréteur. (*Interpreter*). Programme traduisant et exécutant simultanément un programme écrit en langage évolué (par ex. BASIC, JAVA, LISP)

ISDN. (*Integrated Services Digital Network*). Standard de réseau pour la transmission de données (documents, images, sons) à haut débit sur lignes téléphoniques spécialisées.

JAVA. Langage interprété et orienté objet développé par la société SUN Microsystems. Dérivé du langage C++, il permet d'écrire des morceaux de code interactif ou *applets*, téléchargeables sur le Web en même temps que des pages HTML.

JPEG. (*Joint Photographic Expert Group*). Technique de compression d'image. La perte d'information est fonction du taux de compression.

Kilooctet. (*Kilobyte*). 1 024 octets. Voir également octet et mégaoctet.

Langage auteur. (*Authoring Language*). Langage spécialisé utilisé en enseignement assisté par ordinateur pour développer des didacticiels.

LISP. (*LISt Processing*). Langage de programmation développé au début des années 1960 par John McCarthy et ses collègues au *Massachusetts Institute of Technology* de Boston. Très utilisé en intelligence artificielle.

M. Langage de programmation associé à un système d'exploitation et de gestion de données particulièrement utilisé dans le domaine médical. Antérieurement MUMPS (*Massachusetts General Hospital Utility Multi-Programming System*).

Mainframe. Unité centrale de grande puissance.

Mégaoctet. (*Megabyte*). 1024 kilooctets (1 048 576 octets). Voir également octet et kilooctet.

Mémoire morte. Mémoire qui ne permet que la lecture. Les informations sont écrites à la fabrication et ne peuvent être modifiées. Appelée également ROM (*Read-Only Memory*).

Mémoire vive. Zone de mémoire de l'ordinateur permettant la lecture et l'écriture temporaire des informations. Appelée également mémoire centrale ou RAM (*Random-Access Memory*).

MIDI. (*Musical Instrument Digital Interface*). Protocole standard de communication entre des ordinateurs et des synthétiseurs de sons musicaux.

Mips. (*Million Instructions Per Second*). Million d'instructions par seconde.

Modem. (*MODulator/DEModulator*). Dispositif permettant de transformer un flot binaire en un signal analogique (modulation) et vice versa (démodulation). Permet d'utiliser le réseau téléphonique pour communiquer des informations entre deux ordinateurs.

MPEG. (*Motion Picture Expert Group*). Format de compression d'images vidéo. Ne mémorise pas chaque image mais les différences d'une image à l'autre. Une minute d'animation occupe environ 10 Mo d'espace mémoire.

MS-DOS. (*MicroSoft Disk Operating System*). Système d'exploitation développé par la compagnie Microsoft pour la famille des microprocesseurs Intel à 16 et 32 bits.

Multiplexage. (*Multiplexing*). Technique permettant de faire passer simultanément plusieurs signaux sur une seule voie de liaison.

NUMERIS. Réseau numérique à intégration de services (RNIS) développé par France Télécom. Le débit élevé (64 Kbs) permet de transmettre sur un même réseau des documents, des images et du son.

Octet. (*Byte*). Unité d'information constituée de 8 bits.

OSF. (*Open Software Foundation*). Organisation de constructeurs et d'utilisateurs fondée pour promouvoir les standards dans le monde des systèmes ouverts.

Passerelle. (*Gateway*). Dispositif spécialisé permettant de relier deux réseaux informatiques.

PCI. (*Peripheral Component Interconnect*). Bus de communication développé par Intel. Disponible sur de nombreux ordinateurs de type IBM PC ou Apple Macintosh.

PCMCIA. (*Personal Computer Memory Card International Association*). Association définissant des standards pour les ordinateurs personnels. Norme définissant les caractéristiques de cartes d'extension (par ex. mémoire, modem) de la taille d'une carte de crédit.

Pipeline. Architecture de processeur, utilisée en particulier dans les supercalculateurs, où l'unité arithmétique et logique travaille sur le principe du travail à la chaîne, ce qui permet le traitement de plusieurs instructions en même temps.

Police. (*Font*). En typographie, ensemble de caractères donnés.

Police bitmap. (*Bit-mapped font*). Police dans laquelle les caractères sont composés d'une matrice de points (pixels).

Police vectorielle. (*Vector font*). Police dans laquelle les caractères sont décrits sous formes de figures mathématiques.

PostScript. Langage de description de page développé par la société Adobe Systems Inc. et utilisé par de nombreux logiciels de présentation assistée par ordinateur. Les imprimantes PostScript disposent d'un interpréteur PostScript pour traduire la description de page en une image binaire imprimable. Devenu un standard de fait.

Processeur. (*Central Processing Unit* ou *CPU*). Organe (central) de l'ordinateur exécutant des opérations sur la base d'instructions logicielles.

PROLOG. Langage de programmation logique développé par Alain Colmerauer à Marseille et utilisé en intelligence artificielle.

RAM. (*Random-Access Memory*). Voir mémoire vive.

RISC. (*Reduced Instruction Set Computer*). Se dit d'un ordinateur capable d'exécuter très rapidement un nombre limité d'instructions.

ROM. (*Read-Only Memory*). Voir mémoire morte.

Routeur. (*Router*). Matériel inter-réseaux permettant de transmettre les signaux d'un réseau à l'autre.

RNIS. (*ISDN*) Réseau numérique à intégration de services. Voir NUMERIS.

Sauvegarde (*Backup*). Copie de logiciels ou de fichiers de données réalisée en prévision de pannes (logicielles ou matérielles) permettant si besoin de restaurer ces fichiers sans perte d'information.

Scanner. (*Scanner*). Appareil qui lit une image, la numérise et la transmet à un ordinateur.

SCSI. (*Small Computer Systems Interface*). Spécifications de normes mécaniques, électriques et fonctionnelles permettant de connecter différents types de périphériques, dont notamment des disques et des imprimantes, à un ordinateur.

SQL. (*Structured Query Langage*). Langage de requête utilisé pour l'interrogation de bases de données relationnelles. C'est un langage dit de quatrième génération.

Système d'exploitation. (*Operating system*). Programme gérant les activités internes d'un ordinateur et de ses périphériques. Supervise et contrôle l'activité des autres programmes.

TCP/IP. (*Transfert Control Protocol/ Internet Protocol*). Ensemble de standards (protocoles) pour la transmission de données (et la correction d'erreurs) d'un ordinateur à un autre utilisé dans le réseau Internet.

Token Ring. Architecture de réseau en anneau, dans laquelle l'accès au support de transmission est contrôlé par un jeton (*token*).

UNIX. Système d'exploitation développé par les laboratoires Bell au début des années 70 et très répandu sur les mini-ordinateurs et les stations de travail. Devient un standard.

URL. (*Uniform Resource Locator*). Adresse standardisée sur l'Internet.

Vidéotex. (*Videotex*). Technique permettant de transmettre sur un réseau téléphonique du texte et des images. Le service, baptisé Télétel en France, est utilisé par les terminaux Minitel.

VGA. (*Video Graphics Array*). Format graphique couleur introduit par IBM dont la résolution est de 640×480 en 256 couleurs. Des extensions au standard (*Super VGA* ou *SVGA*) permettent d'atteindre des résolutions de 1024×768 et 1280×1024.

VRML. (*Virtual Reality Modeling Language*). Langage de représentation et d'utilisation d'objets en trois dimensions sur le Web.

WAIS. (*Wide Area Information Server*). Serveur UNIX sur le réseau Internet permettant des recherches par mots clés.

Web. Diminutif de *World Wide Web*. Voir WWW.

WINDOWS. Produit logiciel commercialisé par MICROSOFT qui apporte aux machines sous MS-DOS (IBM-PC et compatibles) une interface comparable à celle du Macintosh.

WWW. (*World Wide Web*). Système hypertexte reliant des documents sur les ordinateurs de l'Internet.

WYSIWYG. Acronyme formé par les premières lettres de "*What you see is what you get*". L'information visualisée à l'écran est la même que celle qui sera imprimée.

X-Window. Standard de présentation et de gestion de fenêtres développé par le *Massachusetts Institute of Technology* (MIT) à Boston. Contrôlé par le groupement de constructeurs et d'utilisateurs X-OPEN.

Index

A
Abduction 38, 50
Abstraction 23, 51
Accusé de réception 15
ACR 33
ACR/NEMA 33, 153
action 128
ADAM 175
ADM 87
aDRG 193
Agent 231
  intelligent 231
AGL 27
Agrégat 25
AHCPR 184
AID 190
Aide au diagnostic 165, 166
AIDSLINE 86
AIM 217
Alarme 139, 157
Algorithme 2, 158
Ambiguïté 79
AMIA 218
Analyse
  de l'activité 186
  de la décision 54
  des besoins 20
  discriminante 159
  fonctionnelle 95
Angiographie numérisée 142
ANSI 14, 231
Antémémoire 4
APACHE 193
API 231
Applet 31, 231, 233
Apprentissage 63
Arbre
  de décision 57
  ET/OU 60, 61
Ardoise électronique 7
ARPANET 13
ASCII 3, 231
Assistant personnel 17
Associativité 214
Assurance qualité 186, 197
ASTM 33
Atelier de génie logiciel 27
ATM 15, 112
ATTENDING 156
Attente cognitive 54
Attribut 25
Authentification 6, 205
Autoroute de l'information 14
AZVUB 103

B
Backup 231, 235
Banque
  d'informations 81, 86
  de connaissances 81, 86
Base
  de connaissance 160
  de données 28
  de faits 160
BASIC 10, 231
Baud 231
Benchmark 231
Biais
  cognitif 53
  de jugement 53
BIAM 87
Biologie moléculaire 88, 168
BIOSIS 86
BISANCE 169

Bit 2, 231
Bitmap 231
Bloc 4
Bps 231
Browser 82
Bruit 84, 142, 147
Bus 232
  de communication 2
Byte 3, 232

C

C 10, 232
C++ 10, 232
CADUCEUS 166
CAO 232
Carte
  à mémoire 5, 112
  à microprocesseur 5, 16, 112
  de santé 130
  du Professionnel de Santé 112
Cartographie du génome 88
CASE 232
Catalogue 66
  des actes médicaux 72
Catégorie d'objets 24, 26
Causalité 50
CBX 177
CCITT 14, 232
CDAM 72
CD-audio 5
CD-I 5
CD-ROM 5, 86
CEN 14, 232
CEN/TC251 14
Centre
  d'activité 189
  de responsabilité 189
Chaînage
  arrière 60
  avant 62
Champ 232
Charges
  de structures 187
  fixes 187
  opérationnelles 187
  variables 187
CHIN 109
Chirurgie assistée par ordinateur 150
CIM-10 70, 75, 124
CIM-9 69
CIOM 201
Circuit virtuel 15
CISC 10, 232
Classification 66
  internationale des maladies 68
  monoaxiale 67
  multiaxiale 67
Client-serveur 101
CLINICOM 99
CNIL 202, 203
COBOL 10
COCHRANE 56, 220
Codage 66
  en intensité 145
  RVB 145
  spatial 145
  temporel 145
Code
  de déontologie 201, 202
  de la santé publique 201
  pénal 201
  READ 114, 124
Codification 66
Comité directeur 21
Commutativité 214
Compilateur 10, 232
Complétude 78
Compression de données 232
Conception 20
Conduite de projet 19
Conférence de consensus 188
Conjonction 214
Connaissance 23, 59
  académique 157, 171
  causale 59
  d'expérience 171
  empirique 59
  physiopathologique 59
Connecteur 67, 213, 214
Conseil de l'Europe 201
Conservatisme 54

Contradiction 214
Contraste 147
Contrôle 185
  des connaissances 176
  des prescriptions thérapeutiques 167
COSTAR 78
Courbe ROC 43
Courseware 232
Coût 44
  bénéfice 188
  de santé 44
  direct 187
  efficacité 188
  financier 44
  indirect 187
  marginal 187
  moyen 187
  utilité 188
CPT 71, 78
CPU 232, 235
Crayon lumineux 8
Crédibilité 54
Cryptage 206
CSI 193
Cyberespace 14

D
DARPA 14
Décryptage 206
Déduction 49
Démarche
  expérimentale 51
  explicative 188
  normative 188
Déontologie 201
Descripteur 76
Design 20
Développement 20
DICOM 33, 153
Dictionnaire 65
  de données 34
Didacticiel 173, 232
Disease Staging 193
Disjonction 214
Disque
  magnétique 5
  optique numérique 5
Disquette 5
Distributivité 214
Donnée 23
  élémentaire 24
  nominative 203
DOS 7
Dossier
  médical 204
  patient 119
Dotation globale 184
Double négation 214
DRG 107, 190
Droits d'accès 206
DS 193
DSM-IV 78
Dualité 214
DVD 5
DVD-ROM 5
DXPLAIN 78

E
EAO 171, 232
ECG 134, 135, 137
Echographie 143
EDI 33, 112
EDIFACT 33
EEG 133, 138
EEPROM 5
Efficacité 186
Efficience 186
EFMI 217, 219
EIAO 179
Electrocardiogramme 134
Electroencéphalogramme 133
Electromyogramme 136
EMBASE 86
EMBL 169, 220
EMG 136
Encryptage 206
Enregistrement 25
Enseignement
  assisté par ordinateur 171
  programmé 174
Entreprise virtuelle 18

EPROM 5
Equivalence 214
Essai thérapeutique 220
Etalon or 40
Ethernet 13, 232
Etude
  d'opportunité 21
  détaillée 21
  préalable 21
Evaluation 183, 185
  d'un système expert 164
  de la qualité 93, 186
  des pratiques médicales 185
Eventail des cas 193
Exactitude 37
Expérience 157
EXPLORER 82

F
Facteur
  de crédibilité 60
  de risque 210
Faux
  négatif 40
  positif 40
Filtrage 136
Firmware 232
Fonction 216
Font 233
Formule 213
FORTRAN 10
Frame 30, 60
Fréquence
  d'échantillonnage 135

G
GALEN 80
Gant de données 152
Gateway 234
GenBank 89, 169, 220
Généralisation 26
Génie
  génétique 168
  logiciel 27
Génome 169
GHM 190
GIF 233
Gigaoctet 4
Gold standard 164
GRATEFUL MED 85
Groupe
  d'utilisateurs 21
  de projet 21
  homogène de malades 190
Groupeur 196
Groupware 17, 111
GUIDON 179

H
HCFA 184
HCHA 107
HCIMO 70
HCUG 103
HeartLab 177
HELP 99
Héritage
  multiple 31
  simple 31
Histogramme 147
HL7 33
HMO 109
Holographie 151
Holter 138
HSTAT 88
HTML 31, 176, 233
HTTP 32, 233
HYPERCARD 31
Hypermédia 175
HYPERTALK 31
HyperText Transfer Protocol 32
Hypertexte 31, 175
Hypothèse diagnostique 50

I
IA 160
ICD-9-CM 69
ICHPPC 114
Icone 233
ICR 73
IDE 233
Identification 6
  des utilisateurs 205

Identité 214
IEEE 14
ILIAD 177
Image 141
    numérisée 142
    virtuelle 142
IMIA XV, 218
Implication 214
Imprimante 9
Imputation causale 51
Incertitude 49, 53
Incidence 210
Inconsistance 54
Index de sévérité 193
INDEX MEDICUS 75, 77
Indexation 83, 233
Indicateur
    d'activité 189
    de production 189
    de ressource 189
Indice
    de coût relatif 73
Induction 50
Inférence 160
INFOBANQUE 220
Information 1, 23
Institute of Electrical and Electronics Engineers 14
Intégration 33
Intégrité 200
Intelligence artificielle 59, 160
Interaction médicamenteuse 87, 167
Interconnexion de réseaux 14
Interface 11, 163
Internet 14, 18, 31, 82, 116, 199, 207, 233
INTERNIST 166
Interprétant 23
Interprétation 147
    des images 149
Interpréteur 10, 233
Intranet 18
Intuition 162
IRM 141, 142, 143
ISDN 233
ISIS 86
ISO 14
ISO 9660 5
Isocontours 149

J
JAVA 10, 31, 176, 231, 233
JCAHO 184
JPEG 146, 233
Jugement médical 53
Justifiabilité 54

K
Kilooctet 3, 233

L
L3G 10
L4G 10
LAN 13
Langage
    artificiel. 83
    assembleur 10
    auteur 174, 233
    binaire 10
    de commande 11
    de programmation 1, 10
    de quatrième génération 10
    de troisième génération 10
    formel 213
    machine 10
    médical 65
Lecture optique 8
Likelihood ratio 42
LISP 10, 233
Logique
    des prédicats 215
    des propositions 213
Loi informatique, fichiers et libertés 201

M
M 234
Machines connexionniste 162
Mainframe 234
Maintenance 20, 21
Maître
    d'œuvre 21

d'ouvrage 21
Managed care 109
Manipulation directe 11
Médecine
curative 156
prédictive 156
préventive 156
Médiation documentaire 82
Medicaid 107
Medicare 107
MEDINFO 218
MEDIS II 193
MEDLARS 84
MEDLINE 77, 220
Mégaoctet 4, 234
Mémoire
cache 4
centrale 2, 4
de swapping 5
morte 234
périphérique 2
virtuelle 9
vive 234
MERISE 20
MeSH 67, 75, 85, 124
Messagerie électronique 18, 129
Métaconnaissance 162
Métathésaurus 77
Méthode
en spirale 22
MERISE 20
RACINES 21
Méthodologie 19
MIB 139
Micro-monde 162
Micro-ordinateur 6
Microprocesseur 6
MIDI 234
Minitel 7, 236
Mips 234
Mise en œuvre 21
Modèle 23
conceptuel 28
en cascade 19
en réseau 29
externe 29
hiérarchique 29
interne 29
mathématique 158
orienté objet 31
pharmacocinétique 165
pragmatique 128
relationnel 29
sémantique 30
Modem 12, 234
Modificateur 67
Modus
ponens 50, 215
tollens 215
Monoprogrammation 7
Mot 3
Moteur d'inférences 160
MOTIF 32
MPEG 146, 234
MS-DOS 234
Multimédia 1, 5, 31
Multiplexage 234
Multiprogrammation 7
Multitraitement 7
MUMPS 10, 99, 234
MYCIN 59, 156, 161

N

Navigateur 18
Navigation 82
NBRF 169
NC 116
NCBI 220
Négation 214
NEMA 33
NEOMYCIN 179
NETSCAPE 82
Network Computer 116
NGAP 71
NIH 220
NLM 220
NNT 211
Nœud
d'éventualité 57
de décision 57
Nombre
nécessaire à traiter 211

Nomenclature 65
Notebook 6
Notepad 7
NUMERIS 82, 234
Numérisation des images 145

O

Objet 24
  structuré 60
Observation 128, 157
Octet 3, 234
Odds ratio 56, 210, 211
ONCOCIN 166
Ordinateur
  de poche 7
  de réseau 116
  nomade 6
  portable 6
OSF 234
OSI 14
Osiris 154
OXMIS 114

P

PACS 152
PASCAL 10, 86
Passerelle 234
PCI 234
PCMCIA 235
PCR 168
PCS 98
PDQ 78, 87
Périphérique 2
Pharmacocinétique 165
Pipeline 235
Pixel 8, 145, 235
Plan d'action 21
PLATO 174
PMC 193
PMSI 72, 184, 194, 204
Police 235
  bitmap 9, 235
  de caractères 9
  vectorielle 9, 235
Polysémie 65
PostScript 235
Précision 37, 84
Prédicat 216
Prétraitement des images 147
Prévalence 42
Probabilité 54, 209
  a posteriori 55, 159
  a priori 55, 159, 160, 210
Processeur 2, 235
Productivité 27
Produit 187
Profil d'utilisateur 206
Programme 1
PROLOG 216, 235
Proposition 213
  composée 213
  élémentaire 213
Propriété
  comportementale 23
  structurale 23
Protection
  des données 200
  des fichiers 205
Protocole 127
  de communication 14
Prototypage 22

Q

QCM 176
QMR 78, 166
Qualité 186
  de la vie 197
Quantificateur 216
  existentiel 216
  universel 216
Quantification 150
Question
  à choix multiples 176
  à choix unique 176

R

RA 210
RACINES 21
Radiographie
  conventionnelle 142
  digitale 142
Raisonnement

causal 51
déductif 49
inductif 50
par abduction 50
symbolique 59
RAM 4, 234, 235
Rapport
de cotes 211
de vraisemblance 42
RCGP 114
READ 114, 124
Réalisation 21
Réalité virtuelle 141, 144, 151
Recette d'une application 21
Reconnaissance
de formes 137, 150
de la voix 8
Redondance 79
Référence
médicale opposable (RMO) 185, 220
Registre 4
Règle
d'inférence 215
de bonne pratique 184
de production 59
Régression multiple 159
Relation 30
explicite 79
Rendement 186
Réseau
de réseaux 17
diffusant 13
en anneau 13
Internet 18
Intranet 18
local 13
longue distance 13
neuronal 162
point à point 12
sémantique 26, 77
Résolution
de contraste 145
spatiale 145
temporelle 145
Résonance magnétique 141
Résumé
d'Unité Médicale 195
Standardisé de Sortie 194
RIAP 185
RISC 10, 235
Risque
attribuable 210
de base 56, 211
relatif 211
RMO 185, 220
RNIS 82, 112, 234, 235
ROM 8, 234, 235
Routeur 15, 235
RPC 221
RR 211
RSS 194, 195
RUM 194

S

Sauvegarde 235
SCAMC 218
Scanner 142, 153, 235
Scénario 21
Schéma
conceptuel 28
directeur 20
externe 29
Scintigraphie 143
SCSI 235
Secret professionnel 201
Sécurité 201
Segmentation 148
Sémantique 34, 213
Sémiologie 35
quantitative 39
Sensibilité 42
Séquençage 168
Séquence
d'images 143
nucléotidique 88
Serveur
de données 16
multimédia 82
Seuil 40
SGBD 28
SGBDR 30

Signe pathognomonique 42
SIH 91
Silence 84
Simulation 152, 176
SMALLTALK 10
SNOMED 73, 124
SNOP 73
SOR 221
Souris 8
Spécialisation 26
Spécifications 20
 détaillées 21
 fonctionnelles 21
Spécificité 42
SQL 236
Standard 14
 de facto 14
 de jure 14
Standardisation 124
Station de travail 6, 104
Stratégie
 guidée par le but 60
 guidée par les données 62
Structuration 124
Structure
 de données 25
 de soins coordonnés 109
Super VGA 236
SVGA 236
Synonyme 79
Synonymie 65, 66
Syntaxe 34, 213
Système
 actif 157
 centralisé 15
 connexionniste 162
 consultant 156
 critique 156
 d'alarme 157
 d'exploitation 9, 236
 d'information
  de l'hôpital 92
  de santé 92
  hospitalier 91
 de gestion
  d'interfaces 129
  de bases de données 28
  de dossiers patients 129
 de menus 11
 de rappel 157
 distribué 12, 16
 documentaire 81, 82
 expert 59, 160
 probabiliste 159
 réparti 12

T

Table de vérité 214
Tautologie 215
Taux
 de rappel 83, 84
 de remboursement 107
 de vrais négatifs 42
 de vrais positifs 42
TCP/IP 14, 233, 236
TDS 99
Téléchargement 18
Téléconférence 15
Téléconsultation 17, 111, 152
Télécytopathologie 142
Télédiagnostic 134
Téléenseignement 111
Téléexpertise 111, 152
Télémédecine 111, 120, 134
Télépathologie 111
Téléradiologie 111, 142
Télésurveillance 111, 134
Télétel 236
Télétransmission 142
Télétravail 17
Télévision 16
Temps partagé 7
Terminal intelligent 6
Théorème de Bayes 54, 210
THERIAQUE 87
Thésaurus 66
TIME 177
Token Ring 13, 236
Tomodensitométrie 141, 142, 144
Tomographie 141
TOXLINE 86, 87
Trackball 8

Traitement
de l'information 1
des images 146
du langage 32
du signal 135
Transcodage 80
TRANSPAC 82
Travail
coopératif 111
de groupe 17
Type
d'erreur 46
de donnée 36

U

UMLS 67, 77, 90, 124
Uniform Ressource Locator 31
Unité
arithmétique et logique 2
centrale 2
de contrôle 2
de traitement 2
fonctionnelle 189
médicale 194
UNIX 9, 236
URL 31, 236
Utilisation des ressources 186
Utilité 57

V

Valeur
diagnostique 39, 45
informationnelle 39
prédictive négative 45
prédictive positive 45
Validation 20
Variabilité
analytique 36
inter-individuelle 37
inter-observateur 37
intra-individuelle 37
intra-observateur 36
Variable 216
binaire 36
booléenne 36
dépendante 188
indépendante 188
qualitative 36
quantitative 36
Version 23
VGA 236
Vidéoconférence 18, 112
Vidéotex 116, 236
Virus informatique 200
Visiocasque 151
Visiophonie 15
Voxel 145
Vrai
négatif 40
positif 40
VRML 31, 236
Vue 29

W

WAIS 236
WAN 13
Watch-dog 157
Web 31, 176, 236
WINDOWS 236
Windows 7, 9
Windows NT 7
WMA 201
WONCA 114
World Wide Web 31
WORM 5
WWW 31, 236
WYSIWYG 236

X

X.25 15
X.400 15
X-Window 32, 236

www.ingramcontent.com/pod-product-compliance
Lightning Source LLC
Chambersburg PA
CBHW070804121126
54723CB00047B/993
9782225832826